全静脈麻酔
プロポフォール−レミフェンタニル−ケタミン
PRKの実際

―超音波ガイド下末梢神経ブロックとの組み合わせ―

【編 集】
弘前大学大学院教授
廣田 和美

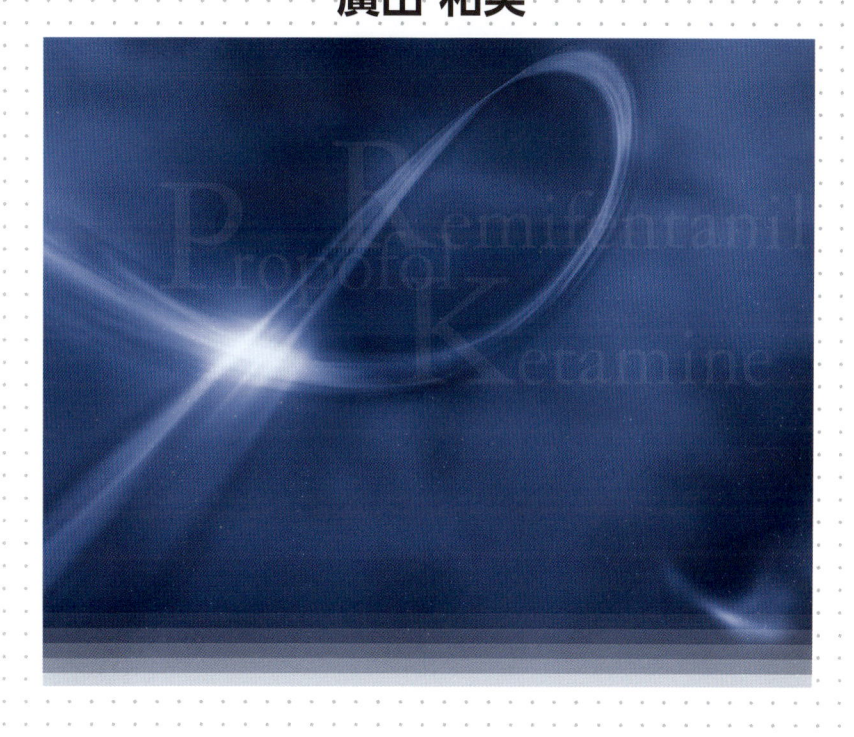

克誠堂出版

執筆者一覧

【編　集】

弘前大学大学院医学研究科麻酔科学講座教授
廣田　和美

【執筆者】

弘前大学大学院医学研究科麻酔科学講座

廣田　和美	工藤　隆司	佐藤　哲観
工藤　倫之	北山　眞任	工藤　剛
工藤美穂子	遠瀬　隆二	吉田　仁
佐藤　裕	澤田　匡宏	岩下　千尋
松本　杏菜	小野　朋子	斎藤　淳一
地主　継	丹羽　英智	矢越ちひろ
中井希紫子	高田　典和	西村　雅之
櫛方　哲也	外崎　充	村上　晶子
大石　将文	橋本　浩	葛西　俊範
坪　敏仁	大川　浩文	橋場　英二
木村　太	和田　盛人	野口　智子
佐々木剛範		

（執筆順）

はじめに

　当講座は，1989年4月から全静脈麻酔法（TIVA）を臨床に取り入れ，本格的に開始した。今年が当講座開講50周年であるから，教室の後半25年間の歴史はTIVAとともに歩んできたといえる。さて，そのTIVAであるが，最初はドロペリドール，フェンタニル，ケタミンによるTIVA（DFK）でスタートし，プロポフォールが本邦で臨床使用できるようになった1995年12月からプロポフォール，フェンタニル，ケタミンによるTIVA（PFK），レミフェンタニルが臨床使用可能となった2007年4月からはプロポフォール，レミフェンタニル，ケタミンによるTIVA（PRK）を中心に行っている。

　何故，TIVAかというと以下の3つの意義があるからである。まず，全身麻酔機序からみて，静脈麻酔薬は吸入麻酔薬に比べ，より理想的麻酔薬といえるからである。科学的に理想的な麻酔薬とは，標的臓器である脳神経系に直接到達するものであるが，そのような麻酔薬は存在しない。このため，より早く到達するものがより理想的となる。この点において，吸入麻酔薬は肺を介して血液に溶け込み脳神経系に運ばれるのに対して，静脈麻酔は直接血管内に投薬されるため肺の機能に左右されずに脳神経系に到達できるので，より理想的といえる。

　次に，地球環境からみて，より静脈麻酔薬は吸入麻酔薬より理想的麻酔薬といえる。われわれ麻酔科医は，吸入麻酔薬の手術室における環境汚染に常に気を配ってきた反面，地球環境への配慮はあまりして来なかった。亜酸化窒素は大気中で非常に安定な（寿命が114年）うえに，二酸化炭素の約300倍の温暖化効果をもちオゾン層破壊効果もある。揮発性吸入麻酔薬も，セボフルラン，デスフルラン以外はオゾン層破壊をもたらすうえに，温室効果に関しても二酸化炭素に比べ非常に強い（二酸化炭素に比べ，イソフルランで1,230倍，セボフルランで1,980倍，デスフルランで3,714倍）。余剰麻酔ガスを分解・吸着除去する装置（アネスクリーン）が開発され，吸入麻酔薬の環境汚染を食い止めることは可能となったが，装置が高価であり普及にまで至っていない。自然界で発生する亜酸化窒素に比べ医療用亜酸化窒素の排出量は微々たるものであるから考慮する必要がないとの意見もあるが，環境汚染対策の基本はゼロ・エミッションである。

　第3点として，手術患者からみても静脈麻酔薬は吸入麻酔薬に比べて理想的な麻酔薬であるとわれわれは考えている。現在，手術患者の多くはがん関連手術が多く，特に根治術では生体への侵襲度が高く術後にSIRS状態になることが多い。このため，理想的な麻酔薬は抗炎症効果および抗がん作用を有する麻酔薬といえる。最近，麻酔法の違いが，がん再発リスクに大きく関与するとの報告が多数ある。多くは後ろ向き研究ではあるが，区域麻酔単独または全身麻酔への併用は，全身麻酔単独に比べ，がんの再発を減らし生存率向上に寄与する結果が示されている。そして，がん患者予後に関して，全身麻酔薬で揮発性吸入麻酔薬は，望ましい麻酔薬とは言い難い。揮発性吸入麻酔薬が発現

を増加させる低酸素誘導因子（HIF）は，増えることで正常細胞の虚血への耐性ができる反面，がん細胞も適応が向上し残存しやすくなる。つまり揮発性吸入麻酔薬を使うことでHIFが増える結果，がんの血管新生，増殖，転移が容易となり，患者の予後は悪化すると考えられる。一方，静脈麻酔薬であるプロポフォールはがんの増殖，浸潤，転移を抑制する。その機序としてHIFの発現抑制やシクロオキシキナーゼ抑制作用が挙げられる。さらに，ケタミンをはじめとしたNMDA受容体拮抗薬は，動物実験においてがん細胞の増殖を抑制することを $in\ vitro$, $in\ vivo$ 両実験系から示されている。乳がん手術患者を対象とした臨床研究においても，プロポフォール-傍脊椎神経ブロック群の患者の血清はセボフルラン-麻薬群の血清に比べ，有意に乳がん細胞の増殖を抑えた。また，抗炎症効果に関しても，プロポフォールおよびケタミンは抗炎症効果が有するとされている。それに対して，揮発性吸入麻酔薬は，抗炎症効果があるとする報告もあるものの，浮腫を増強し炎症を悪化させるとの報告もある。以上を総合して考えると，プロポフォール，ケタミンを中心としたTIVAのほうが，吸入麻酔よりがん手術患者の麻酔にはより理想的と思われる。エビデンスレベルとしては，まだまだ低いレベルであり，今後さらなる臨床研究が必要であるが，このような理由からわれわれはTIVAを推進してきた。そして今後も推進していく。

2015年2月吉日

弘前大学大学院医学研究科麻酔科学講座教授
廣田　和美

目　次

第Ⅰ章　総　論

1　静脈麻酔の歴史 ……廣田和美……3
   1．静脈麻酔法の歴史 ……3
   2．静脈麻酔薬の歴史 ……3
   3．全静脈麻酔の歴史 ……5

2　静脈麻酔薬および局所麻酔薬の薬理 ……廣田和美・工藤隆司・佐藤哲観……9
   A．静脈麻酔薬 ……廣田和美・工藤隆司　9
     1．プロポフォール ……工藤隆司　9
     2．ケタミン ……廣田和美　20
     3．レミフェンタニル ……工藤隆司　29
   B．局所麻酔薬 ……佐藤哲観　37
     1．ロピバカイン ……37

3　各種麻酔薬の測定法と薬物動態 ……廣田和美・工藤倫之・北山眞任・工藤　剛・工藤美穂子……43
   1．プロポフォール ……工藤　剛・工藤美穂子・廣田和美　43
   2．レミフェンタニル ……工藤倫之・廣田和美　44
   3．ケタミン ……工藤　剛・工藤美穂子・廣田和美　46
   4．プロポフォール，ケタミンおよびレミフェンタニルの薬物動態に関する研究 ……工藤　剛・工藤美穂子・廣田和美　47
   5．TIVA中のレミフェンタニルの薬物動態 ……工藤　剛・工藤美穂子・廣田和美　50
   6．ロピバカイン ……北山眞任・廣田和美　53

4　PRK—TIVAの基本的な考え方 ……廣田和美・遠瀬隆二……61
   1．PRKの基本的な考え方 ……61
   2．PRKの実施法 ……62

5　PRK—TIVAの各種臓器に及ぼす効果 ……廣田和美・吉田　仁……65
   1．循環機能への効果 ……吉田　仁　65
   2．呼吸機能への効果 ……廣田和美　70
   3．肝腎機能への効果 ……吉田　仁　76

第Ⅱ章 各 論

1 呼吸器外科手術 .... 佐藤 裕・澤田匡宏 83
2 消化器外科手術 .... 岩下千尋・松本杏菜・小野朋子 89
　　A．上腹部消化管手術 .... 岩下千尋・小野朋子　89
　　　　1．開腹手術 89
　　　　2．腹腔鏡下手術 91
　　B．下腹部手術 .... 松本杏菜・小野朋子　93
　　　　1．開腹手術 93
　　　　2．腹腔鏡下手術 94
3 甲状腺・乳腺手術 .... 佐藤 裕・澤田匡宏 97
　　A．甲状腺手術 97
　　B．乳腺手術 99
4 泌尿器科手術 .... 斎藤淳一・北山眞任・地主 継 103
　　A．総論 .... 北山眞任・斎藤淳一・地主 継　103
　　B．前立腺全摘出術 .... 地主 継・北山眞任・斎藤淳一　105
　　　　1．ロボット支援下手術 105
　　　　2．開腹または腹腔鏡補助下 106
　　C．腎摘出術 .... 北山眞任・斎藤淳一・地主 継　108
　　D．膀胱全摘出術 .... 斎藤淳一・北山眞任・地主 継　114
　　E．TUR .... 斎藤淳一・北山眞任・地主 継　120
5 産婦人科手術 .... 丹羽英智・矢越ちひろ 121
　　A．婦人科領域 121
　　　　1．開腹手術 121
　　　　2．腹腔鏡下手術 123
　　　　3．ロボット支援下手術 126
　　B．帝王切開 131
6 整形外科手術 .... 中井希紫子・高田典和・西村雅之 135
　　A．上肢手術 135
　　B．下肢手術 139
　　C．脊椎手術 143
7 脳外科手術 .... 櫛方哲也・外崎 充・村上晶子 145
8 耳鼻咽喉科手術 .... 櫛方哲也・大石将文 149

A．中耳内耳手術 149
　　B．他の手術 152
9 心臓・血管外科手術 橋本　浩・葛西俊範・坪　敏仁・大川浩文・橋場英二・吉田　仁 153
　　A．心臓手術 橋場英二・坪　敏仁・大川浩文・吉田　仁 153
　　B．血管外科手術 橋本　浩・葛西俊範 161
　　　1．末梢血管バイパス手術 161
　　　2．腹部大動脈瘤Y-グラフト置換術 164
　　　3．血管内手術 169
10 眼科手術 木村　太・和田盛人 173
11 形成外科手術 木村　太・野口智子 177
12 歯科口腔外科手術 木村　太・佐々木剛範 181

索　引……185

第I章
総論

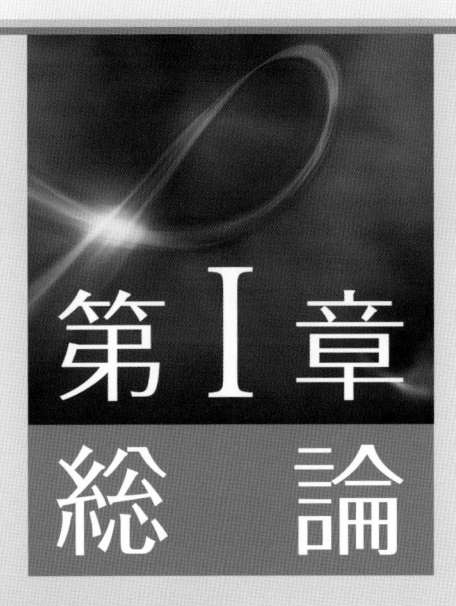

1. 静脈麻酔の歴史
2. 静脈麻酔薬および局所麻酔薬の薬理
3. 各種麻酔薬の測定法と薬物動態
4. PRK—TIVAの基本的な考え方
5. PRK—TIVAの各種臓器に及ぼす効果

第Ⅰ章 総論

静脈麻酔の歴史

1 静脈麻酔法の歴史

1) 背 景[1～2]

　1616年に英国人William Harveyが,血液が心臓から動脈,静脈を経て再び心臓にもどるという循環を発見したことは,静脈麻酔法の開発への第一歩といえる。その後,1665年にドイツ人Johann Sigismund Elsholtzがアヘンを静注すると意識がなくなることを発見した。つまりこのころ,すでに静脈麻酔の概念は出来ていたものの,静脈麻酔を実行するため必要な注射筒などの器具や技術,また適切な薬物がなかった。19世紀になり,エジンバラのAlexander Woodは,ロンドン出身のDaniel Fergguson が作成した内筒がねじ式の注射器の先端に装着する中空の針を発明し,神経痛治療のために麻薬の皮下投与を初めて行った。1896年Hermann Wülfing Luerは全ガラス製のルアー注射器を紹介し,1906年にガラス筒と金属のピストンで出来た目盛り付きの注射筒がDewittとHerzによりベルリンで作られた。留置針は,Olovssonが1940年に考案したものを静脈麻酔用に改良してTorsten Gordhによって1945年に発表された。こうして,静脈麻酔薬投与のための器具が整っていった。麻酔薬の投与は,1847年にロシア人Nikolai Ivanovitch Pirogoffが動物実験でエーテルを静脈内に投与したのが最初である。そして,1909年にニュールンベルグのLudwig Burkhardtによって手術に用いられたが上手くいかなかった。1872年にもボルドーのPierre-Cyprien Oréが抱水クロラールの静脈内投与を破傷風患者に行ったものの,安全な手技とはいえず普及しなかった。

2 静脈麻酔薬の歴史

1) 静脈麻酔薬の開発

a. バルビツール酸系麻酔薬[1～3]

　1864年にミュンヘンのAdolf von Baeyerによってバルビツール酸が合成された。しかし,こ

の薬物には麻酔作用がなかった。その後，1903年にミュンヘンでEmil FischerとJoseph Friederich von Merigらによってジエチルバルビツール（ベロナール）が合成され，1904年に最初の臨床試験がHermann von Husenによって自身の不眠症に対する治療で行われた。Horace A Shonleらにより1923年にはアモバルビタール，1929年にはセコバルビタールが開発された。さらにDonalee TabernとErnest Henry Volwilerは，次世代バルビツール酸系麻酔薬として，1930年にペントバルビタール，1932年にはチオペンタールを合成した。1931年にも，Walther KroppとLudwig Taubらによりヘキソバルビタールが合成された。これら次世代バルビツール酸系麻酔薬の開発によって，静脈麻酔は新たな時代に入り，多くの臨床試験が行われた。ペントバルビタールの臨床報告は，英国ではIvan W Magillが行い，米国ではメイヨクリニックのJohn Silas Lundyが行った。ヘキソバルビタールの臨床使用は，デュッセルドルフのHelmet Weeseで，Walter Scharpffとともに報告した。チオペンタールの臨床使用は，1934年3月ウィスコンシン大学のRalph M Watersおよび同年6月メイヨクリニックのJohn Silas Lundyが行ったが，ペントバルビタールの使用経験があったLundyのほうが普及に貢献した。メトヘキシタールは，1956年Chenish SMらが開発し，1957年に米国でKenneth V Stoelting，英国ではJohn W DundeeとJames Mooreらが最初に臨床使用した。

b. 非バルビツール酸系麻酔薬

❶ ベンゾジアゼピン系麻酔薬[1,2,4]

1930年代ポーランド人のLeo Henryk Sternbachはクラクフ大学で化学の学位を得てベンゾジアゼピンの開発に貢献した。最初に臨床使用されたものは，1960年のクロルジアゼポキシド（リブリウム）で，その後1963年ジアゼパム，1978年ミダゾラムが導入された。現在，より短時間作用型のベンゾジアゼピン系麻酔薬の登場が期待されており，2007年に報告されたレミマゾラムはその候補といえる。レミマゾラムは，拮抗薬（フルマゼニル）をもつ世界初の短時間作用型静脈麻酔薬である。麻酔科医は，常にCVCI（cannot ventilate, cannot intubate）を考慮しながら全身麻酔導入を行うが，レミフェンタニルにはナロキソン，ロクロニウムにはスガマデクスそしてレミマゾラムにはフルマゼニルと，麻酔導入に用いるすべての薬に拮抗薬をもつことが可能になり，今後はCVCIにより対処しやすくなると思われる。

❷ エトミデート[1,2,5]

1964年に開発されたエトミデートは，1972年にミュンヘンのAlfred Doenickeらによって臨床使用された。1983年にエトミデートの副腎機能抑制作用が報告されたものの，現在でも海外において循環抑制の少ない麻酔薬として使用されている。

❸ ケタミン[1,2]

ケタミンは，1963年にデトロイトのCarvin L Stevensによって合成され，1964年にミシガン州立刑務所の囚人を被験者として臨床薬理学的研究がなされた。本格的な臨床使用も同年Edward F DominoとGuenter Corssenによってスタートし現在に至っている。ケタミンは静脈麻酔薬としてだけではなく，局所麻酔作用も有するため，戦場で脊髄くも膜下麻酔にも使用されたとの報告もある。現在も，鎮痛作用を有し，循環抑制の少ない静脈麻酔薬として広く使用されている。

❹ プロポフォール[1,2]

　プロポフォールは1977年に登場したものの，クレモフォアELを溶媒として用いたため，激烈な血管痛とアナフィラキシー様反応が問題となり，一度表舞台から姿を消した。その後，1982年に長鎖脂肪酸トリグリセリド主体の10%大豆油に溶かした乳化剤として再登場した。この溶媒の変更により，アナフィラキシー様反応はなくなったため普及し，1980年以降の全静脈麻酔の発展に大きく貢献した。プロポフォールは，短時間作用性で，代謝産物の麻酔作用もないため血中濃度および鎮静深度の調節が容易であることから，標的濃度調節持続静注（target controlled infusion：TCI）用の持続ポンプが登場するなど，電動型ポンプのめざましい進歩にも貢献した。さらに，プロポフォールは喉頭反射を抑制するため，同時期に登場したラリンゲルマスクの普及にも大きく貢献した。

3　全静脈麻酔の歴史

　静脈麻酔の歴史に関しては，多くの教科書に書かれているが，全静脈麻酔（total intravenous anesthesia：TIVA）の歴史に関してはあまり詳細には書かれていない。PubMed上に限っていえば，1972年のロシアの医学雑誌 Vestn Akad Med Nauk SSSR に Total intravenous anesthesia の表記があり，これが一番古いものである。静脈麻酔薬の持続静注は，1953年GrantとMcNeillyによる痙攣患者の治療に用いたチオペンタールの持続静注が最初と思われる[6]。その後，バルビタールによる患者死亡が増えたことで，1975年にアルテーシン（現在は使われていない）がチオペンタールより安全とされて取って代わった。しかしその後，ケタミン，エトミデートなどが持続静注薬として主流となり，さらにはプロポフォールが登場して現在はプロポフォールによるTIVAが大半である。また，鎮痛薬としてフェンタニルを加えたことで，TIVAは発展していった[7]。1993年には超短時間作用性麻薬であるレミフェンタニルが登場し，鎮痛・鎮静の双方のコントロールが容易となり，TIVAの普及が進んでいる。また，1995年には薬物動態学に基づいたコンピュータ制御のプロポフォールのためのTCIポンプが開発され[8]，1994年には麻酔深度計であるBispectral index（BIS）モニターの臨床使用が可能となったことで[9]，TIVA法が，従来の吸入麻酔法と遜色ない安全で調節しやすい麻酔法として確立していった。今後，拮抗薬をもつ超短時間作用性ベンゾジアゼピン系静脈麻酔薬であるレミマゾラムがTIVAの将来にどのような影響を及ぼすか興味深い。

【文　献】

1) Larson MD. History of Anesthetic Practice. In：Miller RD, editor. Miller's Anesthesia. 7th ed. Philadelphia：Churchill Livingstone；2010. p.3-42.
2) 廣田和美. 麻酔に用いる静注の薬剤. 松木明知監. 麻酔の歴史150年の軌跡（第2版）. 東京：克誠堂出版；1999. p.81-105.

表 静脈麻酔の歴史年表[1〜9]

年	人物	出来事
1616年	Harvey W	心臓を中心とした血液の循環を発見
1665年	Elsholtz JS	アヘン静注で意識消失を発見
1847年	Pirogoff NI	動物実験でエーテル静脈内投与
1853年	Wood A	注射器に装着する中空針の発明
1864年	von Baeyer A	バルビツール酸合成
1872年	Oré P-C	臨床で抱水クロラール静脈内投与
1896年	Luer HW	全ガラス製のルアー注射器
1903年	Fischer E & von Merig JF	ジエチルバルビツール（ベロナール）合成
1904年	von Husen H	ベロナールの臨床使用
1906年	Dewitt & Herz	目盛り付き注射筒開発
1909年	Burkhardt L	臨床でエーテルの静脈内投与
1923年	Shonle HA	アモバルビタール合成
1929年	Shonle HA	セコバルビタール合成
1930年代	Sternbach LH	ベンゾジアゼピン研究開発
1930年	Tabern D & Volwiler EH	ペントバルビタール合成
1931年	Kropp W & Taub L	ヘキソバルビタール合成
1931年	Magill IW & Lundy JS	ペントバルビタールの臨床使用
1932年	Tabern D & Volwiler EH	チオペンタール合成
1932年	Weese H	ヘキソバルビタールの臨床使用
1934年	Waters RM & Lundy JS	チオペンタールの臨床導入
1940年	Olovsson T	留置針を考案
1945年	Gordh T & Olovsson T	留置針を静脈麻酔用に改良
1956年	Chenish SM	メトヘキシタール合成
1957年	Stoelting KV & Dundee JW	メトヘキシタールの臨床使用
1960年		クロルジアゼポキシド（リブリウム）の臨床使用
1963年		ジアゼパムの臨床使用
1963年	Stevens CL	ケタミン合成
1964年		ケタミンの臨床薬理学的研究（ミシガン州立刑務所）
1964年	Domino EF & Corssen G	ケタミンの臨床使用
1964年		エトミデート開発
1972年	Doenicke A	エトミデートの臨床使用
1977年		プロポフォール登場（クレモフォアEL溶媒）
1978年		ミダゾラムの臨床使用
1982年		プロポフォール再登場（10%大豆油乳化剤型）
1993年		レミフェンタニル登場
1994年		Bispectral indexモニター臨床使用
1995年		プロポフォールTCIポンプの開発
1996年		Bispectral indexモニターFDA認可
2007年		レミマゾラムが開発
2013年		レミマゾラムの第Ⅱ/Ⅲ相臨床試験終了

3) López-Muñoz F, Ucha-Udabe R, Alamo C. The history of barbiturates a century after their clinical introduction. Neuropsychiatr Dis Treat 2005；1：329-43.
4) Kilpatrick GJ, McIntyre MS, Cox RF, et al. CNS 7056：a novel ultra-short-acting benzodiazepine. Anesthesiology 2007；107：60-6.
5) Bergen JM, Smith DC. A review of etomidate for rapid sequence intubation in the emergency department. J Emerg Med 1997；15：221-30.
6) Dundee JA, Wyant G. History. In：Dundee JA, Wyant G. editors. Intravenous anaesthsia. Edinburgh：Churchill Livingstone；1988. p.1-21.

7) Camu F, Kay B. Why total intravenous anaesthesia (TIVA)? In：Kay B, editor. Total intravenous anaesthesia, monographs in anaesthesiology. Amsterdam：Elsevier；1991. p.1-14.
8) Arndt GA, Reiss WG, Bathke KA, et al. Computer-assisted continuous infusion for the delivery of target-controlled infusions of propofol during outpatient surgery. Pharmacotherapy 1995；15：512-6.
9) Sigl JC, Chamoun NG. An introduction to bispectral analysis for the electroencephalogram. J Clin Monit 1994；10：392-404.

（廣田　和美）

第 I 章 ● 総 論

静脈麻酔薬および局所麻酔薬の薬理

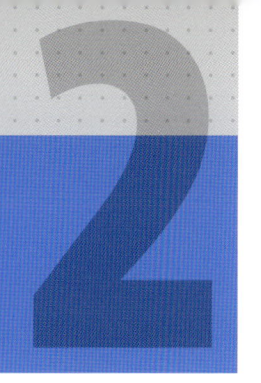

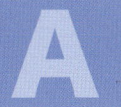

A 静脈麻酔薬

1 プロポフォール

はじめに

　プロポフォールは1974年に英国で開発されたアルキルフェノール系の静脈麻酔薬である。分布，代謝，排泄が速やかなため，麻酔導入，覚醒が速やかである。本邦では1995年に発売された。それ以後，吸入麻酔が主流の麻酔スタイルとは別に新しい流れを起こし，全静脈麻酔（TIVA）の普及をもたらした。臨床領域のあらゆる場面で質が追求される今の時代，速やかな導入と覚醒を併せもつこと，悪心，嘔吐が吸入麻酔より少ないこと，悪性高熱の心配がほとんどないこと，手術室内環境汚染が皆無であることなど，たくさんの利点があるため，プロポフォールは発売から20年余り経った現在でも最も有用な麻酔薬の一つといえる。また，最近では神経ブロックの発達，普及により，重篤な合併症をもつ患者，全身麻酔に耐えうる全身状態ではない患者の手術ではmonitored anesthesia care（MAC）での管理がより多く行われるようになってきた。その場合でも呼吸，循環に配慮して低用量でプロポフォールを併用することにより，患者に苦痛を与えることなく安全に手術を施行することが可能である。弘前大学医学部附属病院では，重度の卵白アレルギーなどの特別な場合を除き，成人手術の場合はほぼ全例プロポフォールを使用しており，最近ではMACでもプロポフォールを効果的に，そして安全に使用している。

　プロポフォールはGABA$_A$受容体-Clチャネル複合体に結合し，中枢神経抑制作用を発現する[1]。脳波では用量依存性に高振幅徐波，群発抑制，平坦脳波となり，チオペンタールと同様の変化をもたらすが，力価はプロポフォールのほうが大きい[2]。麻酔中に必要とされる血中濃度は，麻薬性鎮痛薬と併用した場合，2〜5 μg/mLであり[3]，健常者では1 μg/mL程度まで低下すると覚醒がみられる[4]。麻酔導入量は2.0〜2.5 mg/kgであるが，呼吸および循環に及ぼす影響が大きいため，高齢者やハイリスク患者では投与速度を緩徐にし，用量を調節して導入する必要がある。導入時には血管痛といった細かな副作用もあるが，われわれはほとんどの症例で麻薬性鎮痛薬とケタミンを先行投与しており，患者から血管痛の訴えをきくことはほとんどない。また，ケタミンを併用することはプロポフォールの循環抑制を緩和するだけでなく，結果的にプロポフォールの必要量も減り，比較的安定した循環動態を維持したまま導入することができる。現在術中鎮痛薬

の主流となっているレミフェンタニルも強い循環抑制作用を有しており，ケタミンを加えた3剤併用のプロポフォール-レミフェンタニル-ケタミン（PRK）麻酔は，各麻酔薬の必要量を減らし，結果として循環抑制などの有害事象も減らすことができるので，併用する意味合いはますます大きいと思われる。

ただし，鎮痛作用は有しておらず，手術の際はなんらかの鎮痛薬と併用する必要がある[3]。また，吸入麻酔と異なり，筋弛緩薬との相互作用はない[5]。

1）薬理作用

a. 中枢神経

抑制性アミノ酸受容体であるGABA$_A$受容体-Clチャネル複合体を増強することで鎮静作用をもたらす。一方，ケタミンは興奮性アミノ酸受容体であるNMDA受容体と拮抗することで鎮静作用をもたらす。車に例えるなら，プロポフォールがブレーキペダルを踏むことに，ケタミンはアクセルペダルを離すことに相当する。個々の神経細胞に対して異なる機序で抑制作用を発揮させることでバランスのよい鎮静効果を得ることができる（車もアクセルを踏みっ放しではブレーキの効きが悪くなる）。

プロポフォールには鎮痛作用はないため，プロポフォール単独での麻酔管理は難しい。当然のことながらほかに鎮痛薬を併用するわけだが，薬物動態に関して，プロポフォールとレミフェンタニルの相互作用に関する報告もされている[6]。さらに，Bispectral index（BIS），聴性誘発電位に基づいた薬物動態に関しても多くの報告がある。聴性誘発電位を指標とした研究では，レミフェンタニルはプロポフォールの必要量を減少させる結果が出ているが[7]，このことは，日常の臨床経験からも容易に想像できる。われわれは，さらにケタミンを加えた3剤（PRK）で全身麻酔管理を行う。3剤の併用では，導入に要するおのおのの麻酔薬投与量は減り，プロポフォールによる血管痛，レミフェンタニルによる循環抑制，ケタミンによる精神症状をすべてうまく相殺できるなど，利点が多い。われわれはBISモニターを指標の一つとして麻酔導入を行う。ケタミンでは正確なBIS値を得られないとされているが，PRKでは少量のケタミンで十分であり，その程度のケタミンでは，BIS値に全く影響を及ぼさないことが分かっている[8]。そのため，プロポフォールの量は，BIS値を指標として調整することに大きな問題はないと思われる。

プロポフォールはベンゾジアゼピン系のように健忘作用をもつ。プロポフォールとミダゾラムを等力価で比較した場合，両者は同程度の健忘作用をもつ[9]との報告があるが一方で，プロポフォールが海馬に作用して，記憶させるための電気的反応である長期増強（long term potentiation：LTP）を抑制するためには，鎮静に要する血中濃度以上のプロポフォールが必要との報告もあり，ミダゾラムと比較すると健忘作用は弱い可能性が高い[10〜13]。

b. 循 環

プロポフォールは前述のとおり，循環抑制が強い。血圧低下の原因として，中枢神経からの交感神経の出力の減弱が挙げられている[14]。プロポフォールでヒスタミンの血中濃度が上昇するこ

とはないため，血圧低下はヒスタミンとは無関係である[15]。さらに，交感神経に比べて副交感神経の抑制が少なく，徐脈にもなりやすい[16]。ただし，徐脈に関しては，副交感神経抑制作用よりも，交感神経の出力減弱が主な原因と考えられる[17]。以上の要因から，出血，脱水などにより血管内容量が不足している症例，心機能が低下している症例，高齢者の症例などでは血圧の低下がみられやすく，導入量，維持量ともにモニタリングしながら調整していく必要がある。

その反面，気管挿管，手術中における血圧変動が少ないのも特徴である。血中ノルアドレナリンの変化は，吸入麻酔に比べて少ないとの報告がある[18]。

c. 抗痙攣作用

バルビツレート系鎮静薬と同様にプロポフォールも痙攣を抑制するはたらきがあると考えられている。電気ショック，薬物誘発性の痙攣に対し，強い抗痙攣作用を示す[19]。

d. 内分泌

手術侵襲により，呼吸，循環のほかに，自律神経系，代謝系，内分泌系などにもさまざまな影響が及ぶ。内分泌系では交感神経系，視床下部から下垂体，副腎系が賦活され，血漿カテコールアミン，副腎皮質ホルモンが増加する。

プロポフォールは手術刺激およびACTH負荷試験により血中コルチゾールの増加を認め，ACTH-コルチゾール系の反応性はセボフルラン，ハロタンと同様であることが分かっている[18,20,21]。

また，当施設で行った研究では，手術の侵襲に応じて血中アドレナリン濃度の上昇がみられることが判明しており[22]，吸入麻酔と比較しても，皮膚切開後30分以後はアドレナリンの上昇傾向に差はみられなかった[18]。ノルアドレナリンに関してもアドレナリン同様，手術侵襲に応じた上昇傾向を示した[22]。ただし，吸入麻酔と比較すると，術中の変化は有意に少ないことが分かっている[18]。

e. 肝機能

肝臓は，支配血流，それによる酸素供給に肝動脈のほかに門脈も関与しており，血流の自己調節能が他臓器よりも弱い。よってプロポフォールの強力な循環抑制作用により血圧が低い状態が続くと肝血流の低下をまねき，肝機能に影響を与える可能性があるため，注意が必要である。ただ，プロポフォールを使用した麻酔では，術後肝機能に大きな変化がないことが報告されている[23,24]。過去の当施設の研究においても，術後，GOT，GPT，ALP，γGTP，総ビリルビンの値は術前と比較して有意差を認めなかった[22]。ただし，術後肝機能に関しては手術内容，手術時間，輸血，抗生物質，循環動態など，多くの因子が絡むため，麻酔薬の影響だけでは肝機能を説明することはできないが，プロポフォールは肝機能に大きな影響を及ぼさないといえる。しかし，肝硬変を有する患者では覚醒までの時間が長引く可能性もあるので注意が必要である。

f. 腎機能

無機フッ素を有する吸入麻酔薬は，麻酔24時間後に尿素窒素，および血清クレアチニンの上

昇を認めたとの報告があるが[25]，160名の患者を対象としたプロポフォール麻酔の研究では上昇はみられなかった[23]。過去のわれわれの研究においても，プロポフォールが尿素窒素，血清クレアチニンに加え，血清電解質に影響を与えたという結果はなかった[22]。また，腎移植を受ける腎不全患者の導入にプロポフォールを使用した例では，血中濃度，排泄半減期は，健常者と大差ないことが報告されている[26]。腎機能に影響する因子としては，麻酔薬のほかに，循環動態，交感神経，術後疼痛，輸液量など，さまざまなものがあるが[27]，プロポフォールは腎機能維持に対しても，標準的な管理を行っていれば問題なく使用できる。最近では抗酸化作用により腎臓を保護する可能性も示唆されている[28,29]。

g. 呼　吸（気管への影響）

　麻酔薬によっては，気管支収縮を助長する効果ももつものがある。気管支喘息患者が手術を受ける場合，周術期に喘息発作を起こすリスクに注意をはらわなければならない。

　チオペンタールは気管支平滑筋収縮作用をもつことが分かっており[30]，気管支収縮を誘発し，喘息患者には使いにくい。プロポフォールは気管支平滑筋の収縮を抑制することが分かっており，さらに，喉頭痙攣も有意に少ないことも報告されている[31]。当施設で行われた過去の実験結果からも，プロポフォールはヒスタミンによる気管支収縮を抑制し[17]，さらに，気管収縮を誘発するメタコリンの作用に拮抗を示し[32]，迷走神経刺激による気管収縮に対しても用量依存性に気管径を広げることが分かっている[33]（図1）。喘息患者の麻酔は十分に注意を要するが，プロポフォールは比較的安全に使える薬物といえる。

h. 覚醒の質

　プロポフォールの良さは，速やかな導入，覚醒のほかに，覚醒の質も挙げられる。開眼，応答までの時間はセボフルランよりも少し時間を要するが，術後病棟帰室までの時間には両者で差はないことが報告されている[34]。さらに術後6時間までに関してはプロポフォールでは悪心，嘔吐が少ないことが報告されており[35]，国内第Ⅲ相試験でも同様の結果が報告されている。最近国内でも使われるようになったデスフルランも速やかな覚醒という点では優れているが，プロポフォールは麻酔導入から維持まで単剤で担えるという点では煩雑さが少ない。いろいろな項目で両者を比較検討した研究が報告されてきているが，いずれも両者で大きな差があったものはない。

2）特記事項

a. アレルギー

　プロポフォールは成分として大豆油，精製卵黄レシチンが含まれており，大豆アレルギー，卵アレルギーの既往がある患者においては使用を控えるように忠告されている。

　大豆に含まれるアレルギー性タンパクの量は，大豆油には極少量しか含まれておらず，大豆レシチンに含まれる量よりもはるかに少ない。よって，たいていの場合は大豆アレルギー患者に対してもプロポフォールの使用は問題ないとされている。しかし，大豆油でアレルギー反応を起こ

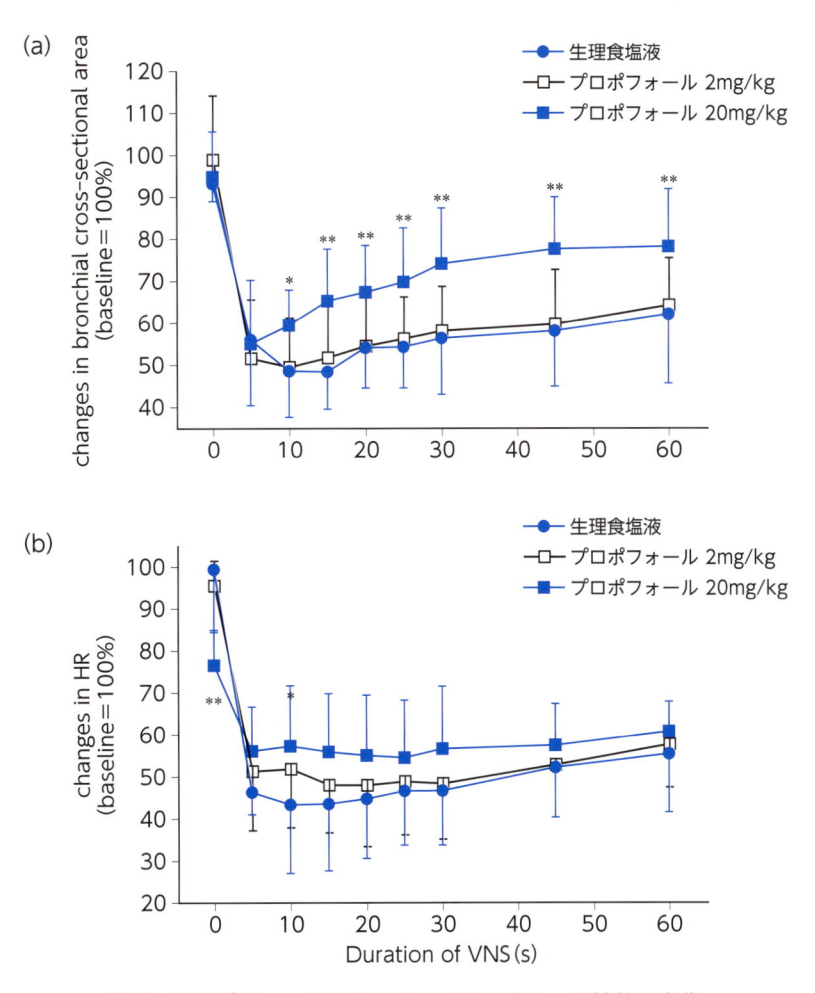

図1 プロポフォール投与に対する気管支径，心拍数の変化
(Yang S, Chou WP, Pei L. Effects of propofol on renal ischemia/reperfusion injury in rats. Exp Ther Med 2013；6：1177-83 より改変引用)

したまれなケースの報告もあり[36]，患者への使用に関しては今後も慎重な調査が必要とされている[37]。

卵黄レシチンは卵黄成分であり，卵白成分は含んでいない。卵黄レシチンはアレルギー性タンパクの含有量が極めて少なく，卵アレルギーといわれている人の大部分は卵黄レシチンに対してアレルギー反応を起こさない理由とされている[37]。これまでに卵黄レシチンに対して1例のみ，紅斑を症状とするアレルギー反応を示した症例が報告されている[38]が，単純な卵アレルギーといわれている患者においてプロポフォールは問題なく使用できると思われる。ただし，卵に対してアナフィラキシー反応の既往をもつ症例に関しては，プロポフォールの使用後に非アナフィラキシー性のアレルギー反応を示したとの報告もあり[37]，使用に関しては慎重を要する[39]。

牛乳アレルギーをもつ患者に対しては，プロポフォールは牛乳の成分を含まないため，問題なく使用することができる。

いずれにせよ，大豆，卵に対して重篤なアレルギー反応の既往をもつ患者を除いては，ほとんどの場合問題なくプロポフォールは使用できると思われる。

b. プロポフォール注入症候群

1992年，プロポフォールが原因と思われる，上気道炎の小児患者の死亡例が初めて報告された[40]。その後，子供や重篤成人患者でも同様のことが報告されるようになり，代謝性アシドーシス，横紋筋融解，治療抵抗性の重篤な心不全，急性腎不全，肝障害などを呈する病態としてプロポフォール注入症候群という概念が広く知られるようになった。プロポフォール注入症候群を呈したほとんどの症例で，プロポフォールが5 mg/kg/hr以上で48時間以上投与されていたことが分かっており[41]，用量依存性に生じると考えられている。高用量短時間投与，低用量長時間投与例での報告もある[42〜45]。また，カテコールアミン，ステロイドをプロポフォールと同時投与することも危険因子であることが報告されている[41,46]。

プロポフォール注入症候群の明らかな機序は不明な点が多いが，小児の鎮静には極力他剤を使用し，成人に関しても必要以上に高用量長時間投与は避けるほうが望ましいと思われる。

c. 電気痙攣療法（ECT）

うつ病で希死念慮，幻覚妄想，昏迷を伴う場合，また統合失調症の精神症状改善目的に電気痙攣療法（electroconvulsive therapy：ECT）が広く行われている。その歴史は古く，1934年に初めて行われ，現在のかたちとなった。鎮静薬として当初はメトヘキシタールが主流であったが，プロポフォールが誕生してからはプロポフォールが主流となっている。本邦でもチオペンタールに代わってプロポフォールが主流となっている。

ECTにより全般性強直間代発作が誘発されると，脳波はα波から多棘波，棘徐波，発作後抑制（痙攣終了時に脳波の電位が急激に小さくなる）へと変化する。発作後抑制の出現と治療効果には関連があることが報告されている[47,48]。プロポフォールを使用することで有効な発作後抑制を得ることができ，さらに，痙攣時間は短くても精神症状改善作用は十分期待できると報告されている[49]。また，ECTに伴う循環動態の変化を極力少なくし，処置後，速やかな覚醒が得られるという点においても，プロポフォールはECTには欠かせない存在であることが過去の多くの文献から読み取れる[50]。

d. 血管痛

プロポフォールの細かな副作用として，注入時の血管痛がある。重篤な副作用ではないが，不快を伴う点において患者にとっては無視できない大きな副作用である。明確な機序は不明であるが，プロポフォールが血管内で一酸化窒素を放出させることが注入時痛の機序の一つとされている[51〜53]。

血管痛を軽減するためにさまざまな薬物との組合せが検討されてきた[54]が，デキサメタゾンは一酸化窒素の産生を抑えるため，注入時痛には効果があるとされている[55]。ほかにリドカインの有効性も数々報告されており，さらにケタミンを組合わせることでリドカイン単独よりも有効に注入時痛を抑えられることが報告されている[56,57]。当施設ではケタミンをプロポフォール注入の

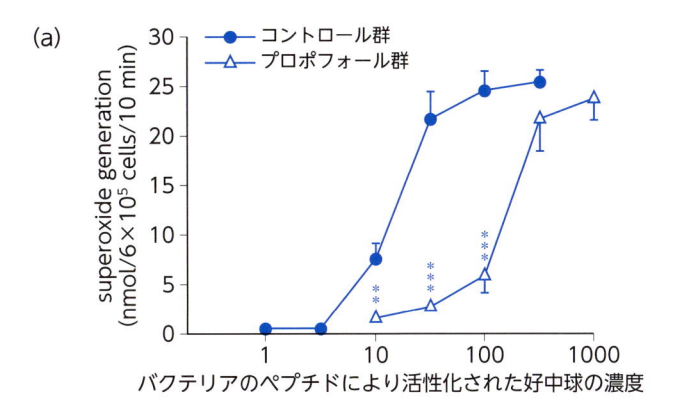

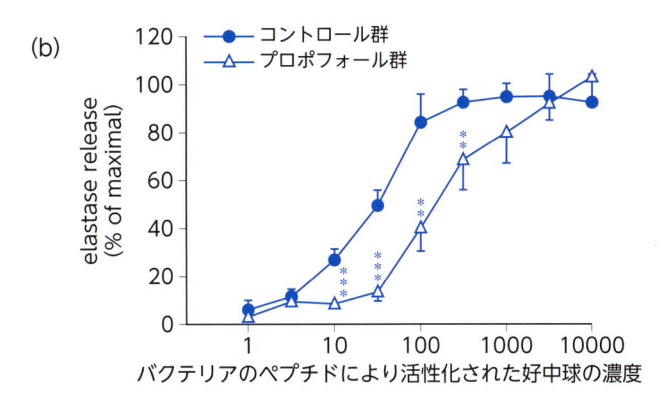

図2 プロポフォールによる好中球の炎症反応の抑制

(Yang SC, Chung PJ, Ho CM, et al. Propofol inhibits superoxide production, elastase release, and chemotaxis in formyl peptide-activated human neutrophils by blocking formyl peptide receptor 1. J Immunol 2013; 190: 6511-9 より改変引用)

前に先行投与しているが，患者からの血管痛の訴えはほとんどなく，ケタミンは注入時痛に対してかなり有効との印象がある．小児に関しては，ケタミンはプロポフォールの注入時に対して効果を期待できないとの報告もあるが[58]，前述の理由で，小児ではプロポフォール以外の薬物を使用することが多いと思われる．

e．抗炎症作用

プロポフォールは鎮静薬として優れているだけではない．抗炎症作用も見逃すことのできない利点である．炎症が生じると，免疫細胞の過剰な活性化により組織障害が引き起こされる．プロポフォールは細胞遊走，貪食を抑え，$GABA_A$受容体の活性化をとおして単核細胞やマクロファージによるサイトカイン合成を阻害する作用をもつことが分かっている[59]．

好中球は人間の免疫機能において主要な細胞である一方，活性酸素やタンパク融解酵素の放出により細胞にとって破壊的作用も併せもつ[60,61]．しかし，動物実験，さらにはヒトにおいてもプロポフォールは好中球がもたらす酸化作用および一連の炎症による障害を減らすとされてい

る[62,63]。さらに、その作用は臨床使用量でも認められ、用量依存性という面も分かってきている[64]（図2）。

プロポフォールの抗炎症作用に関しては、まだ未知な部分が多く、年々新しい報告がされてきているが、急性肺障害の病態改善[42]、機械換気中の肺保護作用[43]、敗血症における臓器保護作用[65]など、さまざまな可能性を含む薬物であり、ミクロレベルでも患者を侵襲から守るという点で、真の麻酔薬といえる。

f. 抗がん作用

がんの手術においてもプロポフォールはさまざまな効果を期待できる。*in vitro*、*in vivo* ともに、プロポフォールによる抗がん作用は数々報告されている。*in vitro* では、白血病におけるがん細胞のアポトーシス[66]、大腸がんにおいてはがん細胞の浸潤力低下[67]がみられた。また、*in vivo* においては、がん細胞の肺転移の抑制作用[68]、ほかの麻酔薬よりも NK 細胞を抑制しない[69] ことなどが報告されている。

手術すること自体で、さらには全身麻酔によっても免疫能が抑制される[70〜72]ことが分かっている。特に NK 細胞の抑制により、がん手術後は、患者はがん細胞の転移を受けやすい状態となる[73]。よって、全身麻酔においてプロポフォールを選択することは、特にがん手術においては患者の予後改善につながる可能性も考えられる。

おわりに

プロポフォールの登場により、TIVA の普及が進んだが、われわれの提唱する PRK 麻酔の中でも土台をなすのがプロポフォールといえる。プロポフォールについて多くを知り、使い方に慣れることで、質の高い全身麻酔を提供することができる。

【文献】

1) Hara M, Kai Y, Ikemoto Y. Propofol activates GABA_A receptor-chloride ionophore complex in dissociated hippocampal pyramidal neurons of the rat. Anesthesiology 1993 ; 79 : 781-8.
2) Tomoda K, Shingu K, Osawa M, et al. Comparison of CNS effects of propofol and thiopentone in cats. Br J Anaesth 1993 ; 71 : 383-7.
3) 新宮 興, 田口仁士, 松本英夫. 新しい全身麻酔薬. 外科治療 1997 ; 76 : 961-8.
4) 新宮 興, 大沢正巳, 森健次郎. ICI35, 868（プロポフォール）第Ⅰ相試験. 麻酔 1990 ; 39 : 219-29.
5) Nightingale P, Petts NV, Healy TE, et al. Induction of anaesthesia with propofol（'Diprivan'）or thiopentone and interactions with suxamethonium, atracurium and vecuronium. Postgrad Med J 1985 ; 61（Suppl. 3）: 31-4.
6) Bouillon T, Bruhn J, Radu-Radulescu L, et al. Non-steady state analysis of the pharmacokinetic interaction between propofol and remifentanil. Anesthesiology 2002 ; 97 : 1350-62.
7) Milne SE, Kenny GN, Schraag S. Propofol sparing effect of remifentanil using closed-loop anaesthesia. Br J Anaesth 2003 ; 90 : 623-9.
8) Sakai T, Singh H, Mi WD, et al. The effect of ketamine on clinical endpoints of hypnosis and EEG variables during propofol infusion. Acta Anaesthesiol Scand 1999 ; 43 : 212-6.
9) Veselis RA, Reinsel RA, Feshchenko VA, et al. The comparative amnestic effects of midazolam,

propofol, thiopental, and fentanyl at equisedative concentrations. Anesthesiology 1997 ; 87 : 749-64.
10) Patki A, Shelgaonkar VC. A comparison of equisedative infusions of propofol and midazolam for conscious sedation during spinal anesthesia—a prospective randomized study. J Anaesthesiol Clin Pharmacol 2011 ; 27 : 47-53.
11) Yao T, Wang DX, Feng QS, et al. The application of remifentanil-propofol and remifentanil-midazolam analgesia for choledochofiberscopic dilatation of bile duct. Zhonghua Yi Xue Za Zhi 2011 ; 91 : 626-9.
12) Ma YY, Shen Y, Zhang LS. Comparison of midazolam and propofol as conscious sedation in oocyte retrieval of IVE-ET. Zhejiang Da Xue Xue Bao Yi Xue Ban 2008 ; 37 : 304-7.
13) Matsuki Y, Ichinohe T, Kaneko Y. Amnesia for electric dental pulp stimulation and picture recall test under different levels of propofol or midazolam sedation. Acta Anaesthesiol Scand 2007 ; 51 : 16-21.
14) Ebert TJ, Muzi M, Berens R, et al. Sympathetic responses to induction of anesthesia in humans with propofol or etomidate. Anesthesiology 1992 ; 76 : 725-33.
15) Doenicke A, Lorenz W, Stanworth D, et al. Effects of propofol('Diprivan')on histamine release, immunoglobulin levels and activation of complement in healthy volunteers. Postgrad Med J 1985 ; 61 : 15-20.
16) Deutschman CS, Harris AP, Fleisher LA. Changes in heart rate variability under propofol anesthesia : a possible explanation for propofol-induced bradycardia. Anesth Analg 1994 ; 79 : 373-77.
17) Hashiba E, Hirota K, Suzuki K, et al. Effects of propofol on bronchoconstriction and bradycardia induced by vagal nerve stimulation. Acta Anaesthesiol Scand 2003 ; 47 : 1059-63.
18) 新宮 興, 大沢正巳, 森健次郎. プロポフォール, セボフルレン, ハロセン麻酔における血中カテコラミン, コルチゾールの変動. 麻酔と蘇生 1993 ; 29 : 69-76.
19) Ahmad I, Pleuvry BJ. Interactions between opioid drugs and propofol in laboratory models of seizures. Br J Anaesth 1995 ; 74 : 311-14.
20) Lambert A, Mitchell R, Robertson WR. Effect of propofol, thiopentone and etomidate on adrenal steroidogenesis *in vitro*. Br J Anaesth 1985 ; 57 : 505-8.
21) Fragen RJ, Weiss HW, Molteni A. The effect of propofol on adrenocortical steroidogenesis : a comparative study with etomidate and thiopental. Anesthesiology 1987 ; 66 : 839-42.
22) 松木明知, 石原弘規編. プロポフォールを中心とする全静脈麻酔の臨床. 東京 : 克誠堂出版 ; 1997.
23) Stark RD, Binks SM, Dutka VN, et al. A review of the safety and tolerance of propofol('Diprivan'). Postgrad Med J 1985 ; 61 : 152-6.
24) Murray JM, Trinick TR. Hepatic function and indocyanine green clearance during and after prolonged anaesthesia with propofol. Br J Anaesth 1992 ; 69 : 643-4.
25) Goldberg ME, Cantillo J, Larijani GE, et al. Sevoflurane versus isoflurane for maintenance of anesthesia : are serum inorganic fluoride ion concentrations of concern? Anesth Analg 1996 ; 82 : 1268-72.
26) de Gasperi A, Mazza E, Noè L, et al. Pharmacokinetic profile of the induction dose of propofol in chronic renal failure patients undergoing renal transplantation. Minerva Anesthesiol 1996 ; 62 : 25-31.
27) Burchardi H, Kaczmarczyk G. The effect of anaesthesia on renal function. Eur J Anaesthesiol 1994 ; 11 : 163-8.
28) Yang S, Chou WP, Pei L. Effects of propofol on renal ischemia/reperfusion injury in rats. Exp Ther Med 2013 ; 6 : 1177-83.

29) Hatipoglu S, Yildiz H, Bulbuloglu E, et al. Protective effects of intravenous anesthetics on kidney tissue in obstructive jaundice. World J Gastroenterol 2014；20：3320-6.
30) Lenox WC, Mitzner W, Hirshman CA. Mechanism of thiopental-induced constriction of guinea pig trachea. Anesthesiology 1990；72：921-5.
31) Barker P, Langton JA, Wilson IG, et al. Movements of the vocal cords on induction of anaesthesia with thiopentone or propofol. Br J Anaesth 1992；69：23-5.
32) Kabara S, Hirota K, Hashiba E, et al. Comparison of relaxant effects of propofol on methacholine-induced bronchoconstriction in dogs with and without vagotomy. Br J Anaesth 2001；86：249-53.
33) Hirota K, Sato T, Hashimoto Y, et al. Relaxant effect of propofol on the airway in dogs. Br J Anaesth 1999；83：292-5.
34) Jellish WS, Lien CA, Fontenot HJ, et al. The comparative effects of sevoflurane versus propofol in the induction and maintenance of anesthesia in adult patients. Anesth Analg 1996；82：479-85.
35) Tramèr M, Moore A, McQuay H. Propofol anaesthesia and postoperative nausea and vomiting：quantitative systematic review of randomized controlled studies. Br J Anaesth 1997；78：247-55.
36) L'Hocine L, Boye JI. Allergenicity of soybean：new developments in identification of allergenic proteins, cross-reactivities and hypoallergenization technologies. Crit Rev Food Sci Nutr 2007；47：127-43.
37) Murphy A, Campbell DE, Baines D, et al. Allergic reactions to propofol in egg-allergic children. Anesth Analg 2011；113：140-4.
38) Renaud C, Cardiet C, Dupont C. Allergy to soy lecithin in a child. J Pediatr Gastroenterol Nutr 1996；22：328-9.
39) Baombe JP, Parvez K. Towards evidence-based emergency medicine：best BETs from the Manchester Royal Infirmary. BET 1：is propofol safe in patients with egg anaphylaxis? Emerg Med J 2013；30：79-80.
40) Parke TJ, Stevens JE, Rice AS, et al. Metabolic acidosis and fatal myocardial failure after propofol infusion in children：five case reports. BMJ 1992；305：613-6.
41) Vasile B, Rasulo F, Candiani A, et al. The pathophysiology of propofol infusion syndrome：a simple name for a complex syndrome. Intensive Care Med 2003；29：1417-25.
42) Bae HB, Li M, Lee SH, et al. Propofol attenuates pulmonary injury induced by collapse and reventilation of lung in rabbits. Inflammation 2013；36：680-8.
43) Kalimeris K, Christodoulaki K, Karakitsos P, et al. Influence of propofol and volatile anaesthetics on the inflammatory response in the ventilated lung. Acta Anaesthesiol Scand 2011；55：740-8.
44) Liolios A, Guérit J-M, Scholtes J-L, et al. Propofol infusion syndrome associated with short-term large-dose infusion during surgical anesthesia in an adult. Anesth Analg 2005；100：1804-6.
45) Merz TM, Regli B, Rothen H-U, et al. Propofol infusion syndrome—a fatal case at a low infusion rate. Anesth Analg 2006；103：1050.
46) Casserly B, O'Mahony E, Timm EG, et al. Propofol infusion syndrome：an unusual cause of renal failure. Am J Kidney Dis 2004；44：e98-101.
47) Krystal AD, Weiner RD, Coffey CE. The ictal EEG as a marker of adequate stimulus intensity with unilateral ECT. J Neuropsychiatry Clin Neurosci 1995；7：295-303.
48) Nobler MS, Sackeim HA, Solomou M, et al. EEG manifestations during ECT：effects of electrode placement and stimulus intensity. Biol Psychiatry 1993；34：321-30.

49) Stewart JT. Management of poor postictal suppression during electroconvulsive therapy with propofol anesthesia : a report of two cases. J Anesth 2012 ; 26 : 925-7.
50) Rasmussen KG. Propofol for ECT anesthesia a review of the literature. J ECT 2014 ; 9 [Epub ahead of print].
51) Park WK, Lynch CIII, Johns RA. Effects of propofol and thiopental in isolated rat aorta and pulmonary artery. Anesthesiology 1992 ; 77 : 956-63.
52) Moreno L, Martínez-Cuesta MA, Muedra V, et al. Role of the endothelium in the relaxation induced by propofol and thiopental in isolated arteries from man. J Pharm Pharmacol 1997 ; 49 : 430-2.
53) Kindgen-Milles D, Arndt JO. Nitric oxide as a chemical link in the generation of pain from veins in humans. Pain 1996 ; 64 : 139-42.
54) Chaudhary K, Gupta P, Gogia AR. A prospective, randomized, double-blind study to compare the efficacy of lidocaine＋metoclopramide and lidocaine＋ketamine combinations in preventing pain on propofol injection. J Anesth 2013 ; 27 : 402-6.
55) Ahmad S, De Oliveira GS Jr, Fitzgerald PC, et al. The effect of intravenous dexamethasone and lidocaine on propofol-induced vascular pain : a randomized double-blinded placebo-controlled trial. Pain Res Treat 2013 ; 2013 : 734531.
56) Koo SW, Cho SJ, Kim YK, et al. Small-dose ketamine reduces the pain of propofol injection. Anesth Analg 2006 ; 103 : 1444-7.
57) Hwang I, Noh JI, Kim SI, et al. Prevention of pain with the injection of microemulsion propofol : a comparison of a combination of lidocaine and ketamine with lidocaine or ketamine alone. Korean J Anesthesiol 2010 ; 59 : 233-7.
58) Kaabachi O, Chettaoui O, Ouezini R, et al. A ketamine-propofol admixture does not reduce the pain on injection compared with a lidocaine-propofol admixture. Paediatr Anaesth 2007 ; 17 : 734-7.
59) Shiratsuchi H, Kouatli Y, Yu GX, et al. Propofol inhibits pressure-stimulated macrophage phagocytosis via the $GABA_A$ receptor and dysregulation of p130cas phosphorylation. Am J Physiol Cell Physiol 2009 ; 296 : C1400-10.
60) Brown KA, Brain SD, Pearson JD, et al. Neutrophils in development of multiple organ failure in sepsis. Lancet 368 : 157-69.
61) Nathan C. Neutrophils and immunity : challenges and opportunities. Nat Rev Immunol 2006 ; 6 : 173-82.
62) Taniguchi T1, Yamamoto K, Ohmoto N, et al. Effects of propofol on hemodynamic and inflammatory responses to endotoxemia in rats. Crit Care Med 2000 ; 28 : 1101-6.
63) An K, Shu H, Huang W, et al. Effects of propofol on pulmonary inflammatory response and dysfunction induced by cardiopulmonary bypass. Anaesthesia 2008 ; 63 : 1187-92.
64) Yang SC, Chung PJ, Ho CM, et al. Propofol inhibits superoxide production, elastase release, and chemotaxis in formyl peptide-activated human neutrophils by blocking formyl peptide receptor 1. J Immunol 2013 ; 190 : 6511-9.
65) Bao HG1, Li S. Effects of propofol on the outcomes of rats with sepsis. J Surg Res 2011 ; 168 : e111-5.
66) Tsuchiya M, Asada A, Arita K, et al. Induction and mechanism of apoptotic cell death by propofol in HL-60 cells. Acta Anaesthesiol Scand 2002 ; 46 : 1068-74.
67) Miao YF, Zhang YW, Wan HJ, et al. GABA receptor agonist, propofol inhibits invasion of colon carcinoma cells. Biomed Pharmacother 2010 ; 64 : 583-8.
68) Mammoto T, Mukai M, Mammoto A, et al. Intravenous anesthetic, propofol inhibits invasion of

cancer cells. Cancer Lett 2002 ; 184 : 165-70.
69) Melamed R, Bar-Yosef S, Shakhar G, et al. Suppression of natural killer cell activity and promotion of tumor metastasis by ketamine, thiopental, and halothane, but not by propofol : mediating mechanisms and prophylactic measures. Anesth Analg 2003 ; 97 : 1331-9.
70) Ogawa K, Hirai M, Katsube T, et al. Suppression of cellular immunity by surgical stress. Surgery (St. Louis) 2000 ; 127 : 329-36.
71) Kotani N, Hashimoto H, Sessler DI, et al. Intraoperative modulation of alveolar macrophage function during isoflurane and propofol anesthesia. Anesthesiology 1998 ; 89 : 1125-32.
72) Krumholz W, Reussner D, Hempelmann G, et al. The influence of several intravenous anaesthetics on the chemotaxis of human monocytes *in vitro*. Eur J Anaesthesiol 1999 ; 16 : 547-9.
73) Takeuchi H, Maehara Y, Tokunaga E, et al. Prognostic significance of natural killer cell activity in patients with gastric carcinoma : a multivariate analysis. Am J Gastroenterol 2001 ; 96 : 574-8.

（工藤　隆司）

2　ケタミン

はじめに

　約50年前にDomino，ChidiffとCorssenが最初にケタミンの臨床使用の報告を行った。しかし，ケタミン単独で用いた場合の麻酔導入時の高血圧，覚醒時の異常反応などの問題もあり，あまり使用されない麻酔薬となっていった。しかし，これらの副作用もベンゾジアゼピン，プロポフォール，デクスメデトミジン，ドロペリドールなどの鎮静薬を同時に投与することで防げることが分かり，また種々の良好な効果も分かってきたため再び注目を集めるようになった（図1）。このため，一般的なケタミンの薬理作用は一般的な教科書を参考にしていただくとして，ここでは教科書にはあまり書かれていない薬理作用を主に紹介する。

1) 局所麻酔作用[1]

　高濃度のケタミンに，プロカインやリドカインのような局所麻酔作用がある。Dowdyらは，イヌのくも膜下に1.25%のケタミンを投与することで，意識消失は伴わず，同濃度のリドカインと同様に急速で，可逆性の麻痺を生じさせること，カエルの坐骨神経の複合活動電位をプロカインと同様のIC$_{50}$で抑制することを報告した。また，臨床においても，Bionらは，戦場において手術麻酔としてケタミンによる脊髄くも膜下麻酔を報告した。また，Durraniらは，ケタミンが0.3%以上の濃度で交感神経および運動神経遮断を伴う適切な静脈内局所麻酔ができることを報告した。

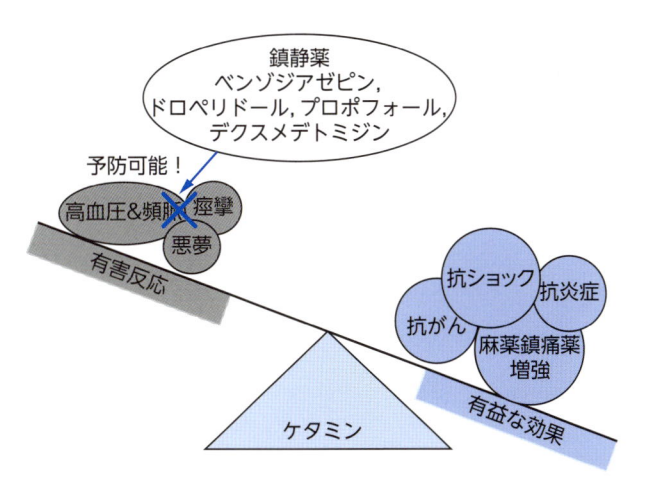

図1 ケタミンの有益な効果と有害な反応

ケタミンによる有害とされる反応は，プロポフォールなどの鎮静薬を併用することで予防できる．
(廣田和美．ケタミン再考．Anesthesia 21 Century 2012；14：2806-11．図1より改変引用)

2) 抗ショック作用[1〜3]

　Taniguchi らは，ラットを実験動物とし，ケタミン（10 mg/kg/hr）前投与が LPS 投与による TNF-α や IL-6 などの血漿サイトカイン濃度上昇を抑えるとともに低血圧，心拍数低下，アシドーシスを強く抑制するとした．Song らも，盲腸結紮穿刺（cecal ligation and puncture：CLP）による敗血症モデルマウスを用いた実験で，ケタミン（5 mg/kg＋10 mg/kg/hr）が，ケタミン非投与群に比べ有意に TNF-α や IL-6 などの血漿サイトカイン濃度上昇を抑制するとともに，血圧低下も抑制したと報告した．臨床においても，ケタミンを用いることで敗血症患者の強心剤の使用量を軽減できることが報告されている．これは，おそらくケタミンの抗炎症効果とカテコールアミン再吸収阻害作用が関与していると思われる．また，出血性ショック患者においても，ケタミンを用いた麻酔導入により，血圧以下は生じず，無変化もしくはわずかな上昇を認めたとする報告がいくつかある．しかしながら，重度のショック患者では，もはやカテコールアミン放出が限界にきており，ケタミン麻酔でも意識消失とともに逆に交感神経遮断作用が生じ，高度低血圧となるので注意を要する．

3) 気管支拡張作用[1]

　ケタミンは，喘息重責発作を生じた患者の治療に有効であるとする報告が多数ある．基礎研究でも，ケタミンは気管支拡張作用があることが示されており，その機序として，カテコールアミン放出作用（アドレナリンの β_2 受容体刺激作用），カテコールアミン再吸収阻害作用（β_2 受容体刺激作用の増強），電位依存性 Ca チャネル阻害作用，ムスカリン受容体遮断作用などが挙げられ

ている。

4）抗侵害受容作用

　ケタミンは，NMDA受容体を遮断し，下行性抑制系を活性化することで抗侵害受容作用を発現する。神経障害性痛におけるワインドアップは，NMDA受容体を介した脊髄反射であるため，ケタミンはこれを抑制できる。しかしながら，ケタミンは単独で鎮痛薬として使用されることはまれであり，オピオイドと一緒に低用量で用いられることが多い。

a. オピオイド鎮痛増強作用[2,3]

　単独で鎮痛作用を発現する量よりもっと少ない量のケタミンで，オピオイドの鎮痛作用が増強することが動物実験で示されている。Minvilleらは，tail-flickテストにより，鎮痛量以下のケタミン（30 mg/kg ip）が，モルヒネ（2.5，5.0，7.5 mg/kg，s.c.）の鎮痛作用を強さおよび長さともに増強させることを報告した。臨床においても，ケタミンをモルヒネに併用することで，術後24時間のモルヒネ自己調節鎮痛（patient-controlled analgesia：PCA）使用量および悪心，嘔吐を減少させることが，Bellらが行ったランダム化比較試験（randomized controlled trial：RCT）の系統的レビューで示されている。一方，CarstensenとMøllerが行った系統的レビューでは，開胸手術ではペインスコア，モルヒネ使用量，術後の低酸素血症の頻度を軽減させるものの，整形外科手術や開腹手術ではそのような効果ははっきりしなかったとしている。慢性疼痛患者やがん性疼痛患者においては，ケタミンは鎮痛補助薬として有用であるとする報告が散見される。Chazanらはiv（静注）および硬膜外PCAでは除痛困難であった患者が，ケタミンを併用したことで鎮痛を得られたと報告している。Lossignolらは，難治性がん性疼痛患者に対しケタミンを用いたことで，12名の患者でモルヒネの使用量が半減し，8名の患者が在宅での管理が可能になったとしている。

b. オピオイド急性耐性抑制効果[2,3]

　オピオイドを単独で鎮痛薬として手術中や術後鎮痛に用いると疼痛過敏や耐性が生じることが報告されている。この現象は，がん，外傷，神経障害による難治性疼痛患者において，特に大きな問題である。この現象は，基礎研究で，オピオイド受容体の感受性低下による機能低下や，受容体の細胞膜上から細胞内へと移動する受容体内在化現象が関与しているとされる。そして，低濃度のケタミンをはじめとしたNMDA受容体拮抗薬は，オピオイド受容体の内在化現象を抑制する。その結果，ケタミンは低用量でオピオイド鎮痛を増強させると思われる。Laulinらは，フェンタニルによるオピオイド耐性と疼痛過敏を，ケタミンが完全に抑制することを*in vivo*の動物実験で示した。ケタミンは肝臓で速やかに代謝され，ノルケタミンに変化するが，Holtmanらはこのノルケタミンもモルヒネの鎮痛作用を増強させることを示した。

c. オピオイド受容体への作用[1～3]

　麻酔量以下のケタミンは，NMDA受容体を介してオピオイド鎮痛を増強させるが，麻酔量のケ

タミンは果たしてどうであろうか？　臨床研究では，S（＋）ケタミンはR（−）ケタミンより，2〜3倍鎮痛作用が強いとされる in vitro の研究では，S（＋）ケタミンはR（−）ケタミンより，2〜3倍程度μおよびκ受容体に親和性が強い。このため，一見ケタミンがオピオイド受容体を介して鎮痛作用を発現しているように思われる。しかし，ケタミンの鎮痛作用はナロキソンでは拮抗できず，またオピオイド受容体密度の高い中脳水道灰白質にケタミンを微量注入しても，それ自体で鎮痛作用は発現しないだけでなく，モルヒネの鎮痛作用は拮抗した。われわれはチャイニーズハムスターの卵母細胞（CHO cell）に，μ，κ，δオピオイド受容体をそれぞれ発現させた細胞（CHO-μ，κ，δ細胞）を用いて，検討した結果，ケタミンは麻酔量ではナロキソンと同様にオピオイドのオピオイド受容体への結合を阻害することが分かった。

5）抗炎症効果

a. in vitro の研究[4]

　Chenらのグループは，マウスの活性化マクロファージ細胞株であるRaw 264.7において，LPSによるIL-1β，IL-6やTNF-αなどの炎症性サイトカインの遺伝子発現を，ケタミンが臨床濃度で抑制することを報告した。これら抗炎症効果の機序として，ケタミンがLPSのLPS結合タンパクへの親和性を抑制すること，LPSによるマクロファージ活性化における主要受容体であるtoll-like receptor-4（TLR-4）を介したc-Jun N-terminal kinase, Ras protein, Raf kinase, mitogen-activated protein kinase kinases（MEK）1/2, extracellular signal-regulated kinases（ERK）1/2, inhibitor κB kinase（IKK）などのリン酸化抑制や，NF-κBおよびAP-1などの転写因子を抑制することであることを示した。さらに彼らは，リポタイコ酸によるIL-6やTNF-αなどの炎症性サイトカインの遺伝子発現と酸化ストレス反応を，ケタミンがTLR-2を介したERK 1/2リン酸化，NFκBを制御することで，抑制することを報告した。Spentzasraも，Raw 264.7細胞でメチシリン耐性黄色ブドウ球菌（MRSA）株曝露によるTNF-α分泌をケタミンおよびNMDA受容体拮抗薬が抑制することを報告した。
　神経細胞を用いた研究でも，類似の結果が報告されている。Changらは，ミクログリア細胞を用いて，ケタミンのLPSによる炎症性サイトカイン放出抑制効果は，ERK 1/2のリン酸化を抑制することによることを示した。しかし，c-Jun N-terminal kinaseやMEKの抑制はないとした。Wuらは，星状細胞において，LPSによるサイトカインの放出に対するケタミンの抑制効果は，TLR-4/NF-κB経路の抑制によることを示した。
　なお，ケタミン光学異性体間での抗炎症作用の強さの違いはないことが，WeigandらやKawasakiらによって示されている。

b. in vivo の研究[1〜4]

　われわれは，ラットを用いて塩酸腹膜炎モデルを作成し，ケタミンの抗炎症効果を検討したところ，ケタミンは，局所に投与しても全身投与でも有意に腹膜炎部位でのタンパク漏出を抑制することから，ケタミンに抗炎症効果があることを世界で初めて報告した。その後，ケタミンの抗

炎症効果に関する研究が多数され，*in vivo* の研究も多数報告されている。呼吸器系炎症に関しては，Yang らがラットを用いた LPS による急性肺傷害モデルで，ケタミン（50 mg/kg ip）により，myeloperoxidase 活性，TNF-α や IL-6 などのサイトカイン産生，NF-κB 活性が抑制され，肺浮腫（wet/dry weight ratio）が軽減されることを報告した。また，Shen らは，肝虚血再灌流に伴うウサギ肺傷害モデルで，ケタミンが TNF-α 発現遺伝子，細胞接着分子（ICAM-1），NF-κB，好中球の肺への集積を抑制することで肺傷害を軽減したと報告した。Zhu らも，Brown-Norway ラットでの卵白アルブミン（ovalbumin：OVA）誘発喘息モデルにおいて，ケタミン吸入は気道過敏性，気道炎症，炎症細胞浸潤を抑制することを報告した。次に，消化器系炎症に関しては，Subliburk らが，ケタミン（70 mg/kg ip）が LPS 投与による血清肝逸脱酵素 GOT と GPT の上昇を有意に抑制することを報告した。この機序として，ケタミンが NF-κB の結合活性を抑制することで，COX-2 や iNOS の発現を抑制するためとしている。また，Guzmán-De La Garza と Cámara-Lemarroy は，ラットを実験動物として，腸管の虚血再灌流傷害時に，ケタミンが ICAM-1 以外のすべての傷害因子を用量依存的に抑制することを報告した。さらに，ケタミンが敗血症性ショック時の生存率を上げるとの報告がある。Taniguchi らは，LPS-敗血症ラットモデルで，ケタミン（特に 10 mg/kg/hr）が炎症性サイトカインの放出を抑制し，循環を安定させることで，生存率を大きく改善させることを示した。Shaked らのグループも，グラム陰性菌によるラット敗血症モデルで，ケタミン（50 mg/kg ip）が炎症性サイトカインの放出を抑制し生存率を改善させたとした。ケタミン投与を細菌投与5分と2時間で生存率の差を比較したが，5分で高い傾向を示したものの両群で有意差はなかった。しかし，その後このグループは，敗血症マウスモデルにおいて，生存率はケタミンの皮下投与量に依存して改善すること，ケタミン投与によるアデノシンの分泌が生存率改善に寄与していることを示したが，この研究では LPS 投与2時間後にケタミンを投与しても効果はないとした（図2）。また，同グループは，ラットを用いて熱傷や出血性ショックでのケタミンの生存率改善効果を検討したが，生存率の改善は認めなかった。しかしながら，これらの病態に敗血症を加えた場合は，ケタミンは生存率または生存時間を改善させた。

c. 臨床研究[1〜4]

侵襲（ストレス）の指標として血漿カテコールアミン値，炎症の指標として IL-6 値で両者の相間をみると有意な正の相関を示す。つまり，手術の侵襲度に応じて炎症は増強する。侵襲度の強い食道がん手術や人工心肺下心臓手術では，全身性炎症反応症候群（systemic inflammatory response syndrome：SIRS）が生じるため，当講座では，これら侵襲の大きい手術でケタミンの抗炎症効果に関して臨床検討を行ってきた。人工心肺下冠動脈再建術において，ケタミンを中心とした TIVA はイソフルラン麻酔との比較を後ろ向きに行ったところ，ケタミン—TIVA 群で術後の水分バランスは有意に改善し，カテコールアミン使用量も有意に低かった。また，食道がん手術を中心とした 10 時間以上の全身麻酔症例でも，ケタミン—TIVA 群はエンフルラン麻酔群に比べ有意に尿量を良好に保ち，術後の肝機能障害も抑制した。食道がん術後の血漿肝逸脱酵素（GOT, GPT）の上昇は術後 SIRS に伴うものであり，ケタミン麻酔による抗炎症効果が術後の血漿肝逸脱酵素の上昇を抑制したと思われる。

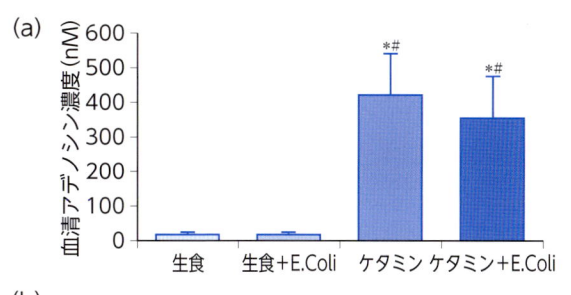

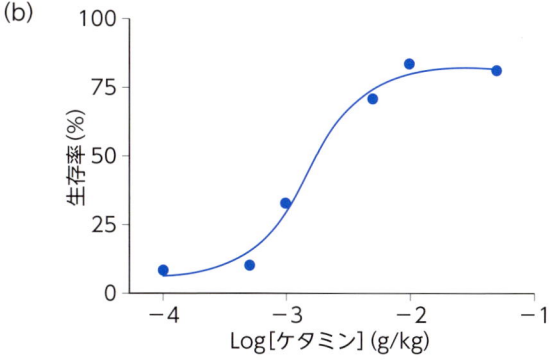

図2 敗血症マウスでのケタミン皮下投与の効果
(a) ケタミン投与によりアデノシンの分泌が増加する.
(b) ケタミンは用量依存的に敗血症マウスの生存率を改善する.
(廣田和美. ケタミン再考. Anesthesia 21 Century 2012；14：2806-11. 図3より改変引用)

　さらに，最近Daleら[3]は，臨床におけるケタミンの抗炎症効果に関して，6臨床研究(n=331，心臓手術4研究，開腹手術2研究) を対象としてメタ解析を行い，アウトカムは術後の血漿IL-6濃度で判定した結果，ケタミンは有意にIL-6濃度を低下させ，抗炎症効果があると結論づけた。また，この系統的レビューに入っていない研究論文では，Hudetzらが，ケタミンの抗炎症効果が，人工心肺下心臓外科手術後のせん妄発生頻度が，ケタミン（0.5 mg/kg iv）を麻酔導入時に使用することで，有意に抑制されることを報告した。また，Weltersらは，人工心肺下（cardiopulmonary bypass：CPB）冠動脈バイパス手術患者を対象に，スフェンタニル-プロポフォール-ミダゾラム—TIVAとS（＋）ケタミン-プロポフォール-ミダゾラム—TIVAで，血漿サイトカイン濃度を比較した結果，S（＋）ケタミン—TIVA群は，スフェンタニル—TIVA群に比べ，有意に炎症性サイトカインIL-6，IL-8濃度を抑制し，逆に抗炎症性サイトカインであるIL-10濃度を上昇させたので，彼らは，S（＋）ケタミンがCPB誘発性全身炎症反応を抑制する可能性があると報告した。

6）術中覚醒予防効果[2]

　Errandoらは，全身麻酔での術中覚醒の頻度は，プロポフォール—TIVAでは1.1％と，吸入麻酔薬を維持に用いたバランス麻酔での0.59％に比べて有意に高いと報告した。海馬CA1領域の

長期増強（long-term potentiation：LTP）は，学習や記憶に関与しているとされる。このため，海馬 CA1 領域の LTP を抑制することで，術中覚醒を防ぐことができると考えられる。吸入麻酔薬セボフルランは麻酔濃度以下で LTP を抑制できるのに対し，プロポフォールは麻酔濃度でないと抑制できない。この違いが，臨床において，プロポフォール―TIVA で術中覚醒が，吸入麻酔より多い原因となっていると思われる。実際 Gonano らは，プロポフォール鎮静下脊髄くも膜下麻酔で，BIS を 70 に保ったにもかかわらず，56％の患者で術中記憶の呼び戻しが可能であった。しかし，そこにケタミンを加えると記憶の呼び戻しは有意に減少したと報告した。Hwang らは，気管支鏡検査時に，プロポフォール-アルフェンタニル鎮静患者 138 名（PA 群）とプロポフォール-ケタミン鎮静患者 138 名（PK 群）で検査中の記憶の呼び戻しを比較したところ，PK 群で有意に呼び戻しが少なかった。Monk らの広告では体外衝撃波結石破砕術を受ける尿管結石患者に対する術中の鎮静で，ミダゾラムにアルフェンタニルまたはケタミンを加えた群で比較した場合，アルフェンタニル群では 45％に術中記憶の呼び戻しがあったのに対しケタミン群では 12％と有意に少なかった。このようにケタミンを加えることで，術中の記憶の呼び戻しが難しくなることが分かる。よって，今後の検討が必要であるがプロポフォール―TIVA にケタミンを加えることで，術中覚醒は減る可能性が高い。

7）抗がん作用[2,3]

多くの全身麻酔下の手術は，がん関連手術である。しかし，麻酔薬のがんへの影響を考慮した麻酔管理が今までなされてきたとは言い難い。プロポフォールはシクロオキシゲナーゼ阻害作用があり，これによる抗がん作用が期待できる。実はケタミンにも抗がん作用がある可能性が高い。

a. NMDA 受容体とがん

各種腫瘍細胞にグルタミン酸受容体が発現し，成長・増殖に関与している。NMDA 受容体もグルタミン酸受容体の一つであり，Rzeski ら[2]の研究によると，NMDA 受容体拮抗薬は，各種腫瘍細胞の分裂，増殖，移動を抑制し，細胞死を増加させる抗がん作用があるが，正常細胞である線維芽細胞，骨髄細胞，間質細胞には影響しないと報告した。彼らは，ケタミンにも類似の作用があることも報告している。Rzeski ら[2]のグループはさらに，NMDA 受容体拮抗薬である MK801 が，肺がん細胞の細胞外シグナル制御キナーゼ 1/2，細胞内シグナルカスケード，増殖を抑制し，マウスを用いた *in vivo* の研究においても肺がんを腹腔内に植種することで転移がんとした場合にも生存率を増加せることを報告した（図 3）。今後，臨床研究で，ケタミンの抗がん作用の有無を検証する必要がある。

b. ナチュラルキラー（NK）細胞活性への影響

ケタミンは，NK 細胞活性を落とすとの報告もあるが，われわれの臨床研究では，落とさなかった。われわれは，眼科手術は，侵襲が低く，ストレスホルモンや炎症性サイトカインの増加が術中術後ともに認めないため，麻酔法の違いがそのまま NK 細胞活性に反映されると考えられたため，眼科手術患者において検討した。DFK 群とエンフルラン吸入麻酔群で，周術期の NK 細胞活

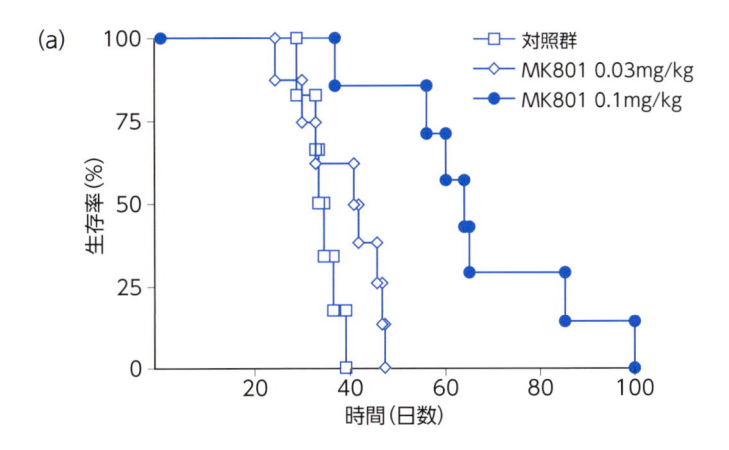

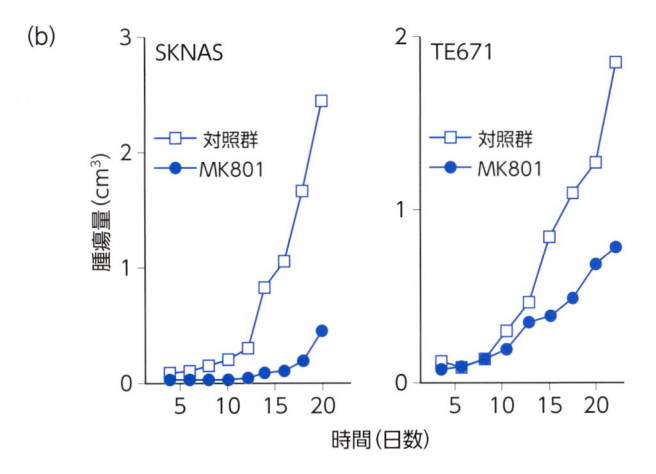

図3 NMDA受容体拮抗薬MK801の抗腫瘍効果

(a) (Kaplan-Meier生存曲線):SCID/SCIDマウスの腹腔内に肺がん細胞(A549)を接種し,転移性肺がんモデルを作り,接種後の生存率をMK801投与群(0.03 mg/kg群と0.1 mg/kg群)と対照群で比較した.MK801 0.1 mg/kg投与群で有意に生存率が改善した.

(b) ヌードマウスの右側腹に,神経芽細胞腫(SKNAS)または横紋筋肉腫(TE671)を接種し腫瘍の増大を,MK801投与群(0.3 mg/kg/day)と対照群で比較した.MK801はどちらの腫瘍の増大も有意に抑制した.

(廣田和美.ケタミン再考.Anesthesia 21 Century 2012;14:2806-11.図4より改変引用)

性を比較したところ，麻酔中は両群ともに変化しなかったが，術翌日にエンフルラン群でのみ有意に低下した[3]。その後プロポフォールが使用できるようになり，プロポフォール-フェンタニル-ケタミン（PFK）による TIVA でも検討したが，麻酔中，術後ともに NK 細胞活性は変化しなかった。

8) 神経保護作用[1,2]

a. 脳虚血

興奮性アミノ酸であるグルタミン酸が放出されると NMDA 受容体が活性化され脳虚血性障害を引き起こす。よって，NMDA 受容体拮抗作用のあるケタミンが神経保護作用を有するのは明らかである。実際にラットなどの動物実験では，脳虚血や頭部外傷に対してケタミンは予後を改善させる。また，ヒトにおいても心臓外科手術後の患者のせん妄や認知機能低下を軽減させるとする臨床研究もいくつか報告されている。しかしながら，ほかの手術患者においてもケタミンが神経保護作用を示すかどうかについては今後の検討が必要である。

b. オピオイド誘発性脊髄虚血

オピオイドが脊髄虚血を悪化させるとする報告がある。垣花らはラットを用いて，μ, δ オピオイドが用量依存的に短時間の脊髄虚血後の筋緊張を増強することを報告した。ただし，κ オピオイドではそのような反応はなかったとした。モルヒネ，フェンタニル，レミフェンタニルなどのオピオイドが胸腹部大動脈瘤根治術に鎮痛薬としてしばしば術中投与されるが，投与したオピオイドが大動脈遮断後の脊髄虚血性障害に悪影響を与える可能性がある。実際に，ナロキソンによって神経障害が軽減されるとの報告がある。垣花らは，NMDA 受容体の活性化がオピオイド誘発性神経障害に関与しているとしており，ラットでの実験では NMDA 受容体拮抗薬である MK801 は神経障害を軽減したとした。よって，同じ NMDA 受容体拮抗作用を有するケタミンもオピオイド誘発性脊髄障害を軽減する可能性が高いと考えられる。

【文　献】

1) Hirota K, Lambert DG. Ketamine : its mechanism (s) of action and unusual clinical uses. Br J Anaesth 1996 ; 77 : 441-4.
2) Hirota K, Lambert DG. Ketamine : new uses for an old drug? Br J Anaesth 2011 ; 107 : 123-6.
3) 廣田和美. ケタミン再考. Anesthesia 21 Century 2012 ; 14 : 2806-11.
4) 廣田和美. ケタミンの抗炎症効果. 臨床麻酔 2013 ; 37 : 1019-28.

（廣田　和美）

3 レミフェンタニル

はじめに

　レミフェンタニルは1996年にドイツで最初に承認をされて以来，英国，米国など諸外国で使用されるようになり，現在，本邦においても多くの臨床麻酔の現場で使用されている。超短時間作用性，持続投与法による調節性の良さ，蓄積性がないことによる速やかな回復および覚醒など，他のオピオイドに比べて多くのメリットを有しており，多くの手術において全身麻酔のあり方に変化をもたらすようになった。

　合成オピオイドであり，オピオイド受容体の親和性に関しては δ，κ 受容体よりも μ 受容体に強い親和性をもつ[1]。水溶性の塩酸レミフェンタニル粉末のバイアルで製品化されており，安定化剤としてグリシンが加えられている。グリシンは興奮性アミノ酸であり，脊髄くも膜下腔，硬膜外腔内では神経興奮作用が生じるため，静脈内投与のみ行われる。レミフェンタニルのpKa（薬物の50％がイオン化されるpH）は7.26であり，血液のpHよりも低く，血液中では50％以上が非イオン化型で存在し，脂溶性が強く，速やかに血液脳関門を通過する。よって，鎮痛効果が出現するまでの時間は約1分と，他のオピオイドと比較すると早い[2]。また，血液中および組織内の非特異的エステラーゼにより代謝を受け，代謝様式は，血漿偽性コリンエステラーゼの先天的異常，コリンエステラーゼ阻害薬の影響を受けないことも分かっている。血中半減期が約3分と短いため，持続投与が基本である。しかし，context-sensitive half-time（一定の濃度となるように薬物を投与した場合，投与終了してから血中濃度が半分になるまでの時間）は投与持続時間にかかわらず3分程度であり[2]，長時間投与による蓄積の心配もない。代謝産物のレミフェンタニル酸においても薬理活性は乏しく，レミフェンタニルの1/270～1/4,700しかない。さらに，肝機能，腎機能に影響されない[3,4]（図1）。この点が，全身麻酔においてレミフェンタニルを選択する大きな利点である。しかし，この利点は，術後鎮痛を考慮した場合に欠点となる。術中鎮痛を主にレミフェンタニルで担った場合，術後鎮痛に向け，モルヒネやフェンタニルなど，他のオピオイドも術中から投与する必要がある。しかし，神経ブロックを主体とした術後鎮痛策を組み立てることでそれらの使用量を減らすことができ，同時に呼吸抑制や嘔気などの副作用を減らすことができる。つまり，神経ブロックを効果的に施行すれば，レミフェンタニルの利点をそのまま活かすことが可能となる。弘前大学医学部附属病院では頭頸部手術を除いてほとんどの手術において麻酔導入後に各種の神経ブロックを併用しており，レミフェンタニルを使用するようになってから悩まされていた術後鎮痛に多大な効果をもたらしている。各手術と神経ブロックの組み合わせについては各論で詳述していく。

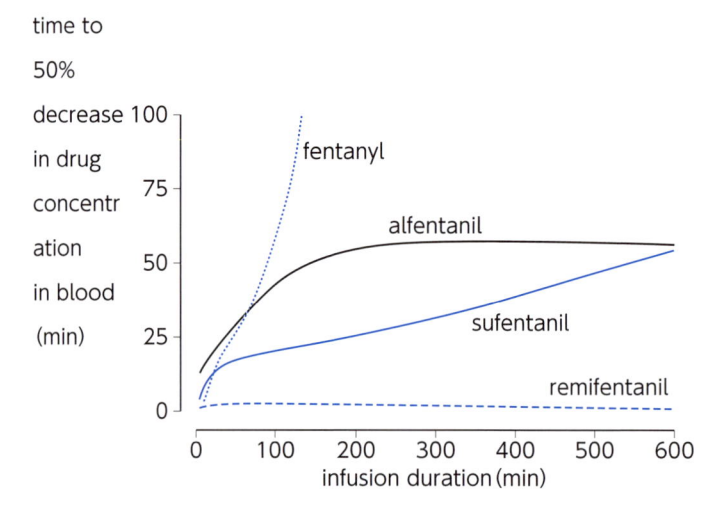

図1 肝障害患者におけるレミフェンタニルの薬物動態

(Dershwitz M, Hoke JF, Rosow CE, et al. Pharmacokinetics and pharmacodynamics of remifentanil in volunteer subjects with severe liver disease. Anesthesiology 1996；84：812-20 より改変引用)

1）薬理作用

a．中枢神経

　レミフェンタニルだけでは鎮静作用は弱く，手術に耐えうる鎮静状態を得るためには他の麻酔薬との併用をしなければならない。レミフェンタニルにより鎮静に必要なプロポフォールの量を減らすことができる[5]とされているが，このことは日々の臨床から容易に想像がつく。他のオピオイドと同様に，頭蓋内圧に及ぼす影響はほとんどない[6]。

b．呼　吸

　μ受容体への作用で濃度依存的に呼吸抑制が認められる。0.05〜0.1 μg/kg/min の投与量で換気量の低下がみられるが，レミフェンタニルの場合，投与中止により他のオピオイドよりも速やかに自発呼吸の回復がみられる[7]。年齢や併用薬物により呼吸抑制の程度は変わってくるが，プロポフォール 6 mg/kg/hr との併用で，レミフェンタニルの投与量 0.05 μg/kg/min 以下では自発呼吸が温存できたという報告もある[8]。自発呼吸温存下の気管支鏡での挿管にもレミフェンタニルは適している。0.075 μg/kg/min から 0.1 μg/kg/min の持続静注により自発呼吸を温存しながら適度な鎮静が可能であったとの報告もある[9]。当施設でも腫瘍や先天性疾患により気道確保が困難と思われる症例にはレミフェンタニルを 0.05〜0.1 μg/kg/min で持続静注し，さらに少量のプロポフォール，ケタミンを併用することで，自発呼吸を消すことなく，適度な鎮静を得て患者に苦痛を与えることなく気管挿管を行っている。また，レミフェンタニルは，筋弛緩薬投与なしでの気管挿管に有用との報告もある[10]。その際，特にプロポフォールとの組み合わせがよいと

報告されている．当施設でも，重症筋無力症，神経筋接合部異常疾患症例などでは，高用量のレミフェンタニルで筋弛緩薬なしで挿管する場合もある．その際，患者に苦痛を与えることなく，安全に気管挿管が可能である．また，当施設ではラリンジアルマスク使用症例が多いが，PRK麻酔では喉頭痙攣を生じることはほぼ皆無であり，術中も良好な換気が可能である．

c. 循　環

　レミフェンタニルが循環に及ぼす影響は小さくない．国内治験の結果が示すとおり，収縮期血圧が 80 mmHg 未満となる割合が 60％以上と，特に血圧に与える影響は大きい[11]．レミフェンタニル単独投与ではそれほど循環に大きな影響を与えない[12]が，プロポフォールとの併用では覚醒時に比較して心拍数，血圧が高いときで 40％低下する[13]ことが分かっている．患者の状態，年齢に応じてレミフェンタニル投与速度の減速，他の麻酔薬の減量などで対処できるが，導入時には昇圧薬の準備，輸液速度を上げるなど，然るべき対策をしておかなければならない．

d. 代　謝

　術中のストレス反応の程度により，体内ホルモンや代謝状態に変化が生じる．特に，血糖値はストレスによる神経ホルモンの反応により変動し，さらに麻酔薬によりその程度が異なる可能性も示唆されている[14]．レミフェンタニルの併用薬として，プロポフォールとイソフルランとを比較した場合，プロポフォールとの併用のほうが血糖値の上昇を抑えたとの報告がある[15]．

e. 内分泌

　術中のストレス反応に対してもレミフェンタニルは他の麻酔薬と比べて抑制作用が強いことが分かってきている．硬膜外麻酔もストレス反応については良好な抑制作用を示すことが知られているが，ACTH，ADH，コルチゾールなどに関しては硬膜外麻酔よりもレミフェンタニルが有意に抑制作用を示すことが報告されている[16]．

f. 肝機能

　海外の臨床試験では，健常成人と肝機能障害者との間で薬物動態の大きな差はみられなかった．よって肝機能による薬物動態の大きな変化はないと思われる[3]．しかし，肝機能が低下するとオピオイドに対する感受性がわずかに亢進するため，鎮痛に要する量が少なくてよい場合がある[3]．レミフェンタニルによる肝機能障害は，国内臨床試験によると 0.1〜5％未満との報告があるが，レミフェンタニルが肝保護作用をもつことも報告されている[17]．

g. 腎機能

　代謝産物であるレミフェンタニル酸は腎臓から排泄されるが，薬理学的活性をもたないため，患者の腎機能により投与量，持続投与時間，投与法などを変える必要はほとんどないといえる[18]．レミフェンタニルによる腎機能障害は，国内臨床試験によると 0.1〜5％未満と報告されているが，レミフェンタニルによる腎機能保護の可能性も示唆されている[19]．

2) その他

a. 筋硬直

他のオピオイドと同様に筋硬直を生じ，麻酔導入時にマスク換気が困難になることがある。頻度は3％程度だが，筋弛緩薬の投与により換気状態が改善することがほとんどである[20]。

b. 体　重

レミフェンタニルは，標準体重患者と肥満患者で比較すると，分布容量に大きな差がないことが知られている[21]。したがって，肥満患者にそのままの体重を用いて投与量を計算して投与すると，結果的に過量投与となることがしばしばある。肥満患者では理想体重に従って投与量を計算するほうが望ましい。

c. 年　齢

小児への投与は，薬物動態が成人のそれとほとんど変わらないが[22]，用量については十分に検討されていない。海外では，麻酔維持のみに適応があり，麻酔導入の適応はないとされているが，当施設では小児の導入，維持に使用して，これまでに有害事象は生じていない。

高齢者ではオピオイドの感受性亢進，分布容量の減少などが生じるため，他のオピオイドと同様により慎重に投与するべきである。成人の半量投与から開始し，年齢の増加とともに投与量を慎重に調節していく[23]。

3) 特記事項

a. 急性耐性

前述のとおり，レミフェンタニルの効果消失時間は早く，さらに術中から急性耐性が生じるため[24〜26]，ある程度長時間型のオピオイドに置き換える必要がある。そうでないと覚醒後に患者は激しい痛みに曝される危険がある。μ受容体作動薬を大量に投与することで急性耐性が生じ，さらに痛覚過敏が生じることが動物実験でこれまでに報告されている。麻薬の耐性は高用量で使用するほど頻度が高くなる[27,28]。よって術中侵襲，刺激に見合った量を投与するようにし，必要以上に高用量を投与することを避けることが大切である[29,30]。

急性耐性および痛覚過敏が形成される機序としてNMDA受容体の関与が挙げられている[31]。また，その拮抗薬であるケタミンの耐性形成への有効性も開腹手術では報告されている[27]。また，当施設ではケタミンを麻酔導入時より0.5〜1 mg/kgの量で投与しており，手術内容，患者年齢などにより術中さらに必要に応じて投与し，急性耐性の予防を図っている。ケタミン少量先行投与により術中レミフェンタニル使用量が減少するとの報告もある[32]。また，手術内容に合わせた末梢神経ブロックを導入直後に行うことで，術中必要以上にレミフェンタニルの使用量を増やすことを避け，痛覚過敏の形成が起こりにくくなるようにしている。

図2 シバリングとマグネシウム

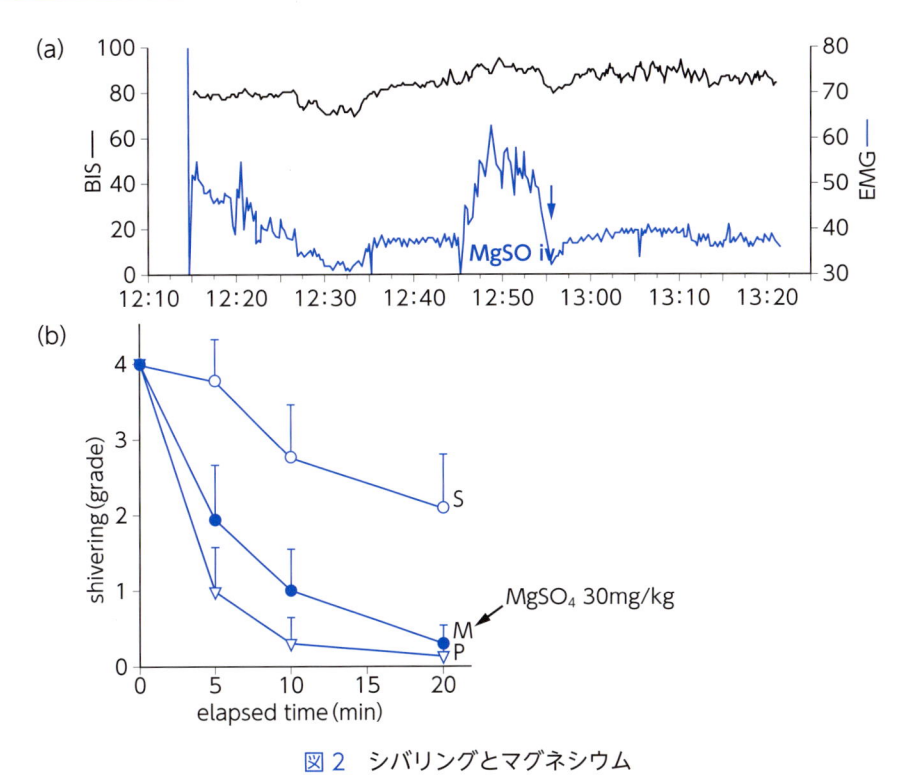

(a) 当施設回復室において，覚醒後，シバリングを生じたが，マグネシウムを投与後，一時的にBISが軽度低下を示し，その後シバリングが消失

(b) (Kizilirmak S, Karakaş SE, Akça O, et al. Magnesium sulfate stops postanesthetic shivering. Ann NY Acad Sci 1997；813：799-806 より改変引用)

b. シバリング（図2）

　レミフェンタニルが使用されるようになってから，術後シバリングが問題となっている[33]。しかし，ケタミンがシバリングにおいても痛覚過敏同様に有効であることが報告されている[34,35]。また，マグネシウム製剤の投与がシバリングに有効であるとの報告もある[36,37]。比較検討によるデータはないものの，当施設では，ケタミン投与によりシバリングは少ないと思われる。また，マグネシウムに関しては，レミフェンタニルが発売される前から術後にシバリングを起こしてしまった患者に使用しているが，かなり有効との印象があり，その有効性はこれまでに報告もされている[38]。レミフェンタニルによるシバリングの機序も，痛覚過敏発生の機序と同様とされており，やはり術中侵襲，刺激に見合った量のレミフェンタニル投与が予防につながると思われる。そのためにはケタミン，末梢神経ブロックはレミフェンタニルには欠かせない存在といえるだろう。

おわりに

　レミフェンタニルは利点が多いオピオイドであり，同時に術後疼痛管理においては問題も多いオピオイドでもある。レミフェンタニルの利点を活かしたまま患者に不快のない全身麻酔を提供するためには，レミフェンタニルの使い方を習熟することはもちろんのことだが，ケタミンをう

まく併用すること，末梢神経ブロックを適切に行うことが肝要といえる．

【文　献】

1) James MK, Vuong A, Grizzle MK, et al. Hemodynamic effects of GI 87084B, an ultra-short acting μ-opioid analgesic, in anesthetized dogs. J Pharmacol Exp Ther 1992；263：84-91.
2) Egan TD, Lemmens HJ, Fiset P, et al. The pharmacokinetics of the new short-acting opioid remifentanil（GI87084B）in healthy adult male volunteers. Anesthesiology 1993；79：881-92.
3) Dershwitz M, Hoke JF, Rosow CE, et al. Pharmacokinetics and pharmacodynamics of remifentanil in volunteer subjects with severe liver disease. Anesthesiology 1996；84：812-20.
4) Hoke JF, Shlugman D, Dershwitz M, et al. Pharmacokinetics and pharmacodynamics of remifentanil in persons with renal failure compared with healthy volunteers. Anesthesiology 1997；87：533-41.
5) Milne SE, Kenny GN, Schraag S. Propofol sparing effect of remifentanil using closed-loop anaesthesia. Br J Anaesth 2003；90：623-9.
6) Warner DS, Hindman BJ, Todd MM, et al. Intracranial pressure and hemodynamic effects of remifentanil versus alfentanil in patients undergoing supratentorial craniotomy. Anesth Analg 1996；348-53.
7) Kapila A, Glass PS, Jacobs JR, et al. Measured context-sensitive half-times of remifentanil and alfentanil. Anesthesiology 1995；83：968-75.
8) Peacock JE, Luntley JB, O'Connor B, et al. Remifentanil in combination with propofol for spontaneous ventilation anaesthesia. Br J Anaesth 1998；80：509-11.
9) Machata AM, Gonano C, Holzer A, et al. Awake nasotracheal fiberoptic intubation：patient comfort, intubating conditions, and hemodynamic stability during conscious sedation with remifentanil. Anesth Analg 2003；97：904-8.
10) Erhan E, Ugur G, Gunusen I, et al. Propofol-not thiopental or etomidate-with remifentanil provides adequate intubating conditions in the absence of neuromuscular blockade. Can J Anaesth 2003；50：108-15.
11) 尾崎　眞監．長田　理編．今日から実践できるレミフェンタニル麻酔．東京：真興交易医書出版部；2007.
12) Glass PS, Hardman D, Kamiyama Y, et al. Preliminary pharmacokinetics and pharmacodynamics of an ultra-short-acting opioid：remifentanil（GI87084B）. Anesth Analg 1993；1031-40.
13) Hogue CW Jr, Bowdle TA, O'Leary C, et al. A multicenter evaluation of total intravenous anesthesia with remifentanil and propofol for elective inpatient surgery. Anesth Analg 1996：83：279-85.
14) Akavipat P, Polsayom N, Pannak S, et al. Blood glucose level in neurosurgery. Is it different between isoflurane and desflurane anesthesia? Acta Med Indones 2009；41：121-5.
15) Cok OY, Ozkose Z, Pasaoglu H, et al. Glucose response during craniotomy：propofol-remifentanil versus isoflurane-remifentanil. Minerva Anestesiol 2011；77：1141-8.
16) Watanabe K, Kashiwagi K, Kamiyama T, et al. High-dose remifentanil suppresses stress response associated with pneumoperitoneum during laparoscopic colectomy. J Anesth 2013；7［Epub ahead of print］.
17) Zhao G, Shen X, Nan H, et al. Remifentanil protects liver against ischemia/reperfusion injury through activation of anti-apoptotic pathways. J Surg Res 2013；183：827-34.
18) Hoke JF, Cunningham F, James MK, et al. Comparative pharmacokinetics and pharmacodynamics of remifentanil, its principle metabolite（GR90291）and alfentanil in dogs. J Pharmacol

Exp Ther 1997 ; 281 : 226-32.
19) Terashi T, Takehara A, Kuniyoshi T, et al. Remifentanil temporarily improves renal function in adult patients with chronic kidney disease undergoing orthopedic surgery. J Anesth 2013 ; 27 : 340-5.
20) 槇田浩史, 真下　節. 超短時間作用性オピオイド鎮痛薬；GG084（塩酸レミフェンタニル）と静脈麻酔薬プロポフォールの併用による国内第Ⅲ相臨床試験—並行群間・二重盲検・用量比較試験—. 麻酔と蘇生 2005 ; 41 : 117-26.
21) Egan TD, Huizinga B, Gupta SK, et al. Remifentanil pharmacokinetics in obese versus lean patients. Anesthesiology 1998 ; 89 : 562-73.
22) Fang ZX, Eger EI 2nd, Laster MJ, et al. Carbon monoxide production from degradation of desflurane, enflurane, isoflurane, halothane, and sevoflurane by soda lime and Baralyme. Anesth Analg 1995 ; 80 : 1187-93.
23) Minto CF, Schnider TW, Egan TD, et al. Influence of age and gender on the pharmacokinetics and pharmacodynamics of remifentanil. I. Model development. Anesthesiology 1997 ; 86 : 10-23.
24) Hayashida M, Fukunaga A, Hanaoka K. Detection of acute tolerance to the analgesic and non-analgesic effects of remifentanil infusion in a rabbit model. Anesth Analg 2003 ; 97 : 1347-52.
25) Vinik HR, Kissin I. Rapid development of tolerance to analgesia during remifentanil infusion in humans. Anesth Analg 1998 ; 86 : 1307-11.
26) Tröster A, Sittl R, Singler B, et al. Modulation of remifentanil-induced analgesia and postinfusion hyperalgesia by parecoxib in humans. Anesthesiology 2006 ; 105 : 1016-23.
27) Joly V, Richebe P, Guignard B, et al. Remifentanil-induced postoperative hyperalgesia and its prevention with small-dose ketamine. Anesthesiology 2005 ; 103 : 147-55.
28) Shu H, Arita H, Hayashida M, et al. Effects of processed Aconiti tuber and its ingredient alkaloids on the development of antinociceptive tolerance to morphine. J Ethnopharmacol 2006 ; 103 : 398-405.
29) Tirault M, Derrode N, Clevenot D, et al. The effect of nefopam on morphine overconsumption induced by large-dose remifentanil during propofol anesthesia for major abdominal surgery. Anesth Analg 2006 ; 102 : 110-7.
30) Guignard B, Bossard AE, Coste C, et al. Acute opioid tolerance : intraoperative remifentanil increases postoperative pain and morphine requirement. Anesthesiology 2000 ; 93 : 409-17.
31) Mao J, Price DD, Mayer DJ, et al. Mechanisms of hyperalgesia and morphine tolerance : a current view of their possible interactions. Pain 1995 ; 62 : 259-74.
32) Gharaei B, Jafari A, Aghamohammadi H, et al. Opioid-sparing effect of preemptive bolus low-dose ketamine for moderate sedation in opioid abusers undergoing extracorporeal shock wave lithotripsy : a randomized clinical trial. Anesth Analg 2013 ; 116 : 75-80.
33) Nakasuji M, Nakamura M, Imanaka N, et al. Intraoperative high-dose remifentanil increases post-anaesthetic shivering. Br J Anaesth 2010 ; 105 : 162-7.
34) Dal D, Kose A, Honca M, et al. Efficacy of prophylactic ketamine in preventing postoperative shivering. Br J Anaesth 2005 ; 95 : 189-92.
35) Kose EA, Dal D, Akinci SB, et al. The efficacy of ketamine for the treatment of postoperative shivering. Anesth Analg 2008 ; 106 : 120-2.
36) Ryu JH, Sohn IS, Do SH. Controlled hypotension for middle ear surgery : a comparison between remifentanil and magnesium sulphate. Br J Anaesth 2009 ; 103 : 490-5.
37) Lee C, Song YK, Jeong HM, et al. The effects of magnesium sulfate infiltration on perioperative opioid consumption and opioid-induced hyperalgesia in patients undergoing robot-assisted

laparoscopic prostatectomy with remifentanil-based anesthesia. Korean J Anesthesiol 2011 ; 61 : 244-50.
38) Kizilirmak S, Karakaş SE, Akça O, et al. Magnesium sulfate stops postanesthetic shivering. Ann NY Acad Sci 1997 ; 813 : 799-806.

(工藤　隆司)

B 局所麻酔薬

1 ロピバカイン

はじめに

　ロピバカインは，ブピバカインと類似した化学構造を有するアミド型の長時間作用性局所麻酔薬である。ブピバカインは1957年に臨床導入され，長時間作用性局所麻酔薬としてさまざまな投与方法によって局所麻酔に応用されてきたが，ラセミ体である市販薬（マーカイン®）は，高用量の投与や血管内への誤注入による致死的な心毒性や中枢神経系への毒性が臨床上の欠点であった。しかしロピバカインは純粋なS（－）光学異性体（アナペイン®）であり，ブピバカインの特徴を引き継ぎ，かつ中枢神経系や心臓への毒性が低い局所麻酔薬として，1996年に臨床導入された[1]。

1）化学構造・化学的特性[2]

　(S)-N-(2,6-dimethylphenyl)-1-propylpiperidine-2-caboxamideの化学構造と化学的特性について図1に示す。

2）光学異性体・薬理作用

　光学異性体には右旋性のR（＋）体と左旋性のS（－）体があり，物理化学的な性質はほぼ同様である。しかし，2つの異性体には，その作用点であるナトリウムチャネル，カリウムチャネル，カルシウムチャネルおよびそれらのサブタイプに対する親和性が異なり，S（－）体は中枢

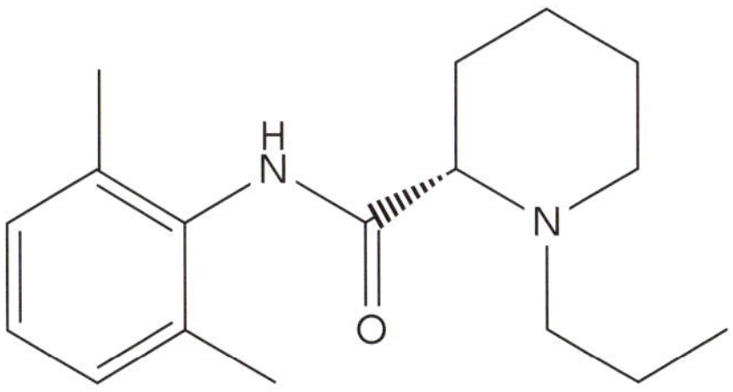

$C_{17}H_{26}N_2O$

molecular mass : 274.4 g/mol
pKa : 8.2
octanol partition coefficient : 115
protein binding : 94%
Ionized at pH 7.4 : 83%
half-life : 1.9 hr
typical maximum dose : 3 mg/kg

図1　(S)-N-(2,6-dimethylphenyl)-1-propylpiperidine-2-caboxamide

神経系や心伝導系への毒性が低く，臨床的に最も重要な R（＋）体との相違点である[3]。

3）作用機序

ナトリウムチャネルにおけるナトリウムイオンの細胞内への流入を可逆的に阻害して神経線維の電気的な活動を抑制する[4]。この電気的興奮の抑制作用は，用量依存性に生じるカリウムイオンチャネルの阻害によって増強される[5]。

ブピバカインと比較して脂溶性が低く，有髄の太い運動神経軸索内への浸透性も低いため，運動神経への麻酔作用が弱い。したがってブピバカインに比べて分離麻酔に適した薬物である。

4）薬力学

脂溶性がやや低いことと S（－）光学異性体の特性とにより，心毒性や中枢神経系毒性の閾値がブピバカインよりも有意に高いことが動物実験や健常成人における研究で確認されている。心筋の収縮力，伝導時間，心電図上の QRS 幅に与える影響はブピバカインに比較して有意に小さい[6,7]。

ヒト血漿を用いた *in vitro* の実験において，弱いながら血小板凝集抑制作用を有していることが判明している[8]。

他の多くの局所麻酔薬同様に，*in vitro* において，黄色ブドウ球菌，大腸菌，緑膿菌に対する静菌作用が示されている[9,10]。

5）薬物動態学

血漿中のタンパク結合率は約 94％で，主として α1-glycoprotein に結合する。硬膜外腔への持続注入により徐々に血漿タンパク結合率が上昇し，クリアランスの低下をまねくため，血中への蓄積が生じうる[11]。

投与されたロピバカインは肝臓で代謝される。主たる代謝経路は，チトクローム P450（CYP）1A2 による水酸化反応と CYP3A4 による脱アルキル化反応である[12]。

主として腎臓から排泄され，静脈内への単回投与後の腎排泄率は約 86％である。

静注後ならびに硬膜外注入後の最終半減期はそれぞれ，1.8±0.7 時間と 4.2±1.0 時間である。

浸潤麻酔に使用される高用量においては，ブピバカインやレボブピバカインとほぼ同様の麻酔力価を有するが，硬膜外や脊髄くも膜下への投与に使用される低用量においてはブピバカインやレボブピバカインよりも麻酔力価がやや劣る。

成人患者においては，投与方法のいかんを問わず，ロピバカインの認容性は高い。外科手術時，分娩時，帝王切開時，術後鎮痛，末梢神経ブロック，局所の浸潤麻酔において，0.125～1％薬液の投与によって生じる有害事象として主なものは，血圧低下，悪心，嘔吐，徐脈，頭痛などであるが，発生頻度としてはブピバカインと有意な差はない[13]。高齢者においては血圧低下と徐脈を生じやすいので注意が必要である。

小児患者においてもロピバカインの認容性は高い[14]。

妊婦に投与されたロピバカインは胎盤を通過し，母体内と胎児内の循環血液中の自由分画濃度は妊婦への投与後急速に平衡状態に達する[15]。しかし，血漿中のロピバカイン総濃度は母体内に比べ胎児内のほうが低い。帝王切開時の局所麻酔に使用される場合において，ロピバカインに対する胎児の認容性は高い。出生2時間後と24時間後のNAC（neurological and adaptive capacity）スコアは，ブピバカインに比してロピバカインによる産婦への局所麻酔時のほうが有意に高いとの報告がある。

動物実験でのデータによると，ロピバカインによる痙攣発生の血中濃度閾値はブピバカインの1.5ないし2.5倍高いとされ，中枢神経系への毒性が低い。

6）用法・用量

さまざまな適応ならびに手技に応じた標準的な投与量を表1に示す[16]。

a. 硬膜外投与

❶ 帝王切開[17]

0.75％または0.5％ロピバカインを投与した際の知覚・運動神経遮断作用の発現時間は0.5％ブピバカインを投与した際とほぼ同様である。必要とする麻酔域（T6～S3）への作用持続時間は1.7～4.2時間で，これもブピバカイン投与時とほぼ同等である。しかし，運動神経の完全遮断時間は，ブピバカイン使用時に比較して有意に短い。

❷ 股関節ならびに下肢の手術

股関節手術や下肢手術に際して腰部硬膜外麻酔として投与した場合，知覚・運動神経の遮断が発現するまでの時間，ならびに必要な麻酔域（T10）を維持できる効果持続時間はブピバカインやレボブピバカインとほぼ同様である[18,19]。

b. 脊髄くも膜下投与

2～4 mLの0.5～2％ロピバカインを脊髄くも膜下投与した際の麻酔力価はブピバカインに比較して弱く，通常ブピバカインよりも高用量を必要とする。高比重ロピバカインは効果が確実ではあるが，麻酔域の広がりには個人差が大きく，また既製の市販薬がない。ミリグラム単位において，ロピバカインの知覚神経遮断作用はブピバカインのそれの約2/3，運動神経遮断作用はブピバカインのそれの約1/2である[20]。

c. 末梢神経ブロック

0.5％または0.75％ブピバカインによる腕神経叢ブロックの長時間作用性は，0.5％のブピバカインやレボブピバカインによる同ブロックと質的にほぼ同等である[21]。

0.75％ロピバカインによる坐骨神経ブロックまたは坐骨神経ブロック＋大腿神経ブロックは，0.5％ブピバカインによる同ブロックに比較して知覚・運動神経遮断作用発現が早く，知覚神経遮断作用の持続時間が短いが，運動神経遮断作用の持続時間はブピバカインのそれとほぼ同じであ

表1　成人および小児におけるロピバカインの推奨投与量

indication in adults		concentration(%)	volume	dose
In adults	Surgical anaesthesia			
	Lumbar epidural (Caesarean section)	0.75	15〜20 mL	113〜150 mg
	Lumbar epidural (Other surgery)	0.75 1	15〜25 mL 15〜20 mL	113〜188 mg 150〜200 mg
	Thoracic (Single block for post-operative pain relief)	0.75	5〜15 mL	38〜113 mg
	Intrathecal administration	0.5	3〜4 mL	15〜20 mg
	Peripheral nerve block*	0.75	10〜40 mL	75〜300 mg
	Field block[†]	0.75	1〜30 mL	7.5〜225 mg
	Postoperative pain			
	Lumbar epidural (Continuous infusion)	0.2	6〜10 mL/hr	12〜20 mg/hr
	Thoracic epidural (Continuous infusion)	0.2	6〜14 mL/hr	12〜28 mg/hr
	Peripheral nerve block (Continuous infusion)	0.2	5〜10 mL/hr	10〜20 mg/hr
	Field block[†]	0.2	1〜100 mL	2〜200 mg
	Intra-articular injection	0.75	20 mL	150 mg
	Labour pain (Lumbar epidural)			
	Bolus	0.2	10〜20 mL	20〜40 mg
	Intermittent top-ups	0.2	10〜15 mL[‡]	20〜30 mg
	Continuous infusion	0.2	6〜14 mL/hr	12〜28 mg/hr
In children	Caudal epidural block (Below T12)[§]	0.2	1 mL/kg	2 mg/kg
	Peripheral nerve block (Eg, ilioinguinal block)	0.5	0.6 mL/kg	3 mg/kg

* : Major nerve block brachial plexus or sciatic nerve block
[†] : Minor nerve block or infiltration
[‡] : Minimum interval 30 minutes
[§] : For bodyweight up to 25 kg

る[22]。

d. 術後鎮痛

　開腹手術，股関節や膝関節の整形外科領域手術の術後鎮痛において，ロピバカインによる硬膜外鎮痛法とオピオイドの全身投与による鎮痛法との比較が多数報告されている。

　一般にロピバカインによる術後急性期の硬膜外鎮痛の成績は良好である。主要評価項目の設定方法により多少結果にバラつきがあるが，ロピバカインによる硬膜外鎮痛法は，モルヒネによる経静脈的 PCA に比較して鎮痛効果が質的に良好である[23]。

　上肢手術後の腕神経叢ブロックなどによる鎮痛においては，ロピバカインはブピバカインと比較して，手の筋力やしびれ感の回復が有意に早いと報告されている[24]。

e. 産科麻酔

　無痛分娩を目的とする硬膜外麻酔において，ロピバカインはブピバカインに比較して鎮痛作用はほぼ同等ないしやや弱い。0.2％ロピバカイン10～20 mLのボーラス投与とそれに続く麻酔域維持のための同薬物の間歇的投与または持続投与が推奨されている。

　フェンタニル2 μg/kgを0.1％ロピバカインに添加して硬膜外投与した場合，ロピバカインの総投与量を減じてほぼ同等の鎮痛作用が得られる[25]。

まとめ

　ロピバカインは，手術時の局所麻酔や術後鎮痛，無痛分娩などにおいて，認容性の高い局所麻酔薬である。適切な臨床用量においては，ブピバカインとほぼ同等の知覚神経遮断効果が期待できるとともに，ブピバカインよりも心毒性や中枢神経系への毒性が低く，運動神経遮断効果が小さく，さまざまな場面で有用性の高い薬物である。

【文　献】

1) Columb MO. Local anaesthetic agents. Anaesth Intensive Care 2014 ; 15 : 83-7.
2) Ropivacaine. Wikipedia. http://en.wikipedia.org/wiki/Ropivacaine（2014年8月閲覧）.
3) Aberg G. Toxicological and local anesthetic effects of optically active isomers of two local anesthetic compounds. Acta Pharmacol Toxicol Scand 1972 ; 31 : 273-86.
4) Hansen TG. Ropivacaine : a pharmacological review. Expert Rev Neurother 2004 ; 4 : 781-91.
5) Kindler CH, Paul M, Zou H, et al. Amide local anaesthetics potently inhibit the human tandem pore domain background K^+ channel TASK-2（KCNK5）. J Pharmacol Exp Ther 2003 ; 306 : 84-92.
6) Graf BM. The cardiotoxicity of local anesthetics : the place of ropivacaine. Curr Top Med Chem 2001 ; 1 : 207-14.
7) Cederholm I, Evers H, Lofstrom JB. Skin blood flow after intradermal injection of ropivacaine in various concentrations with and without epinephrine evaluated by laser doppler flowmetry. Reg Anesth 1992 ; 17 : 322-8.
8) Porter J, Crowe B, Cahill M, et al. The effects of ropivacaine hydrochloride on platelet function : an assessment using the platelet function analyzer（PFA-100）. Anaesthesia 2001 ; 56 : 15-8.
9) Batai I, Kerényi M, Falvai J, et al. Bacterial growth in ropivacaine hydrochloride. Anesth Analg 2002 ; 94 : 729-31.
10) Kampe S, Poetter C, Buzello S, et al. Ropivacaine 0.1% with sufentanil 1 μg/mL inhibits *in vitro* growth of *Pseudomonas aeruginosa* and does not promote multiplication of *Staphylococcus aureus*. Anesth Analg 2003 ; 97 : 409-11.
11) Burm AG, Stienstra R, Brouwer RP, et al. Epidural infusion of ropivacaine for postoperative analgesia after major orthopedic surgery : pharmacokinetic evaluation. Anesthesiology 2000 ; 93 : 395-403.
12) Lee A, Fagan D, Lamont M, et al. Disposition kinetics of ropivacaine in humans. Anesth Analg 1989 ; 69 : 736-8.
13) Simpson D, Curran MP, Oldfield RP, et al. Ropivacaine : a review of its use in regional anaesthesia and acute pain management. Drugs 2005 ; 65 : 675-717.

14) Bosenberg A, Thomas J, Lopez T, et al. The efficacy of caudal ropivacaine 1, 2 and 3 mg/mL for postoperative analgesia in children. Paediatr Anaesth 2002 ; 12 : 53-8.
15) Ala-Kokko TI, Alahuhta S, Jouppila P, et al. Feto-maternal distribution of ropivacaine and bupivacaine after epidural administration for cesarean section. Int J Obstet Anesth 1997 ; 6 : 147-52.
16) Kuthiala G, Chaudhary G. Ropivacaine : a review of its pharmacology and clinical use. Indian J Anaesth 2011 ; 55 : 104-10.
17) Crosby E, Sandler A, Finucane B, et al. Comparizon of epidural anaesthesia with ropivacaine 0.5% and bupivacaine 0.5% for caesarian secsion. Can J Anaesth 1998 ; 45 : 1066-71.
18) Peduto VA, Baroncini S, Montanini S, et al. A prospective, randomized, double-blind comparison of epidural levobupivacaine 0.5% with epidural ropivacaine 0.5% for lower limb procedures. Eur J Anaesthesiol 2003 ; 20 : 979-83.
19) McGlade DP, Kalpokas MV, Mooney PH, et al. Comparison of 0.5% ropivacaine and 0.5% bupivacaine in lumbar epidural anaesthesia for lower limb orthopaedic surgery. Anaesth Intensive Care 1997 ; 25 : 262-6.
20) Kallio H, Snall EV, Kero MP, et al. A comparison of intrathecal plain solutions containing ropivacaine 20 or 15 mg versus bupivacaine 10 mg. Anesth Analg 2004 ; 99 : 713-7.
21) Casati A, Borghi B, Fanelli G, et al. Interscakene brachial plexus anesthesia and analgesia for open shoulder surgery : a randomized, double-blind comparison between levobupivacaine and ropivacaine. Anesth Analg 2003 ; 96 : 253-9.
22) Fanelli G, Casati A, Beccaria P, et al. A double-blind comparison of ropivacaine, bupivacaine, and mepivacaine during sciatic and femoral nerve blockade. Anesth Analg 1998 ; 87 : 597-600.
23) Jayr C, Beaussier M, Gustafsson U, et al. Continuous epidural infusion of ropivacaine for postoperative analgesia after major abdominal surgery : comparative study with i. v. PCA morphine. Br J Anaesth 1998 ; 81 : 887-92.
24) Borgeat A, Kalberer F, Jacob H, et al. Patient-controlled intercaine scalene analgesia with ropivacaine 0.2% versus bupivacaine 0.15% after major open shoulder surgery. The effects of hand motor function. Anesth Analg 2001 ; 92 : 218-23.
25) Atienzar MC, Palanca JM, Borras R, et al. Ropivacaine 0.1% with fentanyl $2\,\mu g\ mL^{-1}$ by epidural infusion for labour analgesia. Eur J Anaesthesiol 2004 ; 21 : 770-5.

(佐藤　哲観)

第I章 総論

3 各種麻酔薬の測定法と薬物動態

1 プロポフォール

1) 血漿プロポフォール濃度測定法

a. 前処理

　採取した患者血液をEDTA入り試験管に取り遠心分離後血漿を得る。血漿0.5 mLをガラスチューブに取り、内部標準物質Thymol（25 µg/mL）0.05 mL、2.5 N NaOH 0.1 mLと抽出溶媒酢酸エチル3 mLとを加え、2分間振盪したのち、3,000rmで15分間遠心分離する。上清2.5 mLを取り、真空乾燥する。得られた結晶に0.2 mLのメタノールを加えて2回濃縮抽出する。それを1 mLのmini tubeに移し、真空乾燥させる。その後、高速液体クロマトグラフィ（HPLC）用移動相0.15 mL（CCl_3COOH 1 g, CH_3CN 600 mL, H_2O 400 mL, pH＝2.5）に溶解する。その100 µLをHPLC用検体に供する。

b. 高速液体クロマトグラフィ/電気化学検出（HPLC/ECD）

　HPLCポンプ：l-6000（日立）
　UV検出器：L-7400（日立）
　カラムオーブン：L-7300（日立）
　データ処理装置：D-2000（日立）
　測定波長：270 nm
　カラム：Chromolith RP-18e（Merck）
　カラム温度：30℃
　移動相流速：0.5 mL/min
　Retention time：Thymol（内部標準）；5.5分, プロポフォール；5.5分
　最小検出感度：250 ng/mL
　再現性：プロポフォール1.25〜10.0 µg/mLの範囲での変動係数（CV）は平均3.05％と再現性が高い。

〔工藤　剛, 工藤　美穂子, 廣田　和美〕

2　レミフェンタニル

1）血漿レミフェンタニル濃度測定法[1]

a. 前処理

　採取した患者血液 3 mL を，10 秒以内に 50％クエン酸 60 μL と混和してエラスターゼ活性を失活させ，−20℃で凍結保存する．測定時，解凍し，検体 1 mL に内部標準物質としてフェンタニル 50 ng を加えたものに 5 mL の 98％ヘプタン，2％イソアミルアルコールを加え振盪抽出後，2,000 g で 10 分間遠心分離して得られた上清 4.5 mL をガラスチューブに移注し，真空乾燥させ，0.4 mL と 0.2 mL のメタノールで 2 回濃縮抽出する．反応試験管に移して窒素ガスで乾燥後，アセトニトリル：メタノール＝9：1 の溶液で溶解後，3 μL をガスクロマトグラフィ質量分析計（GC-MS）用検体に供する．

b. ガスクロマトグラフィ質量分析計（GC-MS）法

　システム：AUTOMASS GC-MS system®（日本電子）
　カラム：Inter Cap 17MS® 0.25×15 m のキャピラリーカラム（GL サイエンス社）
　カラム温度：初期温度 200℃，最終温度 300℃で 1 分間 18℃の昇温法
　注入口温度：235℃
　キャリアガス：ヘリウム（入口圧：20 psi）
　Retention time：フェンタニル（内部標準）；6 分 51 秒，レミフェンタニル；5 分 45 秒（図 1）
　最小検出感度：0.1 ng/mL
　再現性：Intra assay CV が 10.6％，Inter assay CV が 11.5％であり，再現性は良好である．

c. 検量線

　検量線は 100，50，25，12.5，6.25，3.13，1.57 ng/mL のレミフェンタニル標準溶液を前述の方法によって抽出し，得られたクロマトグラフィより，レミフェンタニルと内部標準物質フェンタニルとのピーク面積比を求め，X 軸にレミフェンタニル既知濃度を，Y 軸にピーク面積比をプロットして作成した．実際の検量線は図 2 に示すように，一次式 Y＝0.01638X＋0.2391（Y；ピーク面積比，X；既知レミフェンタニル濃度）で示され，R^2＝0.9982 と強い相関を認めた．

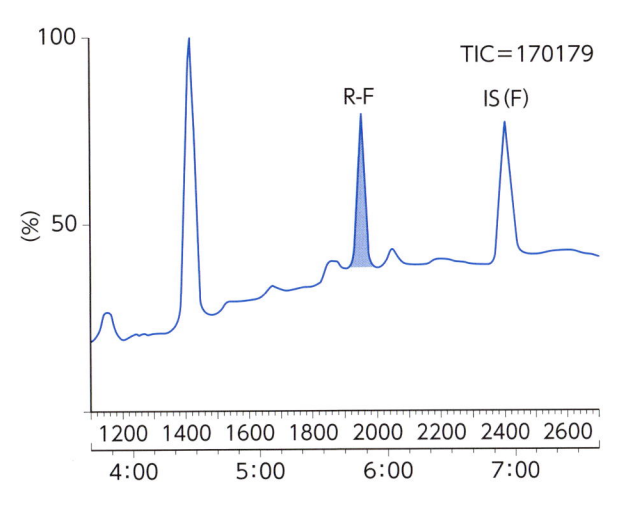

図1 レミフェンタニルの GC-MS イオンクロマトグラム

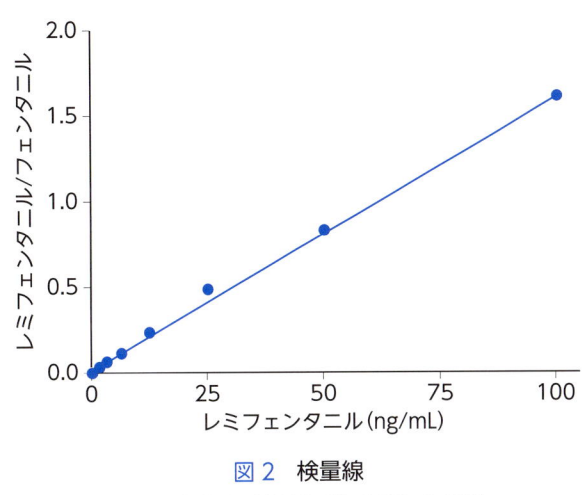

図2 検量線
b：Y＝0.0161X＋0.0268，R^2＝0.998，P＜0.01

【文献】

1) Kudo T, Kimura F, Kudo T, et al. Quantitative measurement of blood remifentanil concentration：development of a new method and clinical application. J Anesth 2013；27：615-7.

（工藤 倫之，廣田 和美）

3　ケタミン

1）血漿ケタミン濃度測定法

a. 前処理

　採取した患者血液をEDTA入り遠心分離後血漿を得て，−80℃で凍結保存する。あらかじめ内部標準物質としてレバロルファン（以前はブロムケタミンを用いたが現在は入手困難）200 ngを入れて凍結乾燥させた試験管（注1）に患者血漿またはブランク血漿（標準用：凍結乾燥させたケタミンおよびノルケタミン 125, 250, 500 ngを追加）を 0.5 mL入れて 10 分間超音波で振盪する。これに 2.5 mLの抽出溶媒（5% 2-プロパノール/95%1-クロロブタン混合溶液）を加え，さらに 2.5 N NaOH 100 μLを入れて 30 秒間振盪抽出する。これを 10 分間遠心分離して得た上清 2.5 mLを別の試験管に取り，真空回転器の中で約 30 分間かけて蒸発乾燥させる。得られた結晶に 0.2 mLのメタノールを加えて 2 回濃縮抽出する。続いて，結晶をHPLC移動相（A：PBSバッファー［1 mM Sodium dodecyl sulfate, 10 mM Tris aminomethane, 50 mM Sodium phosphate monobasic］：Acetonitril＝6.5：3.5［pH 4.0］）を加えて溶出し，50 μLをHPLCに注入する。

b. 高速液体クロマトグラフィ/UV 検出法

　HPLCポンプ：l-6000（日立）
　UV検出器：L-7400（日立）
　カラムオーブン：L-7300（日立）
　データ処理装置：D-2000（日立）
　測定波長：215 nm
　カラム：TSKgel ODS-80TM，4.6×150 mm（東ソー）
　カラム温度：30℃
　移動相流速：0.8 mL/min
　Retention time：Levallorphan（内部標準）；10.14 分，ケタミン；5.01 分，ノルケタミン；5.62 分
　最小検出感度：5 ng/mL
　再現性：ケタミン 125〜1,000 ng/mLの範囲で変動係数（CV）は 5.7〜1.8%であり，またノルケタミンについては同じ濃度範囲におけるCVは 8.2〜3.1%で，再現性は良好である。

（工藤　剛，工藤　美穂子，廣田　和美）

4 プロポフォール，ケタミンおよびレミフェンタニルの薬物動態に関する研究

1）生体肝移植レシピエントの TIVA 中のプロポフォールおよびケタミンの薬物動態

■ 対　象

　弘前大学医学部附属病院で施行された生体肝移植手術 15 症例（レシピエント）を対象とした（図 1）。

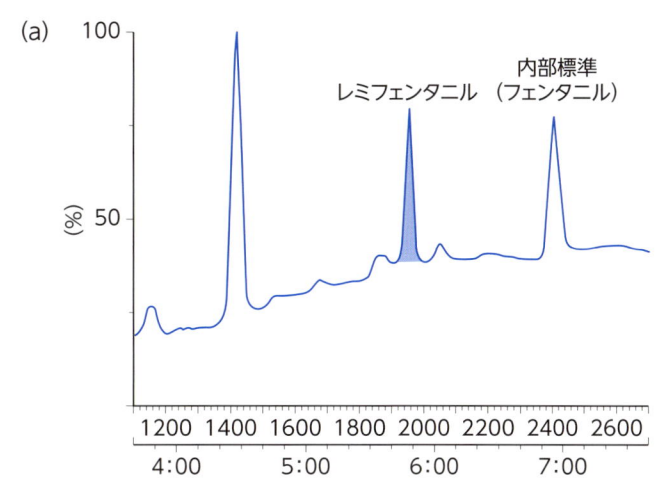

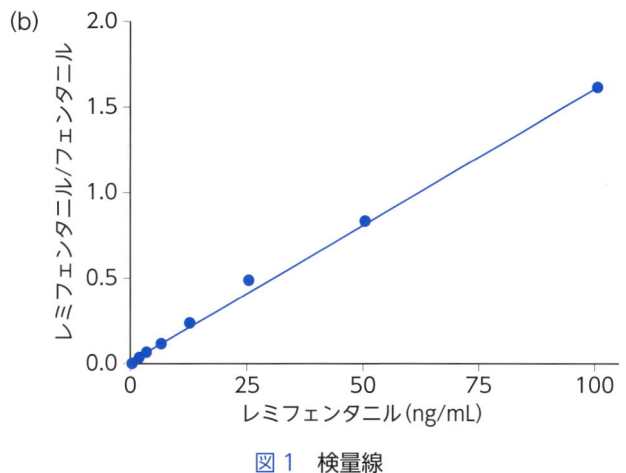

図 1　検量線
(a) フェンタニルを内部標準物質としたガスクロマトグラフィ質量分析法 (GC-MS) によるレミフェンタニル血中濃度の測定
(b) レミフェンタニルとフェンタニルの面積比とレミフェンタニルの濃度との間に有意な相関が認められる．
$Y=0.0161X+0.0268$, $R^2=0.998$, $P<0.01$

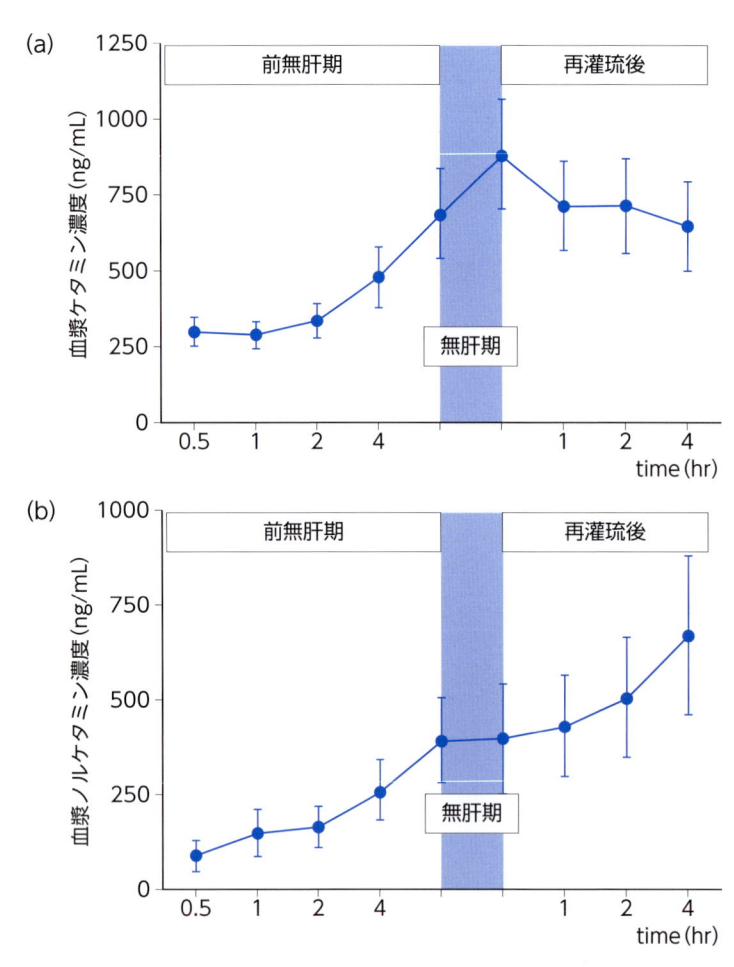

図2 プロポフォール-ケタミン—TIVA下生体肝移植術中のレシピエントのケタミン（a）およびその代謝産物ノルケタミン（b）の血漿濃度の変化

■ 麻酔管理

麻酔方法は全静脈麻酔（TIVA）とし，プロポフォールおよびケタミンを持続静注し，フェンタニルおよびベクロニウムは必要に応じて間歇投与した。

■ 測定時点

前無肝期（0.5, 1, 2, 4時間），無肝期（直後，再灌流直前），再灌流後（1, 2, 4時間）に約5 mLの採血を行い，血漿を分離し，ケタミン（K_0），ノルケタミン（K_1），プロポフォール濃度を測定した。

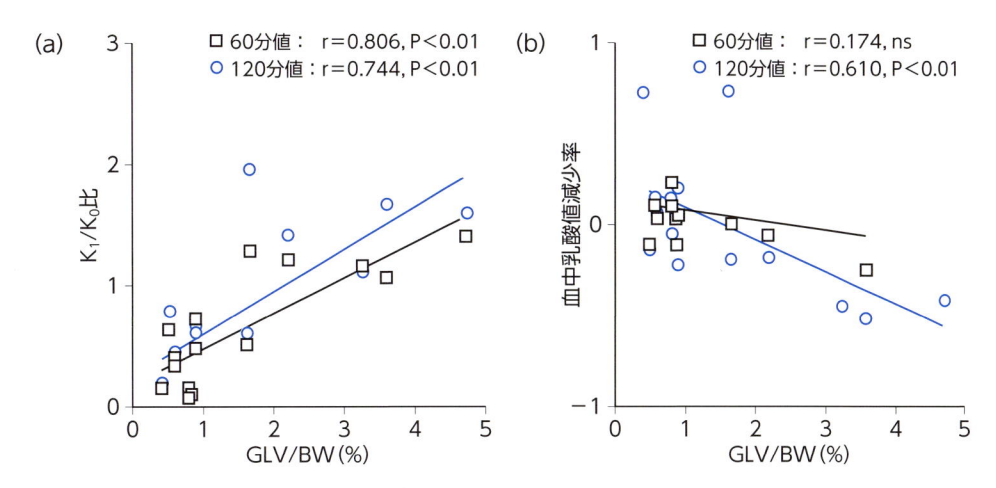

図3 移植肝におけるケタミンおよび乳酸の代謝と移植肝用量/標準肝用量比（GLV/SLV）との相関関係

ケタミンの代謝はケタミン（K_0）とノルケタミン（K_1）の比（K_1/K_0），乳酸の代謝は血中濃度の減少率を指標とした．

■ 解 析

移植肝用量/標準肝用量比（GLV/SLV）が40％以下，または移植肝重量/体重比（GLV/BW）が0.8％以下の患者群（Low-GLV）とそれ以上の患者群（High-GLV）で，再灌流後のK_0，K_1およびK_1/K_0比を比較した。さらに再灌流後の乳酸減少率とそれぞれのパラメータの相関を検討した。統計学処理は，Repeated Measures ANOVA，Unpaired t-test および Pearson's correlation coefficient を使用し，P＜0.05以下を有意とした。

■ 結 果

血漿ケタミン（K_0）濃度は，肝が移植され再灌琉される前までは経時的に増加したが，再灌琉後は低下した（図2-a）。一方，ノルケタミン（K_1）は経時的に増加した（図2-b）。また，ケタミンとノルケタミンの濃度比を示すK_1/K_0は，再灌流開始60分，120分で，High-GLV群とLow-GLV群の間で有意差があった（P＜0.05，P＜0.01）。さらに再灌流後60分，120分のK_1/K_0比は，GLV/BWとの間にそれぞれ強い相関を示した（図3-a：r＝0.80，図3-b：r＝0.74）。従来から指標として用いられている血中乳酸値は，再灌流後の減少率において，120分後にGLV/BWと比較的強い負の相関を示したが（図3-b：r＝0.61），60分後は相関を示さなかった（図3-a：r＝0.17）。このように，血中乳酸値よりK_1/K_0比のほうが，血流再開後早期に肝機能を反映する可能性が示唆された。血漿プロポフォール濃度は，有意な変化は示さなかった（図4）ことから，血漿プロポフォール濃度から移植肝の機能を予測することはできない。

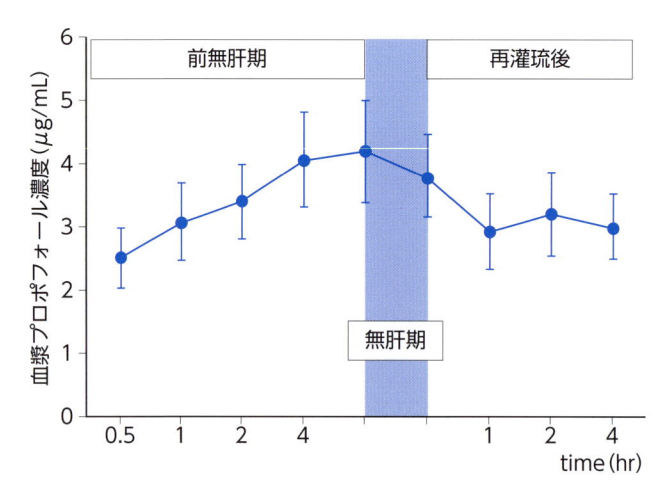

図4 プロポフォール-ケタミン―TIVA下生体肝移植術中の
レシピエントの血漿プロポフォール濃度の変化

■結　語

　生体肝移植レシピエント15例のケタミン，ノルケタミン，プロポフォール，乳酸の血漿濃度を測定した結果，ケタミンの薬物動態は患者の肝機能を反映し，特に移植肝の機能評価に有用と考えられた。

（工藤　剛，工藤　美穂子，廣田　和美）

5　TIVA中のレミフェンタニルの薬物動態[1)]

1）レミフェンタニルの薬物動態

　レミフェンタニルの薬物動態の臨床研究を行ったので下記に紹介する。

■対　象

　成人予定手術患者24名

　除外基準として，腎機能異常，貧血，低コリンエステラーゼ値，術中出血によりヘマトクリット値25％以下となった場合，輸血が必要となった場合とした。

■ 麻酔管理

麻酔前投薬として手術前夜にロキサチジン 75 mg，手術当日にロキサチジン 75 mg とジアゼパム 4～10 mg を経口投与した．麻酔方法はプロポフォール-レミフェンタニル-ケタミン-ロクロニウムによる TIVA とし，術後鎮痛にはフェンタニル以外の鎮痛薬（モルヒネ，NSAIDs など），鎮痛法（末梢神経ブロック，区域麻酔など）を用いた．レミフェンタニルの投与量は body mass index（BMI）＝22 を基準とした標準体重で計算し，手術中 0.2 μg/kg/min で持続静注した．

■ 測定時点

レミフェンタニル持続投与開始後 1 時間，投与中止直前，投与中止後 1，3，5，7，10，15，20，30 分に橈骨動脈より 3 mL の採血を行い，10 秒以内に 50％クエン酸 60 μL と混和し凍結保存した．

■ 解　析

測定して得られた結果は Graph Pad Software 製の Prism® を使用し，one-compartment model で薬物動態パラメータを算出した．また，Tivatrainer© の予測値との比較を行った．統計には paired t-test，Mann-Whitney test などを用いた．

■ 結　果

対象患者 24 名のうち，術中出血により 3 名が除外され，残る 21 名で解析した．患者背景は，男/女比：13/8，年齢：60.7±13.1 歳，身長：161.3±6.0 cm，体重：60.5±12.2 kg，麻酔時間：216±73 min，手術内容：眼科手術，乳腺手術，甲状腺手術，婦人科手術＝おのおの 1 名，耳鼻科手術＝3 名，泌尿器科手術，消化管手術＝おのおの 7 名，輸液量：1,615±1,014 mL，出血量：237±342 g，尿量：346±451 mL であった．各時点での実測値と予測血中濃度の推移を図 1-a に示す．実測値での半減期と消失速度定数は，おのおの 9.29±3.93 min と 0.0850±0.0287 min であったのに対し，予測血中濃度での半減期と消失速度定数は，おのおの 18.02±7.22 min と 18.02±7.22 min であった．実測値（X）と予測値（Y）の間には，有意な正の相関関係があり，Y＝0.7118X＋1.146（図 1-b，R^2＝0.874，P＜0.01）であった．

■ 結　語

フェンタニルを内部標準物質とした GC-MS によるレミフェンタニル血中濃度測定法は，臨床で十分に使える方法である．

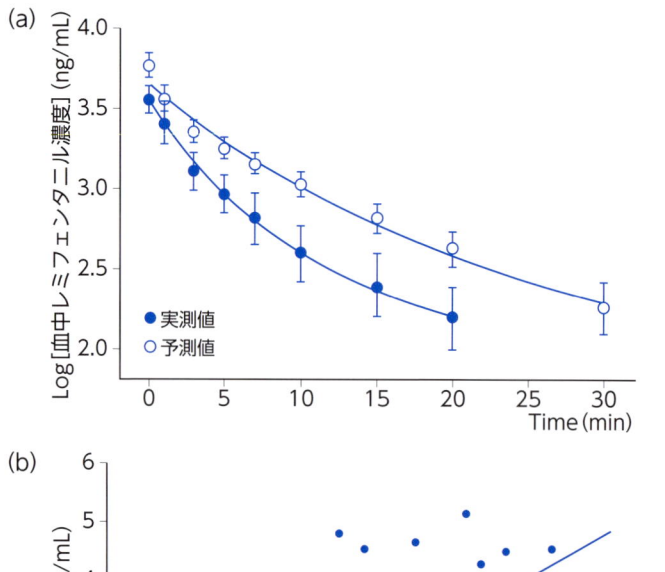

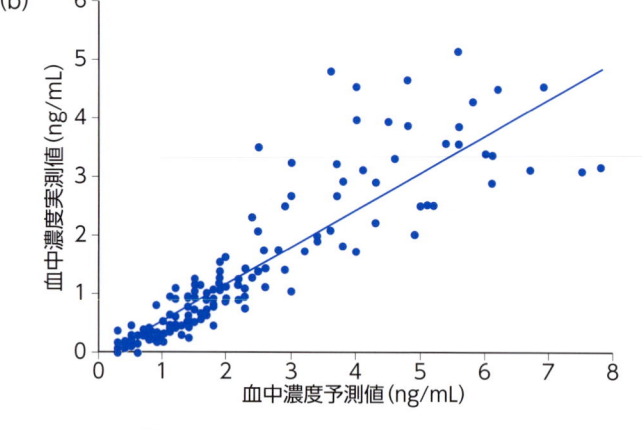

図1 レミフェンタニル測定の実際
(a) レミフェンタニル投与中止後の血中レミフェンタニル濃度の実測値と予測血中濃度の推移
(b) 血中レミフェンタニル濃度の実測値（X）と予測血中濃度（Y）との相関
Y＝0.7118X＋1.146（R^2＝0.874, $P<0.01$）であった．

【文　献】

1) Kudo T, Kimura F, Kudo T, et al. Quantitative measurement of blood remifentanil concentration：development of a new method and clinical application. J Anesth 2013；27：615-7.

（工藤　剛，工藤　美穂子，廣田　和美）

6 ロピバカイン

1）血漿ロピバカイン濃度測定法

a. 前処理

0.5 mL の血漿試料と標準曲線用のロピバカイン塩酸塩水和物含有血漿（2,000 ng/mL 以下）を 12×100 mm のガラス試験管にとり，4.0 mL の n-hexane-methylene chloride（4：1，v/v）を加えてボルティックスミキサーで撹拌後，3,000 rpm, 10 分間冷却遠心分離する。メタノール層を 10×75 mm のガラスカルチャー試験管に移し，遠心真空乾燥器にて蒸発乾固させる。200 μL n-hexane-ethanol（9：1，v/v）にて溶解後，遠心分離にかけ上澄をミニバイアルに移乗し再度蒸発乾固させる。50 μL n-hexane-ethanol で溶解，2 μL を GC-MS に注入する。

b. ガスクロマトグラフ質量分析（GC-MS）法

システム：GC 機器；6890（ヒューレットパッカード社），MS 機器；Automass systemⅡ（日本電子）
カラム：Inert Cap 17MS® 0.25×15 m（GL サイエンス社）
注入口，カラムおよびイオン源の温度：260，170〜250，260℃
キャリアガス流圧：1.2 kg/cm
イオン化電圧：70 V，印加電圧：2.7 kV，イオン化電流：300 μA
測定質量スペクトラム（m/z）：質量数 126 のテトラカインを内部標準に使用
ロピバカインおよびテトラカイン保持時間（retention time）：それぞれ 281 および 296 秒
併行および試験間の変動係数（coefficient variation）：それぞれ 3.4，3.8％

2）超音波ガイド下末梢神経ブロック後の血漿ロピバカイン濃度

弘前大学医学部附属病院で 2005 年にロピバカイン（アナペイン®），続いて 2007 年にレミフェンタニル（アルチバ®）が随時正式採用された。さらにこの時期に超音波ガイド下神経ブロックが当教室の佐藤ら[1,2]により本邦に紹介され急速に普及しつつあった。当施設における主な全身麻酔は，プロポフォール，フェンタニルを中心とした PFK から超音波ガイド下末梢神経ブロックを併用した PRK＋block またはプロポフォール，レミフェンタニルおよびブロック併用による PRK＋block へと変遷した。

ロピバカイン導入前の長時間作用性局所麻酔薬であるブピバカイン（マーカイン®）は心毒性が強く比較的大量の局所麻酔薬を使用する機会は少なく，当施設では持続硬膜外ブロックを中心に使用されるにとどまった。一方で，新たに開発されたロピバカインは心毒性が少なく比較的高用

量の投与が可能とされている。さらに超音波ガイド下法によるリアルタイムの穿刺で局所麻酔薬の広がる状況を確認可能になり血管穿刺による局所麻酔薬注入のリスクを大幅に減らした。

このような急激な周辺の変化に対応するように腹直筋鞘ブロック（rectus sheath block：RSB）や腹横筋膜面ブロック（transversus abdominis plane block：TAP block）など比較的高用量の局所麻酔薬を使用する神経ブロック法が急速に普及し始めた。いずれの手技も40〜60 mLの薬液を腹壁の筋層へ浸潤する[1,2]。さらに腹壁の血管支配は，上・下腹壁動静脈，肋間動静脈の末枝など血流が豊富であり，浸潤部位からの急速な吸収により血漿ロピバカイン濃度の上昇も予想される。このような体幹部や腹壁の末梢神経ブロックに関して，ロピバカインの薬物動態に関する報告は少なく，安全性を確保するためブピバカインの極量（＜3 mg/kg）に準じロピバカイン投与量を定めた。

そこで本項では，当施設で行われたRSB，TAP block施行後の血漿中ロピバカイン濃度の推移に関する臨床研究の結果を紹介する。

■ 研究目的

①腹直筋鞘ブロック（RSB）のロピバカイン濃度の推移[3]
②腹横筋膜面ブロック（TAP block）のロピバカイン濃度の推移[4]
③RSBおよびTAP blockのロピバカイン濃度に及ぼすアドレナリン添加の影響[5]
④TAP block施行後の腹腔内ロピバカイン散布によるロピバカイン濃度の推移および鎮痛効果への影響[6]

以上の4つのtrialsに関して麻酔導入後から回復室退室までの間の局所麻酔薬中毒に関する安全性の基準となる投与量・方法を確立する。

■ 対象・研究方法

以下の臨床研究プロトコルは，弘前大学医学部倫理委員会の承認を得てから行っている。本研究の趣旨を口頭および書面で説明し，同意の得られた患者を対象に研究を行った。

❶ 腹直筋鞘ブロック（RSB）
- 消化器外科で下腹部開腹手術を受けるASA分類1-2の患者39名を13名ずつの3群に分ける（0.25％群，0.5群および0.75％群）。
- PFK麻酔導入後，手術開始前に臍下部2 cmの位置で超音波ガイド下両側RSBを施行する。
- 0.25％群，0.5％群および0.75％群それぞれの濃度のロピバカイン溶液10 mLずつを両側の腹直筋と後鞘の間に注入する。
- 注入終了後から15，30，45，60，90，120および180分（以降60分ごとで回復室の退室まで）の動脈血2 mLを橈骨動脈に留置した圧ラインから採取し，3,000 rpmで10分間遠心分離し血漿を−20℃で凍結保存する。

❷ 腹横筋膜面ブロック（TAP block）
- 泌尿器科で恥骨上式アプローチ前立腺全摘出術を受けるASA分類1-2の患者39名を13名ずつの3群に分ける（0.25％群，0.5群および0.75％群）。
- PRK麻酔導入後，手術開始前に中腋下線のレベルの腸骨稜および肋骨下縁の中間で超音波ガ

イド下 TAP block を両側に施行する。
- 0.25％群，0.5％群および 0.75％群それぞれの濃度のロピバカイン溶液 10 mL ずつ両側の腹横筋膜面上に注入する。
- 採血方法は，❶と同じ。

❸ **アドレナリン添加による吸収への影響**
- RSB trial：消化器外科で下腹部開腹手術を受ける ASA 分類 1-2 の患者 26 名を 13 名ずつ 2 群に分ける［RSB-E（＋）群，RSB-E（－）群］。
- TAP trial：泌尿器科で恥骨上式アプローチ前立腺全摘出術を受ける ASA 分類 1-2 の患者 26 名を 13 名ずつ 2 群に分ける［TAP-E（＋）群，TAP-E（－）群］。
- 麻酔導入後，手術開始前に RSB，TAP trial でそれぞれ❶❷のブロック手技と同様に超音波ガイド下 TAP block を両側に施行する。
- RSB-E（＋）群および TAP-E（＋）群は，0.75％ロピバカイン 13.2 mL＋アドレナリン添加（1：100,000）1％リドカイン 6.8 mL（＝計 20 mL：ロピバカイン，リドカイン，アドレナリンとしてそれぞれ 5 mg/mL，3.3 mg/mL および 3.3 μg/mL）を使用
- RSB-E（－）群および TAP-E（－）群は，0.75％ロピバカイン 13.2 mL＋1％リドカイン 6.8 mL（＝計 20 mL：ロピバカイン，リドカインとしてそれぞれ 5 mg/mL，3.3 mg/mL）を使用
- 採血方法は，❶と同じ。

❹ **TAP block＋腹腔内散布（intraperitoneal instillation：IP）**
- 婦人科腹腔鏡下手術で手術を受ける ASA 分類 1-2 の患者 53 名を 2 群に分ける（IP-0.25％群および IP-0.5％群）。
- 麻酔導入後に手術開始前に腹腔鏡カメラポートの入る臍レベルで超音波ガイド下両側 RSB を施行する。
- PRK での麻酔導入後に IP-0.25％群，IP-0.5％群のいずれも 0.375％ロピバカイン溶液 10 mL ずつ両側の腹直筋と後鞘の間に注入（ロピバカインとして 75 mg）
- 腹腔鏡終了前に，侵襲の加わった臓器（子宮，卵巣）周辺を中心に IP-0.25％群，IP-0.5％群でそれぞれ 0.25％ロピバカイン 20 mL，0.5％ロピバカイン 20 mL を腹腔内散布して閉創する。
- RSB 終了後，30，60，90，120 および 180 分（または腹腔内投与直前）の採血と IP 終了後 5，15，30，45，60 および 90 分の動脈血を採取し，❶〜❸と同様の方法で凍結保存した。

■ 結　果

❶〜❹の各研究の結果得られたロピバカイン投与後の血漿ロピバカイン濃度の推移を示す（図 1〜4）。加えて各研究の結果，得られた血漿ロピバカインの最高血中濃度（＝Cmax）と Cmax に至るまでの時間（＝Tmax）を示す（表 1〜4）。

■ 考　察

- RSB，TAP 施行後のロピバカイン Cmax は，どちらのブロックでも投与した溶液の濃度依存

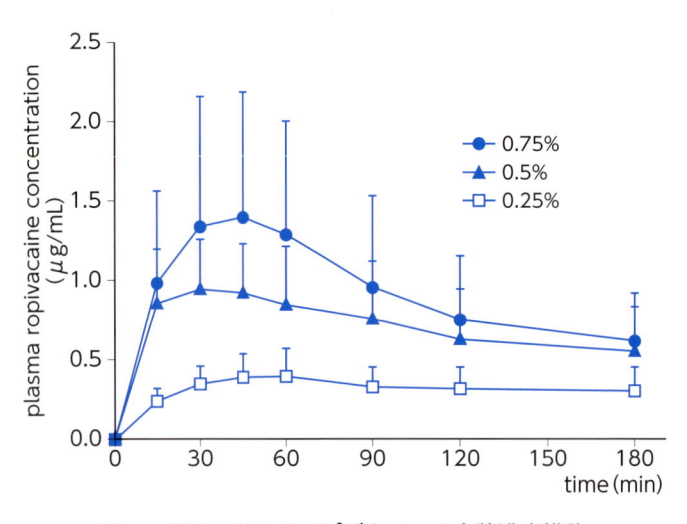

図1　RSBにおけるロピバカインの血漿濃度推移

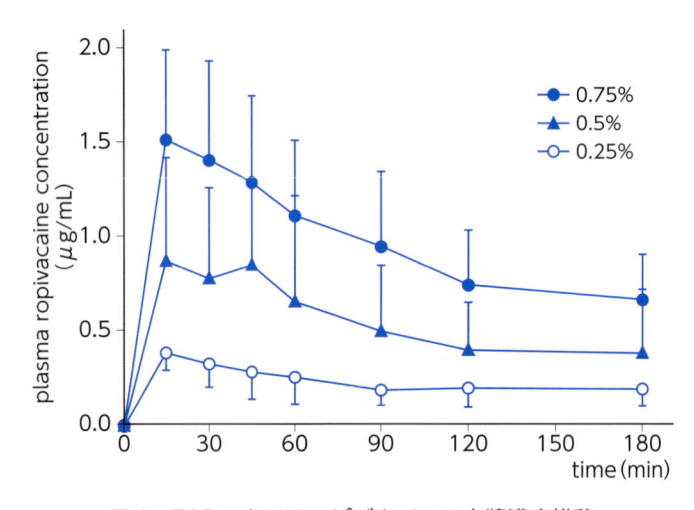

図2　TAPにおけるロピバカインの血漿濃度推移

性であった．また2つのtrial間の比較でRSBとTAP blockのCmaxに有意な差を認めなかった（表1, 2）．
- ロピバカインは，*in vivo* または *in vitro* の研究で血管収縮作用が知られ[7〜9]，それぞれのtrialで濃度依存性に血中への吸収の遅延が予想されたが，2つの研究の結果，Tmaxは，RSBおよびTAP blockのいずれの研究でも投与濃度（0.25〜0.75％）による影響を受けなかった（表1, 2）．
- 一方で，RSBとTAP blockのtrial間で，Tmaxに有意差を認めている（表1, 2）．このことは，薬液の吸収に影響を与える因子の一つである組織の血管密度がTAP blockの注入部位である腹横筋膜面上で大きい可能性を示唆する．

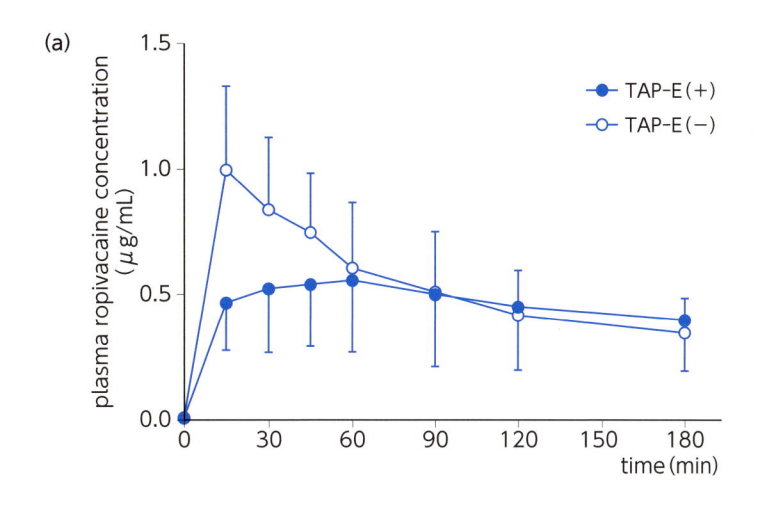

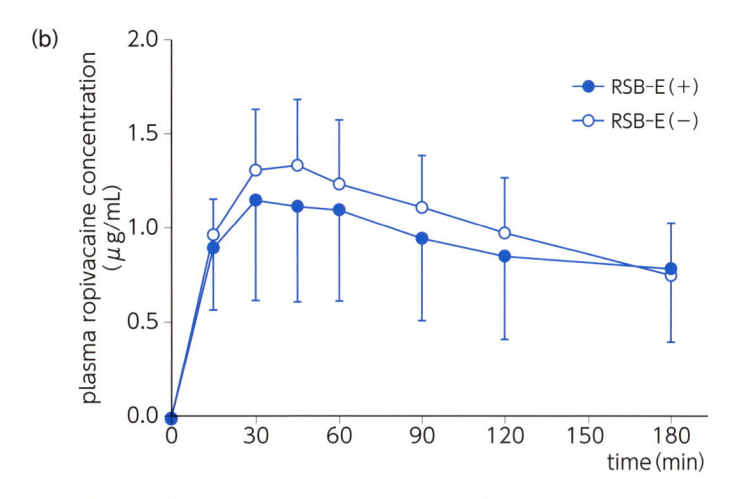

図3　アドレナリン添加のロピバカイン血漿濃度への影響

- さらに RSB の Tmax は，他のコンパートメントブロック後の薬物動態に関する研究で示された数値より小さい傾向にあり[10～13]，このことは，RSB の目標注入部位である腹直筋後鞘と腹直筋筋膜の筋膜層の間が，腹横筋などに比べて相対的に血流が少ない可能性がある。
- アドレナリンの影響を検討した trial は，3.3 μg/mL のエピネフリンの添加した局所麻酔薬の注入により，TAP block 群だけが Cmax の減少，Tmax の延長が生じ RSB 群では影響を受けなかった。このことは，アドレナリンの作用を受ける血管密度が腹横筋膜面上では豊富であることを示唆するものである（表3）。
- したがってこれらの研究では，アドレナリン添加は RSB において無効であることが示されたが，アドレナリン濃度やリドカインの混入などの条件を変えることにより，局所麻酔中毒の予防効果がないとは言い切れない（表3）。
- 第4の trial は，腹壁ブロック（RSB）施行後の腹腔内散布に関する安全性を検討した研究であり，腹腔内散布の濃度を変更しても吸収速度に関連する Tmax に影響を与えなかった（表

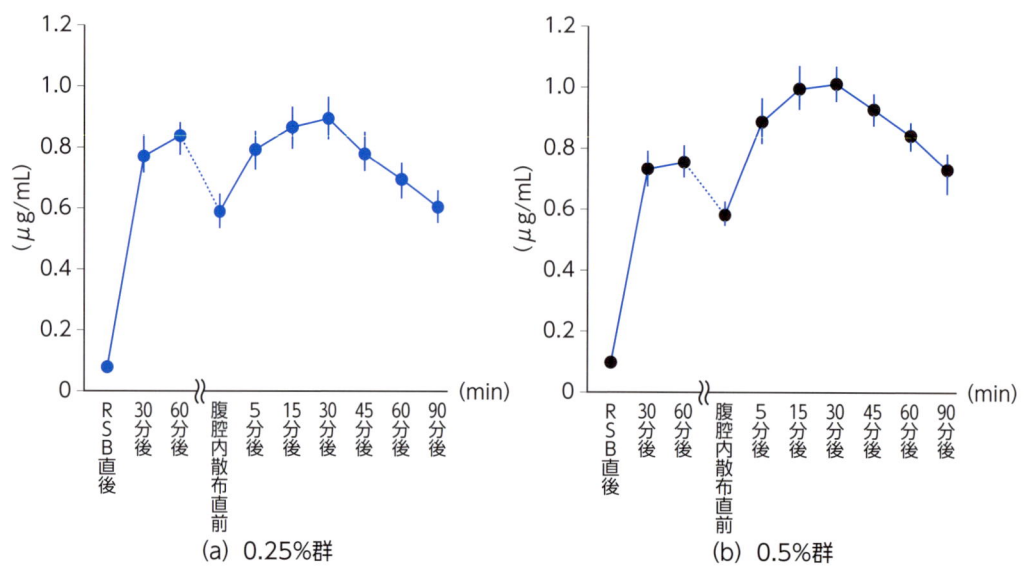

図4 TAPと腹腔内散布併用によるロピバカイン血漿濃度の推移

(a) 0.25%群
(b) 0.5%群

横軸: RSB直後, 30分後, 60分後, 腹腔内散布直前, 5分後, 15分後, 30分後, 45分後, 60分後, 90分後 (min)
縦軸: (μg/mL)

表1 RSB後の血漿ロピバカイン濃度の推移

	Ropivacaine group		
	0.25%	0.5%	0.75%
Cmax (μg/mL)	0.50±0.21	1.11±0.44	1.51±0.82
Tmax (min)	49.6±21.6	48.5±28.8	38.1±14.5

mean±SD (n=13 per group)
Maximum plasma concentration (Cmax) and time (Tmax) to reach Cmax after rectus sheath block with 0.75, 0.5 or 0.25% of ropivacaine.
(Wada M, Kitayama M, Hashimoto H, et al. Brief reports: plasma ropivacaine concentrations after ultrasound-guided rectus sheath block in patients undergoing lower abdominal surgery. Anesth Analg 2012 ; 114 : 230-2 より引用)

表2 TAP1 block後の血漿ロピバカイン濃度の推移

	Ropivacaine concentration		
	0.25%	0.5%	0.75%
No of patients	13	13	13
Cmax (μg/mL)	0.41±0.14	0.89±0.55*	1.56±0.50**
Tmax (min)	23.0±15.8	23.1±14.5	20.8±11.5

mean±SD, *: $P<0.05$, **: $P<0.01$ compared with group 0.25%
Maximum plasma concentration (Cmax) and time (Tmax) to reach Cmax after transversus abdominis plane block with 0.25, 0.5 or 0.75% ropivacaine.
(Kitayama M, Wada M, Hashimoto H, et al. Plasma ropivacaine concentrations after ultrasound-guided transversus abdominis plane block for open retropubic prostatectomy. J Anesth 2013 ; 18 [Epub ahead of print] より引用)

表3 アドレナリン添加による血中ロピバカイン濃度への影響

	(a) RSB trial		(b) TAP trial	
	E+group	E−group	E+group	E−group
Cmax (μg/mL)	1.27±0.54	1.39±0.33	0.63±0.27*	1.01±0.33
Tmax (min)	43.0±27.7	36.9±9.9	43.9±24.1**	18.5±6.6

Data are given as mean±SD (n=13 per group)
* ：P<0.05 compared with TAP group 0.5Epi (−)
** ：P<0.01 compared with TAP group 0.5Epi (−)
Cmax：maximum concentration, Tmax：time to reach Cmax
Mean pharmacokinetic parameters calculated for the study population after rectus sheath block (RSB trial) and transverses abdominis plane block (TAP trial) with 0.5% ropivacaine 20 mL with or without epinephrine
(a) RSB 後のロピバカイン濃度の推移
　　RSB-E (+)：アドレナリン 3.3 μg/mL 含有, RSB-E (−)：アドレナリンなし
(b) TAP block 後のロピバカイン濃度の推移
　　TAP-E (+)：アドレナリン 3.3 μg/mL 含有, TAP-E (−)：アドレナリンなし
(Kitayama M, Wada M, Hashimoto H, et al. Effects of adding epinephrine on the early systemic absorption kinetics of local anesthetics in abdominal truncal blocks. J Anesth 2014；29 [Epub ahead of print] より引用)

表4 RSB 後のロピバカイン散布による血漿ロピバカイン濃度の影響

	0.25%群	0.5%群
C0 (μg/mL)	0.58±0.06	0.56±0.04
T0 (min)	137.6±12.5	120.9±10.9
Cmax (μg/mL)	0.94±0.07	1.06±0.07
Tmax (min)	23±2	28±3

T0：腹腔内散布に至るまでの時間 (min)
Cmax：最高血中濃度 Cmax (μg/mL)
Tmax：最高血中濃度に達する時間 (min)
0.25%群：閉創前に腹腔内に 0.25%ロピバカイン 20 mL 散布
0.5%群：閉創前に腹腔内に 0.5%ロピバカイン 20 mL 散布
(矢越ちひろ, 橋本　浩, 丹羽英智ほか. 婦人科腹腔鏡下手術におけるロピバカインによる腹直筋鞘ブロックと腹腔内散布の組み合わせ鎮痛の安全性に関する評価. 麻酔 2014；63：296-302 より引用)

4)。
- いずれの trial でも個別の最高血中濃度は，これまで報告のあった局所麻酔薬中毒に関する研究，報告で示されたデータより低い値を示した[14](表1〜4)。

以上，当施設で行ったロピバカインの薬物動態に関する 4-trial をまとめて紹介した。

【文　献】

1) 小松　徹, 佐藤　裕, 瀬尾憲正, 廣田和美編. 超音波ガイド下区域麻酔法. 東京：克誠堂出版；2007.
2) 小松　徹, 佐藤　裕, 瀬尾憲正, 廣田和美編. 超音波ガイド下神経ブロック法ポケットマニュアル. 東京：克誠堂出版；2006.
3) Wada M, Kitayama M, Hashimoto H, et al. Brief reports：plasma ropivacaine concentrations after ultrasound-guided rectus sheath block in patients undergoing lower abdominal surgery.

Anesth Analg 2012 ; 114 : 230-2.
4) Kitayama M, Wada M, Hashimoto H, et al. Plasma ropivacaine concentrations after ultrasound-guided transversus abdominis plane block for open retropubic prostatectomy. J Anesth 2013 ; 18 ［Epub ahead of print］.
5) Kitayama M, Wada M, Hashimoto H, et al. Effects of adding epinephrine on the early systemic absorption kinetics of local anesthetics in abdominal truncal blocks. J Anesth 2014 ; 29 ［Epub ahead of print］.
6) 矢越ちひろ, 橋本 浩, 丹羽英智ほか. 婦人科腹腔鏡下手術におけるロピバカインによる腹直筋鞘ブロックと腹腔内散布の組み合わせ鎮痛の安全性に関する評価. 麻酔 2014 ; 63 : 296-302.
7) Löfström JB. 1991 Labat Lecture. The effect of local anesthetics on the peripheral vasculature. Reg Anesth 1992 ; 17 : 1-11.
8) Cederholm I, Evers H, Löfström JB. Skin blood flow after intradermal injection of ropivacaine in various concentrations with and without epinephrine evaluated by laser Doppler flowmetry. Reg Anesth 1992 ; 17 : 322-8.
9) Sung HJ, Ok SH, Sohn JY, et al. Vasoconstriction potency induced by aminoamide local anesthetics correlates with lipid solubility. J Biomed Biotechnol 2012. Epub 170958.
10) Karmakar MK, Ho AMH, Law BK, et al. Arterial and venous pharmacokinetics of ropivacaine with and without epinephrine after thoracic paravertebral block. Anesthesiology 2005 ; 103 : 704-11.
11) Behnke H, Worthmann H, Cornelissen J, et al. Plasma concentration of ropivacaine after intercostal blocks for video-assisted thoracic surgery. Br J Anaesth 2002 ; 89 : 251-3.
12) Kato N, Fujiwara Y, Harato M, et al. Serum concentration of lidocaine after transversus abdominis plane block. J Anesthesia 2009 ; 23 : 298-300.
13) Griffiths JD, Barron FA, Grant S, et al. Plasma ropivacaine concentrations after ultrasound-guided transversus abdominis plane block. Br J Anaesth 2010 ; 105 : 853-6.
14) Scott DB, Lee A, Fagan D, et al. Acute toxicity of ropivacaine compared with that of bupivacaine. Anesth Analg 1989 ; 69 : 562-9.

〔北山　眞任, 廣田　和美〕

第Ⅰ章 ● 総 論

PRK—TIVAの基本的な考え方

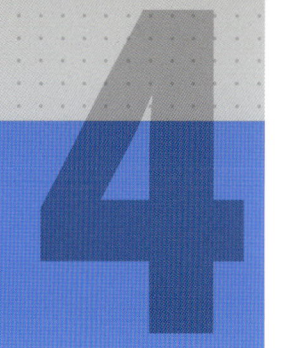

はじめに

　全静脈麻酔（TIVA）は全身麻酔の要素，すなわち鎮静，鎮痛，有害反射の抑制，筋弛緩の4要素を満たすために，麻酔薬，麻薬性鎮痛薬，筋弛緩薬など複数の薬物を静脈投与することで成される全身麻酔法である。当教室では1989年より，ドロペリドール（D），フェンタニル（F），ケタミン（K），非脱分極性筋弛緩薬を組み合わせ"DFK"でTIVAの臨床応用を開始した。その後，本邦でプロポフォール（P）が使用可能となりドロペリドールと代わって"PFK"が開発され，2007年にレミフェンタニル（R）が発売されたのをきっかけに"PRK"が誕生した。現在当教室で主に行われているプロポフォール-レミフェンタニル-ケタミン（PRK）の基本的な考え方・実施法について紹介する。

1　PRKの基本的な考え方

　臨床で用いられる薬物には，われわれが期待する効果とともに，われわれが望まない副作用が共存している。全身麻酔薬も例外ではない。本邦で使用可能な全身麻酔薬・鎮静薬には，程度の差はあれ，循環抑制作用と呼吸抑制作用を有する。当教室では，従来ケタミンと他の静脈麻酔薬を組み合わせたTIVA法を開発してきた。ケタミンは呼吸抑制・循環抑制作用が少なく，単独で使用した場合は交感神経緊張作用により，むしろ血圧を上昇させる。この特徴は一般的な全身麻酔薬・鎮静薬とは一線を画する異質な特徴である。これを利用し，ケタミンを導入時に併用することでプロポフォール，レミフェンタニルによる循環抑制作用を軽減することができる。また，ケタミンそのものに鎮痛作用を有するうえ，低用量使用で他の鎮痛薬の作用を増強させるという特徴を利用し，術後の麻薬性鎮痛薬の使用量を減量できる[1]。ケタミンは肝臓で代謝され，ケタミンの約1/4〜1/3の鎮静・鎮痛作用を有するノルケタミンに速やかに変換される[2]。ノルケタミンは12〜24時間かけ徐々に排泄される。ノルケタミンにも呼吸循環抑制作用はない。さらにケタミンにはオピオイドによる急性耐性・痛覚過敏の発現を予防する作用がある[3]。このようにケタミンを併用することで，プロポフォールやオピオイドの短所を上手くカバーできる。

　プロポフォール主体のTIVAでは術中覚醒が問題となることがある。多くの施設ではBispectral index（BIS）を使用し麻酔深度の評価としているが，それでも完全に術中覚醒を防げるわけではない。ケタミンはNMDA受容体を介して海馬の長期増強現象を抑制する[4]ため，術中記憶の形成を阻害する。よって，ケタミンは術中覚醒の頻度を減らす可能性が高い[5]。

ケタミンの有用性は鎮静・鎮痛だけではない。ケタミン自体に抗炎症作用[6]や抗がん作用[7]が期待できるため，侵襲が大きく，術後の痛みや炎症が強いがん根治術の麻酔に有用と考えている。詳しくは，ケタミンの薬理作用の項を参照してほしい。

ケタミンは，副作用をいくつかもっている。単独で全身麻酔管理した場合，高血圧脳圧亢進，覚醒遅延，分泌物亢進による上気道閉塞，喉頭痙攣の誘発などが生じる可能性がある。しかしながら，これらの副作用はプロポフォールと併用することや，ケタミンを高用量使用しないことで回避できる。このことは PFK についてわれわれの研究を紹介した著書で十分研究・考察している[8]。PFK ではケタミンの持続静注を行っていたが，PRK では多くの症例で導入時のみケタミンを投与している。そのため，ケタミンの過量投与による覚醒遅延を心配する必要もない。PRK はおのおのの麻酔薬の良いところを増強し悪いところは相殺可能な麻酔法である。そして，患者の状態・手術の内容などさまざまな状況に応じて各薬物の投与比率を変化させることで，状況に自在に即応できる麻酔管理である。

2　PRK の実施法

他の麻酔法でも同様であるが，術野も含めた患者の全身状態によって適切に投与量を増減することが最も大切であり，すべてマニュアルどおり一定の投与量を決めて行うとトラブルを起こすことになる。以下に記載している投与量はあくまで目安であり，麻酔科医が個々に判断し投与量を決定することが肝要である。また，すべて経静脈的に麻酔薬を投与するので，確実な静脈路確保と輸液ラインの外れや閉塞がないように留意する。

通常のモニター装着後，まずレミフェンタニルを 0.2〜0.5 μg/kg/min の流量で持続投与を開始する。投与量は患者の年齢，状態を加味しながら適宜調節する。レミフェンタニル投与 2, 3 分後ケタミンを 0.5〜1 mg/kg 緩徐に静注する。ケタミンの投与量は患者の状態だけではなく，手術時間，手術侵襲なども考慮に入れ決定する。ケタミン投与後プロポフォールを就眠まで投与するが，この際 1 回で就眠量投与しようとせず，10〜30 mg ずつ少量分割投与することが望ましい。就眠後プロポフォールを 4〜6 mg/kg/hr で持続投与を開始し，ロクロニウムを 0.6 mg/kg 静注し気管挿管を行う。

気管挿管後はプロポフォール，レミフェンタニルの持続投与量を適宜増減する。持続投与量は，患者の年齢，体格，状態，手術侵襲，BIS 値，神経ブロック併用か否かを考慮し総合的に判断し決定する。特に神経ブロックについては，どの部位に麻酔作用があるかという解剖学的，神経学的理解が重要である。例を挙げると，開腹手術で腹直筋鞘ブロックを行った場合，神経ブロックの作用があるのは皮膚などの体表部であり，内臓部については効果がない。体表部分の執刀で十分な麻酔深度と判断し持続投与量を下げすぎると，腸管操作時には浅い麻酔になっている可能性が高い。多くの症例では，プロポフォールの流量 4〜6 mg/kg/hr，レミフェンタニルの流量 0.1〜0.5 μg/kg/min で十分な麻酔が得られる。神経ブロック，硬膜外麻酔併用下ではかなりレミフェ

ンタニル投与量を減らすことができるが，術野や，BIS値など総合的に判断することが重要である。筋弛緩薬の投与は必要に応じて行う。

　覚醒後の鎮痛はレミフェンタニルとは別の手段が必要になる。この目的でわれわれは適宜，手術終了前にモルヒネやフェンタニルなどの麻薬性鎮痛薬や，NSAIDsを投与している。神経ブロックを行った患者も，回復室で鎮痛薬が必要であれば投与している。

【文　献】

1) Cartensen M, Møller AM. Adding ketamine to morphine for intravenous patient-controlled analgesia for acute postoperative pain : a qualitative review of randomized trials. Br J Anaesth 2010 ; 104 : 401-6.
2) Hirota K, Wakayama S, Sugihara K. Pharmacokinetics of ketamine during hypothermic cardiopulmonary bypass in cardiac patients. J Anesth 1995 ; 9 : 142.
3) Laulin JP, Maurette P, Corcuff JB, et al. The role of ketamine in preventing fentanyl-induced hyperalgesia and subsequent acute morphine tolerance. Anesth Analg 2002 ; 94 : 1263-9.
4) Desmond NL, Colbert CM, Zhang DX, et al. NMDA receptor antagonists block the induction of long-term depression in the hippocampal dentate gyrus of the anesthetized rat. Brain Res 1991 ; 552 : 93-8.
5) Hwang J, Jeon Y, Park HP, et al. Comparison of alfetanil and ketamine in combination with propofol for patient-controlled sedation during fiberoptic bronchoscopy. Acta Anaesthesiol Scand 2005 ; 49 : 1334-8.
6) Dale O, Somogyi AA, Li Y, et al. Does intraoperative ketamine attenuate inflammatory reactivity following surgery? A systematic review and meta-analysis. Anesth Analg 2012 ; 115 : 934-43.
7) Rzeski W, Turski L, Ikonomidou C. Glutamate antagonists limit tumor growth. Proc Natl Acad Sci USA 2001 ; 98 : 6372-7.
8) 松木明知，石原弘規編. プロポフォールを中心とする全静脈麻酔の臨床（第1版）. 東京：克誠堂出版；1997.

（廣田　和美，遠瀬　隆二）

第Ⅰ章 総論

PRK—TIVAの各種臓器に及ぼす効果

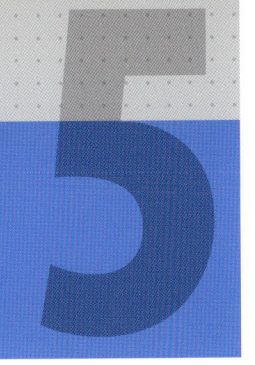

1 循環機能への効果

はじめに

　全静脈麻酔（TIVA）は複数の薬物によるバランス麻酔である．それぞれの薬物の循環機能に与える影響はさまざまであるため，その組み合わせ方によっては，全身状態不良な患者でも循環の安定を図ることができる．本項では，プロポフォール-レミフェンタニル-ケタミン（PRK）—TIVAの循環機能に与える影響について，①個々の薬物に関する知見および②PRKによる循環動態の変化を，われわれの従来からのプロポフォール-フェンタニル-ケタミン（PFK）—TIVAとの比較検討した結果について述べる．

1）PRKの各種薬物の循環機能への影響

a. プロポフォール

　プロポフォールは心血管系を抑制するが，臨床においては心拍数の変化よりも血圧低下が顕著である．通常導入量である2〜2.5 mg/kgにより，最大40%程度収縮期血圧が低下する[1]．この血圧の低下は容量依存的であり，末梢血管抵抗の低下，心拍出量の低下，心収縮力の低下によってもたらされる．プロポフォールによるこれらの作用は複合的であり，直接および間接的に心血管系に作用すると考えられている．直接的な要因としては，心筋のL-type Caチャネル抑制[2]，血管内皮細胞または血管平滑筋へのCa流入の阻害[3,4]やプロスタサイクリンの合成阻害[5]などがある．間接的な要因の主なものとして，交感神経の活動を低下させる作用がある．

　一方，麻酔導入時の心拍数の変化はさまざまだが，おおむね軽度である．プロポフォールの刺激伝導系に対する作用は，ウサギの心筋による実験で，臨床濃度でも房室伝導を延長させることが報告されている[6]．一方，ヒトの電気生理学的研究では，プロポフォールは洞結節の活動や房室伝導に直接影響しないとされている[7]．自律神経の相対的なバランスは，フェンタニルを併用した麻酔では交感神経の活動低下が顕著であるという報告があるが，プロポフォール単独によるBispectral index（BIS）値30の状態では，副交感神経の活動のほうが低下するとされている．プロポフォールの圧受容体を介した心拍数調節への影響はさまざまであるが，比較的高濃度では抑制し，プロポフォールの濃度低下で速やかに改善するとされている[8]．

　プロポフォールの心保護作用は揮発性麻酔薬よりも弱いと考えられている．しかし，近年，非

心臓手術を受けた心血管系合併症のリスクの高い患者の術後心筋梗塞の合併率は，プロポフォールとセボフルランで同等であるという報告もある[9]。

b．ケタミン

ケタミンは心血管系に刺激的に作用し，麻酔導入時においては，血圧，心拍数，心拍出量，肺動脈圧をともに増加させる[1]。これは，交感神経が最も関与している。ケタミンは中枢神経系において交感神経を刺激し，神経末端でのカテコールアミンの取り込みを抑制する働きがある。

ケタミンの心筋や血管に対する直接の作用は，必ずしも全身投与時の循環機能反応を説明できるものではない。ケタミン自体は細胞内のCaの利用を減少させ心筋収縮力を低下させる。また，光学異性体であるS（+）は，ラセミ体であるケタミンよりも低濃度で使用できる可能性があり，副作用も少ないと考えられているが，直接作用では心筋のカテコールアミン利用を増加させるとされている[10]。血管に関しては，肺動脈を直接拡張させる作用があるが，これにはL-typeのCaチャネルが関与している可能性がある[11,12]。また，ケタミンはNMDA受容体を介して圧受容体の機能を低下させる作用がある。

心保護作用に関しては解明されていない。虚血によるプレコンディショニングを阻害する可能性がある[13]。しかし，薬理学的プレコンディショニング効果があるという報告もある[14]。

c．レミフェンタニル（フェンタニル）

レミフェンタニルは，他のオピオイドと同じように循環抑制作用がある。基礎的な研究では，容量依存性に血圧，心拍数，心拍出量を減少させることが知られている[15]。血圧低下の原因であるが，レミフェンタニルの心筋収縮力を直接低下させる作用は否定的と考えられている[16]。一方，血管系への影響は，フェンタニル同様，静脈および動脈に直接働き拡張させる作用を認める[17,18]。また，間接的な作用としては迷走神経刺激がある。迷走神経核にはオピオイド受容体が高濃度含まれているが，フェンタニルは擬核のμオピオイド受容体を介して迷走神経を刺激するとされている。レミフェンタニルも同様の作用をもつと思われる[19]。

レミフェンタニルにより誘発される除脈は，臨床的の場面で頻繁に経験することだが，β遮断薬やカルシウム拮抗薬の投与を受けている患者で高度除脈および心停止に至った症例も報告されている[19]。レミフェンタニルは，ブタを使った研究で，洞結節の機能を抑制する作用が報告されている[20]。しかし，洞結節細胞への抑制作用は否定的かもしれない[21]。また，血圧低下と同じく，除脈を引き起こすその他の原因として，μオピオイド受容体を介した迷走神経緊張が重要である[19]。

レミフェンタニルの心保護作用は十分には分かっていない。有効濃度と臨床濃度との解離が問題の一つである[22]。

2）PRKとPFKの組み合わせと循環動態：麻酔導入および気管挿管前後での循環動態

TIVAにおいて，各種薬物の組み合わせの循環動態に与える影響は，PFK開始時より注目して

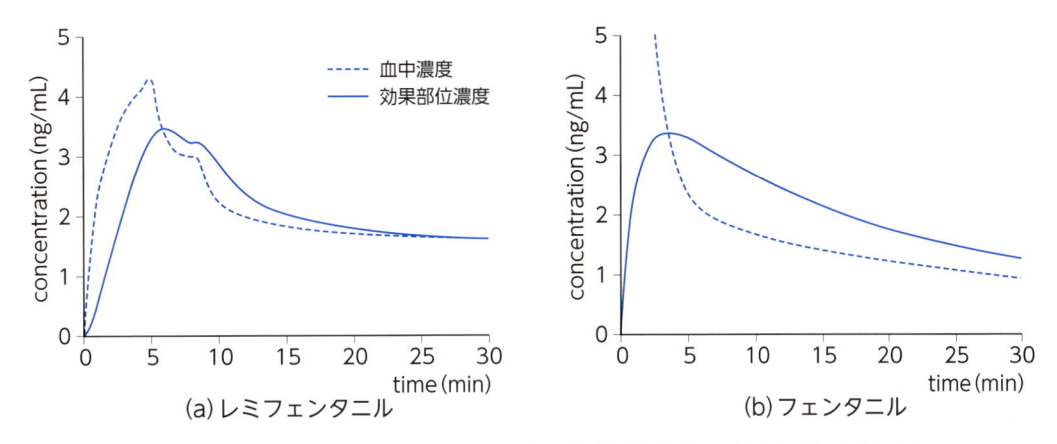

図 1　レミフェンタニルとフェンタニルの血中濃度および効果部位濃度の推移

TIVAtrainer 8 を用いて，以下の条件でレミフェンタニル，フェンタニルをシミュレーションした．
60 歳，男性，ASA-PS 2，身長 165 cm，体重 65 kg

きた．プロポフォールとケタミンの組み合わせは，双方の心刺激作用と抑制作用を利用することで，患者の状態によって全身麻酔だけでなく循環維持にも役立ってきた．一方，TIVA にレミフェンタニルとフェンタニルを用いた場合の循環動態に関しては，レミフェンタニルの場合に血圧・心拍数が低下しやすいようである[23]．したがって，循環動態の安定しない患者ではレミフェンタニルよりフェンタニルを選択するという考え方がある．一方，フェンタニルとレミフェンタニルの力価はほぼ同等であるが，一般的に用いられているレミフェンタニルの血中濃度（または効果部位濃度）はフェンタニルよりも高い．そこで，PRK と PFK の循環動態を比較するにあたり，両オピオイドを同等の力価で使用した場合の血圧および心拍数の変化を，循環動態が変化しやすい麻酔導入時に着目し比較検討した結果を紹介する．本研究開始に先立ち，対象となった弘前中央病院倫理委員会の承諾を得ている．

■ 対　象

PRK 群 10 名，PFK 群 10 名．下記の条件で麻酔を受けた PRK 群の患者を 10 名抽出．PFK 群は PRK 群と患者年齢が一致するよう設定した．

■ 麻酔法

❶ PRK
麻酔導入時にレミフェンタニルを以下の方法で投与
0.2 μg/kg/min を 5 分間→0.1 μg/kg/min を 3 分間→その後 0.05 μg/kg/min

❷ PFK
麻酔導入時にフェンタニルを 3 μg/kg 投与

レミフェンタニルの投与法は，血中濃度および効果部位濃度の変化がフェンタニル 3 μg/kg に近似するように Tivatrainer でシミュレーションし決定した（図 1）．プロポフォールおよびケタミンは両麻酔法ともボーラス投与後に持続静注した．

表1 患者背景

麻酔法	PRK	PFK	P-value
年齢（歳）	61±11	61±14	0.986
性別（男/女）	8/2	7/3	1.000
身長（cm）	165.1±10.9	160.3±11.0	0.340
体重（kg）	66.3±11.8	61.0±8.9	0.272
気管挿管までの時間（min）	11.2±1.3	11.1±1.4	0.907
導入時使用薬			
プロポフォール			
bolus（mg/kg）	0.8±0.3	0.7±0.1	0.406
infusion（mg/kg/hr）	3.7±1.0	2.9±0.8	0.070
ケタミン			
bolus（mg/kg）	0.9±0.2	0.9±0.2	0.940
infusion（mg/kg/hr）	0.9±0.2	1.0±0.0	0.595
フェンタニル（μg/kg）		3.0±0.3	

■ 測定項目

年齢，性別，身長，体重，麻酔導入開始から気管挿管までの時間，麻酔導入時の各種薬物の使用量。また，5分ごとに記録された血圧・心拍数から，以下の時点での値を調べた：麻酔導入前，気管挿管直前，気管挿管直後，さらに5分後

■ 統　計

循環動態に関するデータは，時間と麻酔法との交互作用の検討を行った。統計法は，2-way または1-way repeated measures analysis of variance, bonferroni法による多重比較, unpaired t-test, Mann-Whitney U test, Fisher's exact test を適宜使用した。データは平均値±標準偏差で表わし，P＜0.05を有意とした。

■ 結　果

患者背景は群間差を認めなかった。麻酔導入から気管挿管まで要した時間は両群とも11分程度だった。また，プロポフォールおよびケタミンのボーラス投与量および持続静注速度も群間差がなかった（表1）。収縮期血圧，拡張期血圧および心拍数は，麻酔経過（時間）と麻酔法に統計学的に有意な交互作用はなかった（それぞれ P＝0.767, P＝0.646, P＝0.914）。それぞれの麻酔法では，PRK群では，気管挿管5分後の収縮期血圧および気管挿管直前の心拍数が有意に低かった程度で，おおむね循環動態の変化はゆるやかだった。一方PFK群では，麻酔導入後より血圧および心拍数が有意に低下していた（図2）。

おわりに

以上より，レミフェンタニルとフェンタニルを等力価使用した場合，PRKとPFKによる麻酔導入時の血圧および心拍数の変化は同等だった。麻酔導入時にレミフェンタニルを使用する場合に懸念される血圧および心拍数の低下は，レミフェンタニルの投与法を考慮することで防げる可

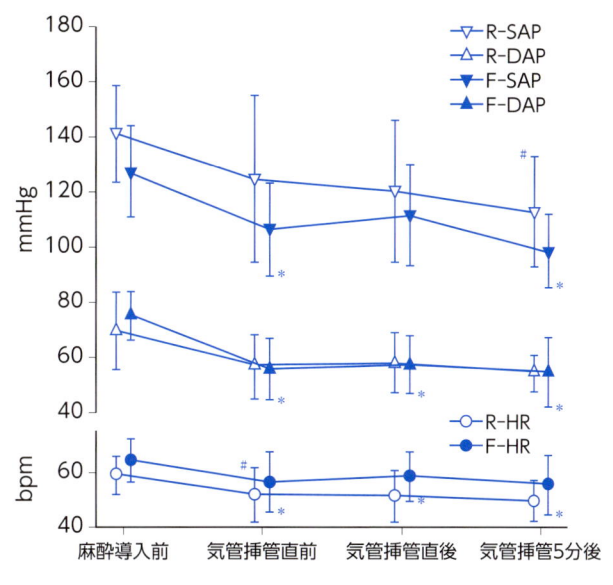

図2 麻酔導入前・中・後の循環動態の変化
R：PRK，F：PFK，SAP：収縮期血圧，DAP：拡張期血圧，HR：心拍数
#：PRK 群，P<0.05，（vs. 麻酔導入前）
*：PFK 群，P<0.05，（vs. 麻酔導入前）

能性がある。

【文 献】

1) Reves JG, Glass P, Lubarsky DA, et al. Section Ⅲ Anesthesic Pharmacology, Chapter 26 Intravenous Anesthetics. In：Miller RD, editor. Miller's anesthesia. 7th ed. Philadelphia：Elsevier, Churchill Livingstone；2010. p.719-68.
2) Yang CY, Wong CS, Yu CC, et al. Propofol inhibits cardiac L-type calcium current in guinea pig ventricular myocytes. Anesthesiology 1996；84：626-35.
3) Chang KS, Davis RF. Propofol produces endothelium-independent vasodilation and may act as a Ca^{2+} channel blocker. Anesth Analg 1993；76：24-32.
4) Samain E, Bouillier H, Marty J, et al. The effect of propofol on angiotensinⅡ-induced Ca^{2+} mobilization in aortic smooth muscle cells from normotensive and hypertensive rats. Anesth Analg 2000；90：546-52.
5) Yamashita A, Kajikuri J, Ohashi M, et al. Inhibitory effects of propofol on acetylcholine-induced, endothelium-dependent relaxation and prostacyclin synthesis in rabbit mesenteric resistance arteries. Anesthesiology 1999；91：1080-9.
6) Wu MH, Su MJ, Sun SS. Age-related propofol effects on electrophysiological properties of isolated hearts. Anesth Analg 1997；84：964-71.
7) Sharpe MD, Dobkowski WB, Murkin JM, et al. Propofol has no direct effect on sinoatrial node function or on normal atrioventricular and accessory pathway conduction in wolff-parkinson-white syndrome during alfentanil/midazolam anesthesia. Anesthesiology 1995；82：888-95.
8) Sato M, Tanaka M, Umehara S, et al. Baroreflex control of heart rate during and after propofol infusion in humans. Br J Anaesth 2005；94：577-81.

9) Lurati Buse GA, Schumacher P, Seeberger E, et al. Randomized comparison of sevoflurane versus propofol to reduce perioperative myocardial ischemia in patients undergoing noncardiac surgery. Circulation 2012 ; 126 : 2696-704.
10) Graf BM, Vicenzi MN, Martin E, et al. Ketamine has stereospecific effects in the isolated perfused guinea pig heart. Anesthesiology 1995 ; 82 : 1426-37. discussion 25A.
11) Kaye AD, Banister RE, Fox CJ, et al. Analysis of ketamine responses in the pulmonary vascular bed of the cat. Crit Care Med 2000 ; 28 : 1077-82.
12) Rich GF, Roos CM, Anderson SM, et al. Direct effects of intravenous anesthetics on pulmonary vascular resistance in the isolated rat lung. Anesth Analg 1994 ; 78 : 961-6.
13) Mullenheim J, Frassdorf J, Preckel B, et al. Ketamine, but not S(+)-ketamine, blocks ischemic preconditioning in rabbit hearts *in vivo*. Anesthesiology 2001 ; 94 : 630-6.
14) Hanouz JL, Zhu L, Persehaye E, et al. Ketamine preconditions isolated human right atrial myocardium : roles of adenosine triphosphate-sensitive potassium channels and adrenoceptors. Anesthesiology 2005 ; 102 : 1190-6.
15) James MK, Vuong A, Grizzle MK, et al. Hemodynamic effects of GI 87084B, an ultra-short acting μ-opioid analgesic, in anesthetized dogs. J Pharmacol Exp Ther 1992 ; 263 : 84-91.
16) Ogletree ML, Sprung J, Moravec CS. Effects of remifentanil on the contractility of failing human heart muscle. J Cardiothorac Vasc Anesth 2005 ; 19 : 763-7.
17) Duman A, Saide Sahin A, Esra Atalik K, et al. The *in vitro* effects of remifentanil and fentanyl on isolated human right atria and saphenous veins. J Cardiothorac Vasc Anesth 2003 ; 17 : 465-9.
18) Gursoy S, Bagcivan I, Yildirim MK, et al. Vasorelaxant effect of opioid analgesics on the isolated human radial artery. Eur J Anaesthesiol 2006 ; 23 : 496-500.
19) Fukuda K. Section Ⅲ Anesthesic Pharmacology, Chapter 27 Opioids. In : Miller RD, editor. Miller's anesthesia. 7th ed. Philadelphia : Elsevier, Churchill Livingstone ; 2010. p.769-824.
20) Zaballos M, Jimeno C, Almendral J, et al. Cardiac electrophysiological effects of remifentanil : study in a closed-chest porcine model. Br J Anaesth 2009 ; 103 : 191-8.
21) Kojima A, Ito Y, Kitagawa H, et al. Remifentanil has a minimal direct effect on sinoatrial node pacemaker activity in the Guinea pig heart. Anesth Analg 2013 ; 117 : 1072-7.
22) Kim JM, Jang YH, Kim J. Morphine and remifentanil-induced cardioprotection : its experimental and clinical outcomes. Korean J Anesthesiol 2011 ; 61 : 358-66.
23) Joshi GP, Warner DS, Twersky RS, et al. A comparison of the remifentanil and fentanyl adverse effect profile in a multicenter phase Ⅳ study. J Clin Anesth 2002 ; 14 : 494-9.

〈吉田　仁〉

2　呼吸機能への効果

はじめに

　PRK—TIVAでは，静脈麻酔薬のプロポフォールとケタミン，麻薬のレミフェンタニルを使用するが，これらの薬物は，呼吸管理にも当然影響を与える．しかし，薬物の呼吸管理に与える影

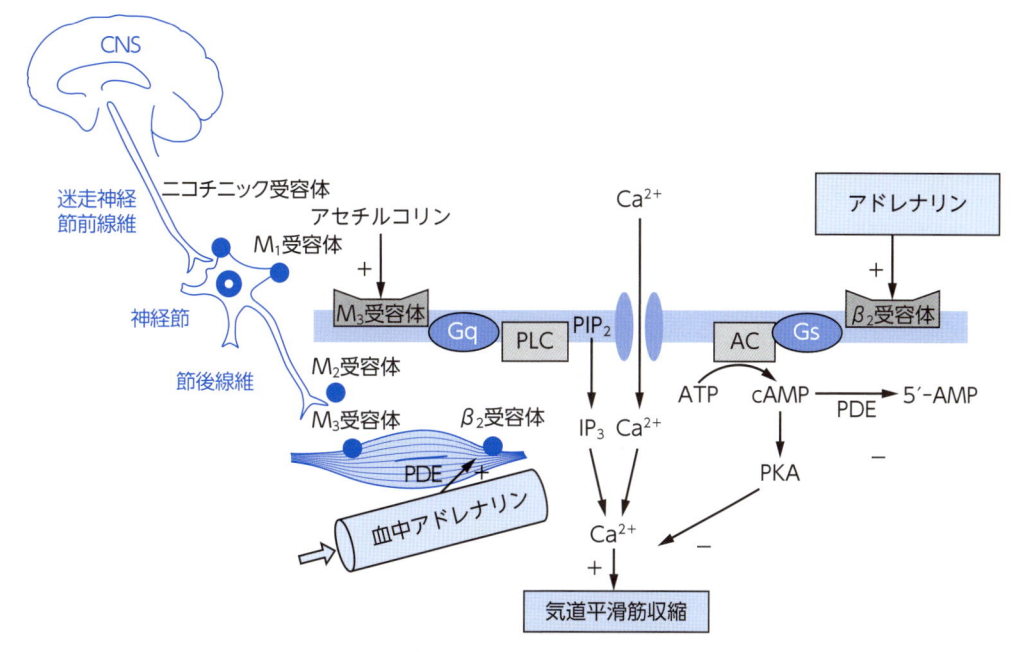

図1 気道平滑筋収縮・拡張機構

CNS：中枢神経，Gq：Gqタンパク，PLC：ホスホリパーゼC，PIP$_2$：ホスファチジルイノシトール 4,5-ニリン酸，AC：アデニル酸シクラーゼ，IP$_3$：イノシトール三リン酸，ATP：アデノシン三リン酸，cAMP：環状アデノシン一リン酸，PDE：ホスホジエステラーゼ，5'-AMP：アデノシン 5'-リン酸，PKA：タンパク質キナーゼA，＋：刺激，－：抑制

響を考える際に，気道平滑筋，横隔膜収縮，肺血流への薬物の効果が問題となる。気道平滑筋弛緩に働けば，肺全体のコンプライアンスが下がり好ましいが，逆であれば問題となる。横隔膜収縮に関しても，これら麻酔薬および麻薬が横隔膜収縮を増強させるのであれば望ましいが，逆であれば術後過呼吸管理で問題となる。また，肺血流への影響は，そのまま換気血流比に影響を及ぼすため，呼吸管理上やはり重要である。よって，本項では，PRKに用いるプロポフォール，レミフェンタニル，ケタミンの気道平滑筋，横隔膜収縮，肺血流への影響を述べる。

1）気道平滑筋への影響

気道平滑筋への直接的自律神経支配は，副交感神経主体であり，ムスカリン受容体を中心に気道平滑筋の緊張度を変化させる。一方，交感神経の神経枝はほとんど投射されていないが，交感神経が緊張すると副腎からアドレナリンが放出され，血液を介して気道平滑筋上の β_2 受容体を刺激する（図1）。麻酔薬やオピオイドは，*in vivo* では主に自律神経を介して平滑筋緊張度に影響を与えると考えられる。

a．プロポフォール

プロポフォールは麻酔導入薬として用いた場合，チオペンタールと異なり，喘息患者，非喘息患者どちらにおいても，気管挿管後に喘鳴を来すことはあまりない[1]。また，プロポフォールは

気道平滑筋弛緩作用を有し，その作用機序としては迷走神経反射の抑制[2]，$GABA_A$受容体活性化[3]，ニューロキニン-2受容体抑制[4]，Ca^{2+}動態の抑制[5]などが報告されている。また，気道平滑筋細胞膜に存在するカベオラに，プロポフォールが入り，カベオラによる細胞内カルシウム調節はじめ数多くのシグナル伝達を抑制することで気道平滑筋弛緩作用が生じるとする報告もある[6]。ただし，プロポフォールによる気管支攣縮の報告[7]もあることから，基本的には喘息患者に安全に使用できるが，念のため注意して用いる必要がある。

b．ケタミン

ケタミンは，重症喘息患者の治療に用いられ有効とする報告が多い[8,9]。機序としては，副腎からのアドレナリン遊離が主たる気道拡張機序と考えられていたが，ヒスタミン気道収縮モデルにおいてカテコールアミン遊離が生じなかったのにもかかわらず気管支が拡張したことから，カテコールアミン遊離を介さない機序が存在する[10]。また，ケタミンはカテコールアミンの再吸収阻害によるカテコールアミン効果の増強作用があり，アドレナリンの気管支拡張作用を増強する[10]。喘息は炎症性疾患であり，ケタミンには抗炎症効果[11]があることから，気管支拡張作用とともに喘息治療に有用と思われる。

c．レミフェンタニル

一般的にオピオイドはヒスタミンを遊離する可能性があるため注意が必要ではあるが，おおむね気道過敏患者にも安全に使用されており[12]，特にレミフェンタニルは，ヒスタミン遊離が起こらないことが報告されている[13,14]。電気刺激により収縮したウシ気管支平滑筋は，μオピオイドであるDAMGOを投与すると平滑筋収縮は減弱するとの報告[15]がある一方で，ヒトの気管支平滑筋を用いた研究では同じμオピオイドであるレミフェンタニルを投与すると電気刺激による収縮は増強するとの報告[16]がある。よって，念のため注意して用いるべきであろう。

2）横隔膜収縮への影響

全身麻酔中であれば，筋弛緩薬が投与されるため，静脈麻酔薬および麻薬の横隔膜収縮に対する影響は考慮しなくてもよいが，麻酔薬の効果が残存する術後や自発呼吸下での鎮静では熟知して用いるべきである。

a．プロポフォール

ラットの横隔膜標本を用いた研究では，プロポフォールは横隔膜機能に影響を及ぼさないとの報告がある[17]が，イヌを用いた研究では抑制したと報告されている[18]。ヒトでの研究でも横隔膜収縮を抑制するとするものが多い[19,20]。

b．ケタミン

ラットおよびイヌでの動物実験で，ケタミンは横隔膜収縮影響を及ぼさない[17,18]。また，敗血症では横隔膜疲労を起こしやすいが，ケタミンは抗炎症効果を有するため，横隔膜疲労を軽減で

きる可能性がある。

c. レミフェンタニル

レミフェンタニルの横隔膜機能に関する研究はないが，フェンタニルに関しては動物実験でも臨床研究でも抑制に働くと報告されている[18,21]。

3）肺血流への影響

肺血流への影響は，そのまま換気血流比に影響を及ぼす。肺血流は，心拍出量と肺血管抵抗で決まる。肺動脈および肺小動脈の平滑筋緊張度は，神経性，体液性，ガス性に複雑にコントロールされている。特に，自律神経（神経性），低酸素性肺血管収縮（HPV：ガス性）への麻酔薬は影響を与える。

a. プロポフォール

イヌを用いた動物実験では，プロポフォールはHPVを増強させるとの報告がある[22]。しかし，臨床研究をメタ解析したCochrane Database Syst Rev[23]では，HPVを抑制するとする揮発性吸入麻酔薬によるバランス麻酔とプロポフォール—TIVAを片側肺換気時のHPVおよびシャント量を比較して，有意な差はないとしている。しかし，過去の臨床研究を個々にみてみると，だいたい2000年を境にして，それ以前ではプロポフォールのほうが吸入麻酔薬に比べてHPVの抑制が小さくシャント量も少ないとする報告[24〜29]がほとんどで，2000年以降では差がないとする報告[30,31]が多い。考えられる要因としては，近年は鎮痛重視の全身麻酔法が主流であり，硬膜外鎮痛，末梢神経ブロック，中等量麻薬などを術中から併用することで，揮発性吸入麻酔薬濃度を下げて管理しているため，差が出づらくなったと思われる。

b. ケタミン

ケタミンは，一般的に肺血管抵抗を増加させ肺高血圧を来すとされているが，肺高血圧患児の心臓手術麻酔にケタミンを用いても肺高血圧を悪化させることはなく安全に使用できることが報告されている[32,33]。われわれも以前，ケタミン—TIVAの肺動脈への影響を臨床検討したが，ドロペリドール，フェンタニルを併用しているためか全く肺動脈圧は変化しなかった。ケタミンのHPVへの影響は，イヌを用いた動物実験では，影響しないとされている[22]。臨床研究でも，Weinreichら[34]は，ケタミン麻酔は吸入麻酔に比べ，片肺換気時のHPVを保持する結果，動脈血酸素分圧（Pa_{O_2}）を良好に保つことができると報告している。弘前大学医学部附属病院で1989年に揮発性吸入麻酔からTIVAに移行した際に感じたことの一つに，Weinreichらの報告[34]と同様に，開胸手術でのPa_{O_2}維持がだいぶ楽になったことであった。

c. レミフェンタニル

レミフェンタニルの肺循環への影響を検討した研究はないものの，その他のμオピオイドの効果を検討した研究報告はある。μオピオイド受容体は，肺血管にも存在するため[35]，μオピオイ

ドが肺血管になんらかの影響を及ぼしている可能性はある。しかし、ChangとVoelkel[36]は、ラットを用いた研究でモルヒネもナロキソンも肺血管緊張になんの影響も与えなかったとしている。また、臨床研究でもフェンタニルは肺血管抵抗に有意な影響を与えないとされている[37,38]。

【文 献】

1) Pizov R, Brown RH, Weiss YS, et al. Wheezing during induction of general anesthesia in patients with and without asthma. a randomized, blinded trial. Anesthesiology 1995 ; 82 : 1111-6.
2) Hashiba E, Hirota K, Suzuki K, et al. Effects of propofol on bronchoconstriction and bradycardia induced by vagal nerve stimulation. Acta Anaesthesiol Scand 2003 ; 47 : 1059-63.
3) Gallos G, Gleason NR, Virag L, et al. Endogenous gamma-aminobutyric acid modulates tonic guinea pig airway tone and propofol-induced airway smooth muscle relaxation. Anesthesiology 2009 ; 110 : 748-58.
4) Gleason NR, Gallos G, Zhang Y, et al. Propofol preferentially relaxes neurokinin receptor-2-induced airway smooth muscle contraction in guinea pig trachea. Anesthesiology 2010 ; 112 : 1335-44.
5) Lin CC, Shyr MH, Tan PP, et al. Mechanisms underlying the inhibitory effect of propofol on the contraction of canine airway smooth muscle. Anesthesiology 1999 ; 91 : 750-9.
6) Grim KJ, Abcejo AJ, Barnes A, et al. Caveolae and propofol effects on airway smooth muscle. Br J Anaesth 2012 ; 109 : 444-53.
7) Nishiyama T, Hanaoka K. Propofol-induced bronchoconstriction : two case reports. Anesth Analg 2001 ; 93 : 645-6.
8) Denmark TK, Crane HA, Brown L. Ketamine to avoid mechanical ventilation in severe pediatric asthma. J Emerg Med 2006 ; 30 : 163-6.
9) Shlamovitz GZ, Hawthorne T. Intravenous ketamine in a dissociating dose as a temporizing measure to avoid mechanical ventilation in adult patient with severe asthma exacerbation. J Emerg Med 2011 ; 41 : 492-4.
10) Hirota K, Hashimoto Y, Sakai T, et al. *In vivo* spasmolytic effect of ketamine and adrenaline on histamine-induced airway constriction. Direct visualization method with a superfine fibreoptic bronchoscope. Acta Anaesthesiol Scand 1998 ; 42 : 184-8.
11) Hirota K, Lambert DG. Ketamine : new uses for an old drug? Br J Anaesth 2011 ; 107 : 123-6.
12) Burburan SM, Xisto DG, Rocco PR. Anaesthetic management in asthma. Minerva Anestesiol 2007 ; 73 : 357-65.
13) Egan TD. Remifentanil pharmacokinetics and pharmacodynamics. A preliminary appraisal. Clin Pharmacokinet 1995 ; 29 : 80-94.
14) Sebel PS, Hoke JF, Westmoreland C, et al. Histamine concentrations and hemodynamic responses after remifentanil. Anesth Analg 1995 ; 80 : 990-3.
15) Zappi L, Song P, Nicosia S, et al. Inhibition of airway constriction by opioids is different down the isolated bovine airway. Anesthesiology 1997 ; 86 : 1334-41.
16) Rogliani P, Calzetta L, Rendina EA, et al. The influence of propofol, remifentanil and lidocaine on the tone of human bronchial smooth muscle. Pulm Pharmacol Ther 2013 ; 26 : 325-31.
17) Nishina K, Mikawa K, Kodama S, et al. The effects of enflurane, isoflurane, and intravenous anesthetics on rat diaphragmatic function and fatigability. Anesth Analg 2003 ; 96 : 1674-8.
18) Pavlidou K, Savvas I, Moens YP, et al. The effect of four anaesthetic protocols for maintenance of anaesthesia on trans-diaphragmatic pressure in dogs. PLoS One 2013 ; 8 : e75341.

19) Zhang XJ, Yu G, Wen XH, et al. Effect of propofol on twitch diaphragmatic pressure evoked by cervical magnetic stimulation in patients. Br J Anaesth 2009 ; 102 : 61-4.
20) Aliverti A, Kostic P, Lo Mauro A, et al. Effects of propofol anaesthesia on thoraco-abdominal volume variations during spontaneous breathing and mechanical ventilation. Acta Anaesthesiol Scand 2011 ; 55 : 588-96.
21) Drummond GB, Dhonneur G, Kirov K, et al. Effects of airway occlusion on breathing muscle electromyogram signals, during isoflurane anaesthesia, with and without the effects of fentanyl and hypercapnia. Br J Anaesth 2011 ; 107 : 989-97.
22) Nakayama M, Murray PA. Ketamine preserves and propofol potentiates hypoxic pulmonary vasoconstriction compared with the conscious state in chronically instrumented dogs. Anesthesiology 1999 ; 91 : 760-71.
23) Módolo NS, Módolo MP, Marton MA, et al. Intravenous versus inhalation anaesthesia for one-lung ventilation. Cochrane Database Syst Rev 2013 ; 7 : CD006313.
24) Spies C, Zaune U, Pauli MH, et al. A comparison of enflurane and propofol in thoracic surgery. Anaesthesist 1991 ; 40 : 14-8.
25) Mendoza CU, Suárez M, Castañeda R, et al. Comparative study between the effects of total intravenous anesthesia with propofol and balanced anesthesia with halothane on the alveolar-arterial oxygen tension difference and on the pulmonary shunt. Arch Med Res 1992 ; 23 : 139-42.
26) Kellow NH, Scott AD, White SA, et al. Comparison of the effects of propofol and isoflurane anaesthesia on right ventricular function and shunt fraction during thoracic surgery. Br J Anaesth 1995 ; 75 : 578-82.
27) Karzai W, Haberstroh J, Priebe HJ. Effects of desflurane and propofol on arterial oxygenation during one-lung ventilation in the pig. Acta Anaesthesiol Scand 1998 ; 42 : 648-52.
28) Abe K, Shimizu T, Takashina M, et al. The effects of propofol, isoflurane, and sevoflurane on oxygenation and shunt fraction during one-lung ventilation. Anesth Analg 1998 ; 87 : 1164-9.
29) Pruszkowski O, Dalibon N, Moutafis M, et al. Effects of propofol vs sevoflurane on arterial oxygenation during one-lung ventilation. Br J Anaesth 2007 ; 98 : 539-44.
30) Von Dossow V, Welte M, Zaune U, et al. Thoracic epidural anesthesia combined with general anesthesia : the preferred anesthetic technique for thoracic surgery. Anesth Analg 2001 ; 92 : 848-54.
31) Beck DH, Doepfmer UR, Sinemus C, et al. Effects of sevoflurane and propofol on pulmonary shunt fraction during one-lung ventilation for thoracic surgery. Br J Anaesth 2001 ; 86 : 38-43.
32) Williams GD, Philip BM, Chu LF, et al. Ketamine does not increase pulmonary vascular resistance in children with pulmonary hypertension undergoing sevoflurane anesthesia and spontaneous ventilation. Anesth Analg 2007 ; 105 : 1578-84.
33) Williams GD, Maan H, Ramamoorthy C, et al. Perioperative complications in children with pulmonary hypertension undergoing general anesthesia with ketamine. Paediatr Anaesth 2010 ; 20 : 28-37.
34) Weinreich AI, Silvay G, Lumb PD. Continuous ketamine infusion for one-lung anaesthesia. Can Anaesth Soc J 1980 ; 27 : 485-90.
35) Bhargava HN, Villar VM, Cortijo J, et al. Binding of [3H] [D-Ala2, MePhe4, Gly-ol5] enkephalin, [3H] [D-Pen2, D-Pen5] enkephalin, and [3H] U-69,593 to airway and pulmonary tissues of normal and sensitized rats. Peptides 1997 ; 8 : 1603-8.
36) Chang SW, Voelkel NF. Actions of opiate agonists, naloxone, and paraben preservatives in the rat lung circulation. Proc Soc Exp Biol Med 1986 ; 181 : 404-10.

37) Takahashi K, Yoshinari M, Arai T, et al. Effects of combined use of droperidol with pentazocine and with fentanyl on pulmonary hemodynamics. Tohoku J Exp Med 1976 ; 119 : 1-7.
38) 横山正尚, 太田吉夫, 平川方久ほか. 腹腔鏡下胆嚢摘出術中の循環動態に及ぼす麻酔法の影響. 麻酔 1996 ; 45 : 160-6.

(廣田　和美)

3 肝腎機能への効果

はじめに

本項では，PRK—TIVA による肝腎機能を障害する作用および肝腎機能を保護する作用について述べる。

1) 肝腎機能を障害する作用

吸入麻酔薬による肝腎機能傷害は，吸入麻酔薬ハロタンによる肝障害がよく知られている。また，セボフルランの代謝産物である Compound A による腎障害の可能性について長く議論がなされてきた。一方，静脈麻酔薬のプロポフォールやケタミン，オピオイドであるレミフェンタニルやフェンタニルによる肝機能障害は吸入麻酔の比ではないが，これら薬物に起因すると思われる薬物性肝障害もいくつか報告されている[1〜3]。一般的に薬物性肝障害は肝細胞障害型，胆汁うっ滞型，混合型に分類される[4]。今まで報告された症例は細胞障害型と考えられるが，一般的にその頻度は低いと予想される。

2) 肝腎機能を保護する作用

全身麻酔薬と肝腎機能との関係は，麻酔薬による臓器保護という観点もある。手術のストレスは臓器障害につながる可能性があるが，麻酔後の肝腎機能を決める重要な因子として手術時間と手術の種類がある。われわれの初期の報告によれば，エンフルランによる吸入麻酔やドロペリドール-フェンタニル-ケタミン（DFK）による TIVA では，長時間手術後は同程度に肝機能が障害されることが分かっていた[5]。また，胃がんの手術に絞って調べてみると，DFK では長時間手術と同様に肝機能悪化が認められるのに対して，プロポフォール-フェンタニル-ケタミン（PFK）による TIVA では肝機能障害がなかった[6]。

手術内容による侵襲の度合いは，炎症反応やストレスホルモンの増減で評価されるが，この点では食道がん手術は時間も長く最も侵襲が大きい手術である。周術期の血中カテコールアミンや炎症性サイトカインは，眼科手術などに比較して数倍に増加する[7,8]。さらに，食道がん手術後の肝腎障害は，手術中の腹部操作によるエンドトキセミアが原因と考えられている[9]。一方，PRK—

TIVA で用いるプロポフォールとケタミンは抗炎症作用をもち，エンドトキセミアによる肝障害を軽減させることが動物実験で証明されている[10,11]。また，レミフェンタニルはフェンタニルと異なり代謝経路が肝臓に依存しないため，オピオイドにレミフェンタニルを用いる PRK はフェンタニルによる PFK よりも臓器保護の点で優れているのかもしれない。

以上の理由から，食道がん手術後の肝腎機能を PRK と PFK で比較した報告を以下にまとめる[12]。

3) 食道がん手術麻酔後の肝腎機能：PRK と PFK の比較

■ 対　象

PRK 群 18 名，PFK 群 51 名

■ 麻酔法

❶ PRK

麻酔導入プロポフォール 0.5〜2 mg/kg，ケタミン 0.5〜2 mg/kg，レミフェンタニル 0.2〜0.5 μg/kg/min。麻酔維持プロポフォール 4〜10 mg/kg/hr，レミフェンタニル 0.05〜0.5 μg/kg/min。ケタミンは適宜追加静注

❷ PFK

麻酔導入プロポフォール 0.5〜2 mg/kg，ケタミン 0.5〜2 mg/kg，フェンタニル 0.5 μg/kg。麻酔維持プロポフォール 4〜10 mg/kg/hr，ケタミン 0.2〜1 mg/kg/hr，フェンタニルを適宜追加静注。どちらの麻酔法も Bispectral index（BIS）40〜60 を目標

■ 測定項目

年齢，性別，身長，体重，ASA physical status，手術時間，麻酔時間，麻酔関連薬物の使用量，出血量，輸血の有無，手術中の合併症（低酸素血症や低血圧）の有無。以下の肝腎機能に関する項目：アスパラギン酸トランスアミナーゼ（AST），アラニントランスアミナーゼ（ALT），乳酸脱水素酵素（LDH），アルカリホスファターゼ（ALP），γ-グルタミルトランスペプチダーゼ（γ-GTP），総ビリルビン（T-Bil），プロトロンビン時間の international normalized ratio（INR），尿素窒素（BUN），血清クレアチニン（Cre）。麻酔前 1 週間以内の値を麻酔前，麻酔後 3 日以内で最も障害を受けた時点の値を麻酔後とした。

■ 結　果

オピオイドの平均使用量は PRK 群のレミフェンタニルが 0.17±0.05 μg/kg/min，PFK 群のフェンタニルが 14.8±3.4 μg/kg。プロポフォールとケタミンの使用量は両群間に有意差を認めなかった。また，PRK 群のほうが，手術時間が長く（PRK：PFK；537±155 min：453±67 min），出血量が多かった（PRK：PFK；1521±773 g：991±515 g）。しかし，肝腎機能の検査値の変化は両群間に差を認めなかった（図 1）。

図 1 麻酔前後の肝腎機能の変化

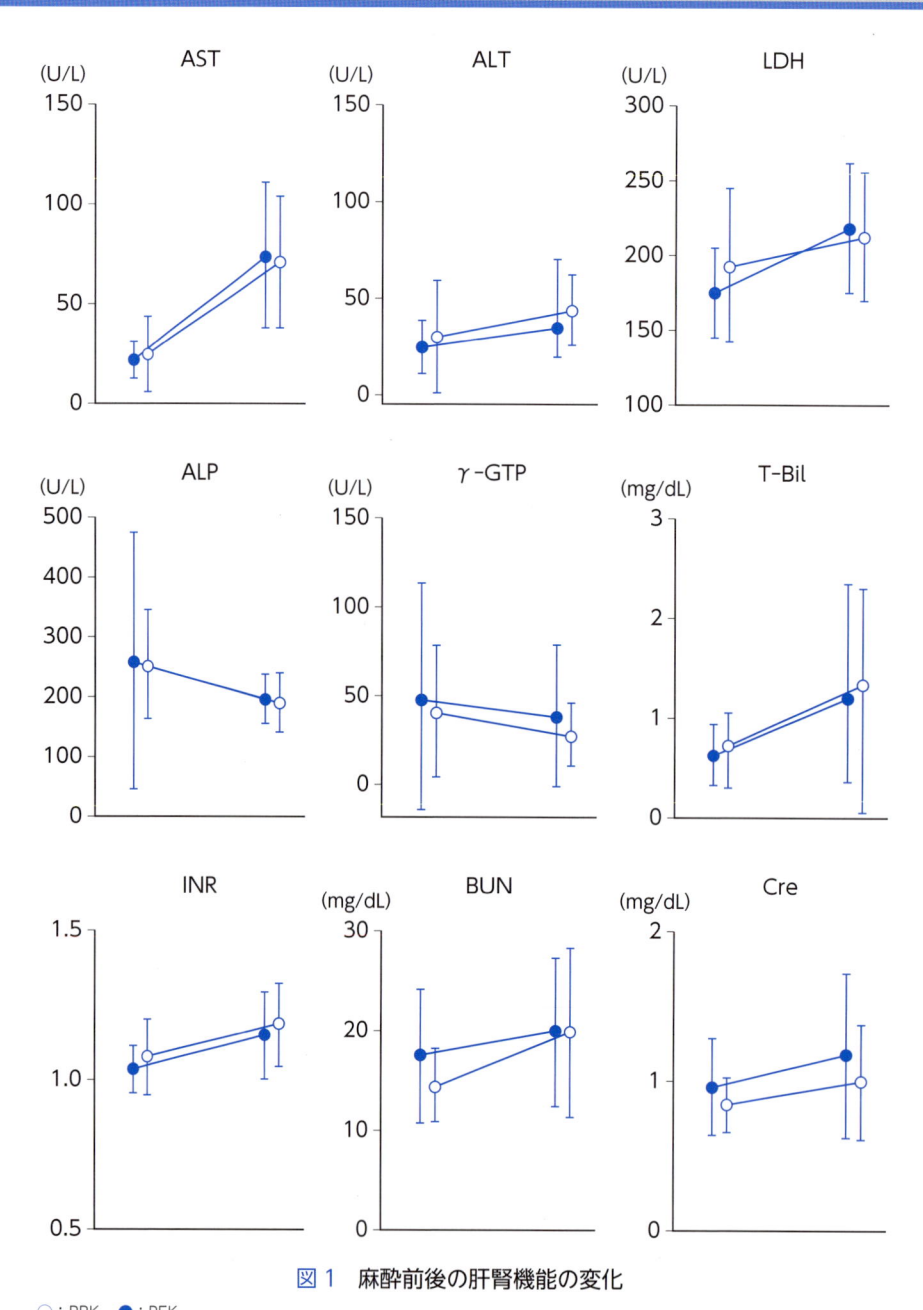

○：PRK，●：PFK
(吉田 仁，工藤倫之，澤田匡宏ほか．プロポフォールとケタミンによる TIVA の肝腎機能に与える影響 フェンタニルまたはレミフェンタニルを併用した場合の比較．麻酔 2012；61：794-9 より改変引用)

■結 語

 PFK群と比較してPRK群では手術侵襲が大きかったが麻酔後肝腎機能障害の程度は同等だった。レミフェンタニルの肝臓に依存しない代謝経路や優れた調節性が要因だったのかもしれない。

おわりに

 PRK—TIVAと肝腎機能についてまとめた。従来のPFK—TIVAに劣る点はないと思われる。また，レミフェンタニルの薬理学的特徴に起因すると思われる利点を有している可能性がある。

【文 献】

1) Anand K, Ramsay MA, Crippin JS. Hepatocellular injury following the administration of propofol. Anesthesiology 2001；95：1523-4.
2) Ng SH, Tse ML, Ng HW, et al. Emergency department presentation of ketamine abusers in Hong Kong：a review of 233 cases. Hong Kong Med J 2010；16：6-11.
3) 青天目牧，田中克明，松下三二ほか．全身麻酔後に一過性肝酵素上昇を繰り返し，薬物性肝障害が疑われた1症例．臨床麻酔 2006；30：1685-8.
4) Laverty HG, Antoine DJ, Benson C, et al. The potential of cytokines as safety biomarkers for drug-induced liver injury. Eur J Clin Pharmacol 2010；66：961-76.
5) 木村 太，橋本禎夫，下館勇樹ほか．ケタミン・フェンタニールによる完全静脈麻酔の臨床的研究（第8報）10時間以上の長時間手術時の肝・腎機能に及ぼす影響．麻酔 1991；40：1371-5.
6) 蛯名稔明，堺 一郎，坂井哲博ほか．プロポフォール，フェンタニール，ケタミンを用いた全静脈麻酔の術後肝機能に与える影響．臨牀と研究 1996；73：2384-6.
7) 橋本 浩，石原弘規．第Ⅲ章PFKの生体に及ぼす影響．6. PFKと免疫能．松木明知，石原弘規編．プロポフォールを中心とする全静脈麻酔の臨床．東京：克誠堂出版；1997. p.83-6.
8) 石原弘規，工藤 剛．第Ⅲ章PFKの生体に及ぼす影響．7. PFKと副腎髄質機能．松木明知，石原弘規編．プロポフォールを中心とする全静脈麻酔の臨床．東京：克誠堂出版；1997. p.87-92.
9) Scheepers JJ, Sietses C, Bos DG, et al. Immunological consequences of laparoscopic versus open transhiatal resection for malignancies of the distal esophagus and gastroesophageal junction. Dig Surg 2008；25：140-7.
10) Suliburk JW, Helmer KS, Gonzalez EA, et al. Ketamine attenuates liver injury attributed to endotoxemia：role of cyclooxygenase-2. Surgery 2005；138：134-40.
11) Tsao C. Propofol ameliorates liver dysfunction and inhibits aortic superoxide level in conscious rats with endotoxic shock. Eur J of Pharmacol 2003；477：183-93.
12) 吉田 仁，工藤倫之，澤田匡宏ほか．プロポフォールとケタミンによる全静脈麻酔の肝腎機能に与える影響 フェンタニルまたはレミフェンタニルを併用した場合の比較．麻酔 2012；61：794-9.

〈吉田 仁〉

第II章 各論

1. 呼吸器外科手術
2. 消化器外科手術
3. 甲状腺・乳腺手術
4. 泌尿器科手術
5. 産婦人科手術
6. 整形外科手術
7. 脳外科手術
8. 耳鼻咽喉科手術
9. 心臓・血管外科手術
10. 眼科手術
11. 形成外科手術
12. 歯科口腔外科手術

第Ⅱ章 ● 各 論

呼吸器外科手術

はじめに

　呼吸器外科，特に肺手術においては当然ながら周術期の呼吸器合併症の発生率が他臓器の手術に比して高い[1]。また，喫煙者が多く慢性気管支炎などの慢性閉塞性肺疾患にすでに罹患している場合も多い。そのような患者は喀痰が多く，手術中は気道狭窄や気道閉塞，術後は無気肺やそれに伴う肺炎や低酸素血症など，懸案が多い。これらの問題を念頭に置いた麻酔管理が必要とされる。

1) 術前評価

　まず，病歴や喫煙歴などの生活歴，呼吸器系の既往歴などをチェックする。慢性閉塞性肺疾患が合併している場合はその治療歴や理学所見，Hugh-Jones 分類などもチェックする。また，呼吸器疾患の患者，特に肺がん患者の場合は心疾患や糖尿病や高血圧症などの生活習慣病を合併している場合も多い。狭心発作を疑わせるエピソードや心筋梗塞の既往，不整脈の有無などを調べ，必要なら心エコーや心筋シンチグラフィ，ホルター心電図などの検査を追加し評価する。

2) 麻酔導入

　肺手術の場合，禁忌がなければ，完全内視鏡下手術などの低侵襲手術を除き，弘前大学医学部附属病院の肺手術の基本はプロポフォール−レミフェンタニル−ケタミン（PRK）による全身麻酔に硬膜外麻酔を併用する管理である。当施設では基本的に前日に麻酔科外来で硬膜外チュービング（翌日が休日の場合は手術当日）を行っている。これは，硬膜外穿刺に伴う血腫が全身麻酔にマスクされて発見が遅れることを防ぎ，またブロックされる分節を明らかにする（時間的な制約がある手術室では，チュービング後に cold test などを用いて評価を行うことは難しく，またほとんどの施設でも実施していないと推察する）ことを目的としている。

　肺外科の手術の場合，ほとんどすべての症例に分離肺換気のためにダブルルーメンチューブ（DLT）を用いて挿管するため，通常の気管チューブに比して侵襲が大きい。その際循環動態に悪影響を及ぼしうるが，高用量のレミフェンタニルを投与することでその変動を最小限に抑えることが可能である。具体的にはよほど低血圧が懸念・もしくは低血圧を避けるべき症例以外は，著者はレミフェンタニルは 0.5 μg/kg/min で導入を開始し，ケタミン 0.5〜1.0 mg/kg とプロポフォール 0.5〜1.5 mg/kg を併用する。DLT の挿入法やチューブサイズ選択については成書に譲るが，成人男性は 37 Fr，成人女性の場合は 35 Fr を基本とし，身長や胸部 X 線や CT での気管径も参考にしながら決定する。チューブが正しい位置にあるかどうかは聴診のほかに気管支ファ

イバースコープによる確認を行う。基本的には動脈ラインもほぼルーチンで当施設では留置しており，肺葉切除や肺全摘出では内頸静脈に中心静脈ラインを確保し，中心静脈圧もモニターしている。

3）麻酔維持

　肺外科の手術においては，ほとんどの症例で分離肺換気を術者に要求される。つまり，肺外科手術を管理するうえで最も大事なポイントは片肺換気の状態で適正な酸素化・換気を維持することである。そのため，低酸素性肺血管収縮（hypoxic pulmonary vasoconstriction：HPV）を抑制しない方法をとることが必要である。この点で，PRKによる全静脈麻酔（TIVA）はどの薬物によってもHPVを抑制することがなく[2]，吸入麻酔薬（一般的に臨床的に問題にはなるほどのHPV抑制はないとされてはいる[3]）に比べて有利と考える。片肺換気開始時は，吸入酸素濃度は100％から開始する。その後SpO_2や血液ガスの結果を参考にしながら酸素濃度を下げていく。間質性肺炎を合併している場合，高濃度酸素曝露は急性増悪を引き起こすおそれがあるので，酸素濃度は可能なかぎり低くするように心がける。通常は手術中の短期間であれば，高濃度酸素曝露は問題とならないであろう。換気設定は理想的には$PaCO_2$が正常範囲内となるように調整する。具体的には両肺換気時に比べて換気回数を30％程度増やし，1回換気量は両肺換気時より同程度減少させれば可能であることが多い。細いDLTを使用している場合や重度の閉塞性肺疾患を合併している場合は呼気時間を多めにとる必要がある。換気様式は従量式でも従圧式でも気道内圧，特にプラトー圧をしっかりモニターしていれば問題ないと思われる。

　術中の麻酔薬に関して，プロポフォールはBispectral index（BIS）を参考に投与速度を調整する。硬膜外カテーテルが挿入されている場合は，執刀前に1～2 mgのモルヒネをbolusし，手術中から0.375％ロピバカインを4～6 mL/hrで持続投与する。これにより，レミフェンタニルは硬膜外鎮痛のない場合に比して大幅に減量でき，0.1 μg/kg/min程度で十分なことがほとんどである。逆に，硬膜外カテーテルを留置していない場合は，十分量の投与を必要とする。筋弛緩薬も45～60分ごとに，要すれば筋弛緩モニターを使用しながら間歇的に投与し，術野の不動化を維持する。肺門部，特に肺動脈の処理を行っているときは十分に筋弛緩薬を投与するべきである。また，術後の肺水腫予防のために，輸液は控えめにするのが一般的だが，出血量や循環動態をみながら総合的に判断する。

　麻酔中にSpO_2が低下することはしばしば経験することであり，その原因と対処法を理解しておくことも肝要である。術野操作に伴うDLTの異常や気道分泌物によるチューブの閉塞や無気肺形成，シャントの増加，換気肺の気胸などが原因として挙げられる。SpO_2や換気量の急激な低下を認めた場合，純酸素で手動換気に切り替えながら原因を探る。気管吸引や聴診，気管支ファイバースコープを用いてDLTの位置異常や，喀痰による気管支閉塞がないかを観察する。喀痰が多い場合は可能なかぎり気管支ファイバースコープを用いて吸引し，その後肺の加圧・換気を十分行いリクルートメントする。特に肥満患者では容易に無気肺を形成するため，大事なことである。

　それでも酸素化を維持できない患者の場合は換気側に5～10 cm程度の呼気終末陽圧（positive end-expiratory pressure：PEEP）を付加したり，非換気側の持続気道陽圧（continuous positive airway pressure：CPAP）付加や酸素の吹き付けを行う。ただし，換気側の PEEP は気道開存に関しては有利だが，換気側の肺血管抵抗を増大による非換気側への血流増加をまねくことがあるので注意を要する。これらの手技を行っても酸素化が改善しない場合は，術者と協議のうえ，①間歇的に両肺換気を行う，②肺葉切除や肺全摘出などの場合は，可能ならば早期に肺動脈の処理を行ってもらう，などで対応する。

4）麻酔覚醒・術後管理

　術後の胸部 X 線で無気肺形成などがないかを確認し，認めた場合は気管支ファイバーを用いて喀痰を十分に除去する。酸素化に特に問題がなければ抜管する。当施設では，原則として最低 1 日は外科系 ICU で管理する。

　術後疼痛は，硬膜外カテーテルが留置されていればロピバカインを用いた持続硬膜外鎮痛を行っている。凝固異常や硬膜外穿刺が困難であった場合は麻酔導入後に単回投与の胸部傍脊椎ブロック（thoracic paravertebral block：TPVB）か閉胸前の肋間神経ブロックを行ったうえで，フェンタニルに少量のケタミンを加えた iv-PCA（patient-controlled analgesia；自己調節鎮痛）を行っている。

　2013 年の弘前大学医学部附属病院における麻酔科管理症例 3,830 例のうち，呼吸器外科手術は 91 例であった。そのほとんどが肺腫瘍（転移性肺腫瘍を含む）が 83 例であり，気胸・ブラ切除が 5 例，その他 3 例であった。麻酔方法は全例全身麻酔であり，PRK 法が 83 例，レミフェンタニルを間歇的フェンタニル投与法に変えた PFK 法が 8 例であった。そのうち，硬膜外麻酔併用は 66 件で 72.5％の症例で併用されていた。残り 25 例のうち，TPVB は 11 例で施行されており，9 例は肋間神経ブロックを閉胸前に施行されていた。

　抗凝固・抗血小板薬などの使用患者が多くなってきた昨今であっても，呼吸器外科手術に関しては硬膜外麻酔併用が主要な麻酔法と考えられる。しかし，胸部外科手術において TPVB は硬膜外麻酔と同等の術後鎮痛を得られるとする報告[4,5]があり，また血圧低下などの副作用も少ないことから今後は硬膜外麻酔にとって変わる可能性も考えられる。当施設では，従来は硬膜外カテーテルを挿入していない患者の術後鎮痛として，前述のように主に iv-PCA と閉胸時の肋間神経ブロックを使用していた。2012 年ごろから iv-PCA に加えて，TPVB を単回投与で超音波ガイド下に施行し，良好な手ごたえを感じている。以下に PRK 法と TPVB を用いて管理した症例を提示する。

＜症　例＞

■対　象

　16 歳，男性。右自然気胸に対して胸腔鏡下肺部分切除術が予定された。
　既往歴：3 ヶ月前に左の自然気胸に対して胸腔鏡下肺部分切除術を施行していた。その際の麻酔法は PRK による全身麻酔に加え，閉胸前の肋間神経ブロック，術後鎮痛はフェンタニル基礎投

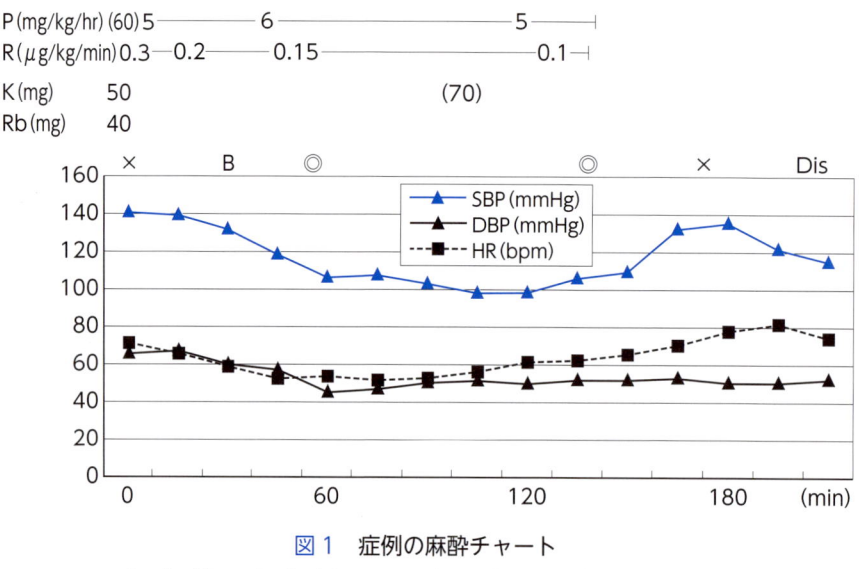

図1 症例の麻酔チャート
P：プロポフォール，R：レミフェンタニル，K：ケタミン，Rb：ロクロニウム
×：麻酔開始・終了，B：神経ブロック（胸部傍脊椎ブロック），Dis：手術室退室

与量 30 μg/hr で iv-PCA を施行したが，術後の疼痛が強かったとのことであった．その他特に合併症は認めず，ASA-PS は 1 であった．

■ 麻酔経過

　麻酔導入後，左側臥位としたのちに Th5 レベルの位置で，Shibata ら[6]のアプローチで超音波ガイド下に TPVB を 0.375％ロピバカイン 30 mL を用いて施行した．麻酔チャートは図のとおりであり，レミフェンタニル投与流量も一定であり，循環動態も非常に安定していた（図1）．手術終了 30 分前にフェンタニル 100 μg を loading 後，前回手術と同様に基礎投与量 30 μg/hr で iv-PCA を施行した．手術が終了し，胸部 X 線写真で肺野に異常所見がないことを確認後に麻酔薬を中止，自発呼吸・呼名反応が十分なことを確認し，気管チューブを抜管した．手術時間は 1 時間 25 分，麻酔時間は 3 時間 4 分であった．手術退室時に疼痛の訴えはなく，術後，外科系 ICU に移送され，血液ガス分析で Pa_{CO_2} の上昇を認めた．鎮痛が十分であること，呼吸回数が 10 breaths/min と減少していることからフェンタニルによる呼吸抑制と判断し，iv-PCA の投与量を 20 μg/hr に減量した．その後は特に問題なく経過し，術翌日 ICU を退室した．ICU 入室から退室までの約 16 時間の間に PCA ボタンは 2 度しか使用しなかった．

【文　献】

1) Deslauriers J, Ginsberg RJ, Piantadosi S, et al. Prospective assessment of 30-day operative morbidity for surgical resections in lung cancer. Chest 1994；106（Suppl. 6）：329-30.
2) Abe K, Mashimo T, Yoshiya I. Arterial oxygenation and shunt fraction during one-lung ventilation：a comparison of isoflurane and sevoflurane. Anesth Analg 1998；86：1266-70.

3) Russell WJ, Strong TS. Dimensions of double-lumen tracheobronchial tubes. Anesth Intensive Care 2003 ; 31 : 50-3.
4) Baidya DK, Khanna P, Maitra S. Analgesic efficacy and safety of thoracic paravertebral and epidural analgesia for thoracic surgery : a systematic review and meta-analysis. Interact Cardiovasc Thoracic Surg 2014 ; 18 : 626-35.
5) Ding X, Jin S, Niu X, et al. A comparison of the analgesia efficacy and side effects of paravertebral compared with epidural blockade for thoracotomy : an updated meta-analysis. PLos One 2014 ; 9 : e96233.
6) Shibata Y, Nishiwaki K. Ultrasound-guided intercostals approach to thoracic paravertebral block. Anesth Analg 2009 ; 109 : 996-7.

〔佐藤　裕，澤田　匡宏〕

第Ⅱ章 ● 各 論

消化器外科手術

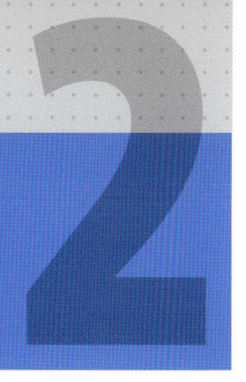

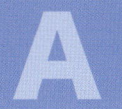

A 上腹部消化管手術

はじめに

　上腹部手術，とりわけ開腹手術は，下腹部手術に比べ，横隔神経の反射性抑制による横隔膜機能低下や機能的残気量の減少により，無気肺を始めとした術後合併症発生率が高く[1]，手術侵襲は高度である。硬膜外麻酔の併用は，術後呼吸器合併症発生率の減少や呼吸機能の改善に寄与するとされ[2]，上腹部手術の周術期管理において重要な役割を担ってきた。しかし，近年は抗凝固療法を受けている患者の手術の増加に加え，術後血栓症予防のための抗凝固療法が定着しつつある[3]こと，腹腔鏡下手術などの低侵襲手術の増加から，改めて硬膜外麻酔の適応が見直されている。このような現状で，弘前大学医学部附属病院でも一部の症例を除き，上腹部消化管手術においては全静脈麻酔（TIVA）に末梢神経ブロックを併用した周術期管理を行っている。

　ことに，術中鎮痛としてレミフェンタニルを使用することにより，硬膜外麻酔を併用しない例でも，術中の急激かつ多彩な侵襲の変化に対応可能となった。以下開腹手術，腹腔鏡下手術に分け，具体的な麻酔方法に関して詳述する。

1 開腹手術

　先に述べたように，当施設では一部の高度侵襲手術を除き，一般的な開腹手術では，TIVAに末梢神経ブロックを併用し周術期管理を行っている。術中鎮痛にはフェンタニル，もしくはレミフェンタニルを選択し使用しているが，近年は覚醒の質の良好さから，レミフェンタニルを使用する機会も増加している。プロポフォール4〜6 mg/kg/hr，レミフェンタニル0.2〜0.5 μg/kg/minで全身麻酔を導入する。当施設では，プロポフォールによる血管痛の軽減，速やかな全身麻酔の導入目的で，これにケタミン0.5〜1 mg/kg程度をボーラス投与したのち，プロポフォールを1 mg/kg程度投与している。上記により就眠を得たのち，ロクロニウム0.6 mg/kgを投与し，気管挿管を施行する。全身麻酔導入後に超音波ガイド下末梢神経ブロックを行う。施行するブロックは術創の位置により異なるが，主な方法として下記のブロックが選択される[4]。

　①腹直筋鞘ブロック：腹部正中切開手術や，腹壁瘢痕ヘルニアなどの前腹壁体表手術が適応

②腹横筋膜面ブロック：切開に関係なく，すべての腹部手術が適応。ただし，Th6〜9の上腹部領域では肋骨弓下の腹横筋膜面への選択的な局所麻酔薬散布が必要

使用する局所麻酔薬は，体重 45 kg 以上の成人であれば 0.375％ロピバカイン 40 mL もしくは，術早期からの鎮痛・筋弛緩作用を期待し 0.75％ロピバカインと 1％リドカインをおのおの 20 mL ずつ混合した薬液計 40 mL を投与している。鎮痛不十分と予想される場合，過去の手術既往により腹壁の筋構造が崩れている場合には，適宜他の鎮痛法を施行または併用する。

麻酔維持はプロポフォール，レミフェンタニルによる TIVA で行う。麻酔深度はバイタルサインと Bispectral index（BIS）値の変動を参考に調整するが，プロポフォールは 4〜6 mg/kg/hr，レミフェンタニル 0.2〜0.3 μg/kg/min 前後で維持できることが多い。適切な麻酔深度を維持したうえでレミフェンタニルを 0.5 μg/kg/min まで持続投与しても，循環動態のコントロールが困難な場合は循環作動薬の使用も検討するが，末梢神経ブロックを併用した症例ではそのようなケースはまれである。手術の進行具合に合わせ，transitional opioid としてモルヒネもしくはフェンタニルをボーラス投与し，レミフェンタニルの投与量を漸減していく。

＜症例＞

■ 対　象

70 歳，男性，168 cm，58 kg
診断：胃がん
施行術式：幽門側胃切除術

■ 麻酔経過

ケタミン 40 mg，プロポフォール 60 mg で麻酔導入。レミフェンタニル 0.3 μg/kg/min，プロポフォール 4 mg/kg/hr で維持。ロクロニウム 40 mg 投与後気管挿管を施行した。その後超音波ガイド下に末梢神経ブロックを施行。薬液は 0.375％ロピバカインを使用し，両側腹直筋鞘ブロックを片側 7 mL ずつ，両側肋骨弓下腹横筋膜面ブロックを片側 13 mL ずつの計 40 mL 局所投与した。

術中はプロポフォール 5〜6 mg/kg/hr，レミフェンタニル 0.2〜0.25 μg/kg/min にて BIS 値 40〜60 台，収縮期血圧 90〜140 mmHg，心拍数 60〜70 bpm と安定した麻酔深度を維持した。麻酔開始から 1 時間ごとに少量のケタミンを分割追加投与（総投与量 70 mg）した。開腹，閉腹時にごく少量のロクロニウム（5 mg ずつ）を追加投与したが，創部の筋弛緩状態は良好であった。Transitional opioid として閉腹 45 分前からフェンタニルを 1〜2 mL ずつ間歇投与し，レミフェンタニルを 0.1 μg/kg/min まで漸減させながら，術終了時までに 5 mL 静注した。

手術終了後約 15 分で開眼，自発呼吸十分にて抜管した。その後全身状態は安定，シバリングや痛みの訴えなどなく帰室した。

2　腹腔鏡下手術

　腹腔鏡下手術は，術後の回復が早く低浸襲な術式として，近年その術式も多様化し広く普及している。しかし，気腹による気道内圧の上昇，機能的残気量の減少，二酸化炭素による直接的なPa_{CO_2}増加，静脈還流量の減少とそれに伴う心拍出量の減少，など麻酔管理においては必ずしも低侵襲といえないことを理解したうえで周術期管理を行う必要がある。

　当施設では，腹腔鏡下手術も開腹手術と同様，TIVAによる全身麻酔に，ポート造設部，術創に合わせた超音波ガイド下末梢神経ブロックを併用し周術期管理を行っている。腹腔鏡下手術では，開腹手術に比して，術中気腹によりもたらされる広範囲な内臓痛と，術後に遷延する疼痛との間に解離があるため，術中鎮痛としては調節性の良いレミフェンタニルが好んで用いられる。

　導入，維持中の麻酔管理に関しては前項の開腹手術と同様である。術後管理における開腹手術との相違点としては，腹腔鏡下手術は術創が小さいため，これによる術後痛は末梢神経ブロックでおおむねコントロール可能であるが，気腹だけでも術後痛が生じるとされており[5]，これに対してはオピオイドの経静脈投与などにより十分な鎮痛を図る必要がある。また気腹により術後の悪心，嘔吐のリスクが増加するとのデータもあり，必要に応じ術後悪心・嘔吐（postoperative nausea and vomiting：PONV）対策も考慮する。

＜症例＞

■ 対　象

36歳，女性，156 cm，66 kg
診断：胃粘膜下腫瘍
施行術式：腹腔鏡下/内視鏡下胃部分切除術

■ 麻酔経過

　プロポフォール5 mg/kg/hr，レミフェンタニル0.3 μg/kg/minで全身麻酔を導入したのち，ケタミン30 mg，プロポフォール80 mgをボーラス投与しスムーズに就眠を得，ロクロニウム35 mgを投与。気管挿管を施行した。その後超音波ガイド下に末梢神経ブロックを施行。薬液は0.375％ロピバカインを使用し，両側腹直筋鞘ブロックを片側20 mLずつ，計40 mL局所投与した。

　執刀後はプロポフォール5〜6 mg/kg/hr，レミフェンタニル0.15〜0.25 μg/kg/minにてBIS値40〜60と安定した麻酔深度を維持した。収縮期血圧はおおむね100〜150 mmHg，心拍数50〜70 bpmで安定して経過したが，消化管の牽引や切離など一時的な高度侵襲に対し急激な血圧・心拍数の上昇を認める場面はあり，そのつどレミフェンタニル投与量の増加により対応可能であった。また，上部消化管内視鏡の出し入れに伴う咳反射予防として筋弛緩薬を10 mgずつ2

度間歇投与した。今回の術式では内視鏡下の標本摘出から腹腔鏡下の切除部縫合終了まで時間的経過が予測しづらかったため，比較的術早期からフェンタニルの間歇投与を開始し始め，術終了時までに計 6 mL 経静脈投与した。手術時間は 3 時間，気腹時間は 2 時間 30 分であった。

　手術終了後約 15 分で開眼，自発呼吸十分にて抜管した。その後全身状態は安定，痛みや嘔気の訴えはなかったが，軽度不穏傾向を呈したため，鎮静・制吐目的にドロペリドール 1 mL を静注，その後全身状態安定し帰室した。

【文 献】

1) Hall JC, Tarala RA, Hall JL, et al. A multivariete analysis of the risk of complication after laparotomy. Chest 1991；99：923-7.
2) Pöpping DM, Elia N, Marret E, et al. Protective effects of epidural analgesia on pulmonary complications after abdominal and thoracic surgery：a meta-analysis. Arch Surg 2008；143：990-9.
3) 硬膜外麻酔適応と禁忌. 横山正尚. 日臨麻会誌 2009；29：239-348.
4) 小松　徹, 佐藤　裕, 白神豪太郎, 廣田和美編. 新超音波ガイド下区域麻酔法—超音波画像を利用した神経ブロック法のすべて. 東京：克誠堂出版；2012.
5) Ekstein P, Szold A. Sagie B, et al. Laparoscopic surgery may be associated with severe pain and high analgesia requirements in the immediate postoperative period. Ann Surg 2006；243：441-67.

　　　　　　　　　　　　　　　　　　　　　　　　　　　　　　　　（岩下　千尋，小野　朋子）

B 下腹部手術

はじめに

　当教室では消化器外科・婦人科・泌尿器科による下腹部手術の場合"プロポフォール-レミフェンタニル-ケタミン（PFK）"によるTIVAを行ってきた。近年ではフェンタニルに代わりレミフェンタニルの持続静注を行い，末梢神経ブロックを併用している。周術期の末梢神経ブロックは超短時間作用性の麻薬性鎮痛薬であるレミフェンタニルの術後鎮痛，周術期のオピオイドによる有害作用の減少を目的とし行われている。レミフェンタニルを使用した当教室における下腹部手術の麻酔方法を紹介する。

1 開腹手術

　麻酔導入にはレミフェンタニル0.2〜0.5 μg/kg/minの持続静注を開始したのち，ケタミン0.5〜1 mg/kgとプロポフォール0.6〜1.5 mg/kgを分割静注，プロポフォール4〜6 mg/kg持続静注を開始する。マスク換気が可能であることを確認したのち，ロクロニウム0.6 mg/kgを静注，気管挿管を行う。気管挿管後はレミフェンタニルの持続静注を0.05〜0.2 μg/kg/minに適宜減量し，末梢神経ブロックの準備を行う。レミフェンタニルとプロポフォールは循環を抑制する作用があり，麻酔導入直後に低血圧や徐脈を来すことがある[1〜3]。年齢や基礎疾患などから循環の変動が大きくなる（特に低血圧になる）と予想される場合は，ケタミンを1〜2 mg/kg投与すると意識消失に必要なプロポフォールの量が減量できる。また，循環抑制の少ないフェンタニルを併用するとレミフェンタニルを高用量で投与することが避けられ，重篤な低血圧になるリスクを減らすことができる。このような注意をはらっても低血圧に陥る場合があるため，患者の状態によってはエフェドリンやフェニレフリンなどの循環作動薬をあらかじめ準備する必要がある。

　末梢神経ブロックは超音波ガイド下で行われる。皮切が下腹部正中切開の場合は腹直筋鞘ブロックと腹横筋膜面ブロックを行う。鼠径ヘルニアの場合は腸骨鼠径・腸骨下腹神経ブロックを行う。前立腺の手術の場合は腹直筋鞘ブロックや腹横筋膜面ブロックに加えて仙骨硬膜外ブロックを行うと術後の尿道刺激症状を軽減することができる。局所麻酔薬投与量は0.375％ロピバカインを40 mL使用している。

　ブロック後，執刀までにレミフェンタニルを0.2〜0.3 μg/kg/minに増量する。手術侵襲とそれによる反応やBISの変化に応じてレミフェンタニルやプロポフォールを適宜増減し，ケタミンは10〜20 mgを適宜追加投与する。また，術後鎮痛にはフェンタニルやモルヒネを使用しており，術中から投与する。

　閉腹に向かうとともにレミフェンタニルとプロポフォールを循環動態やBISをみながら減量し

ていき，手術終了時に持続静注を中止する。手術終了より数分で呼名に開眼でき，かつ自発呼吸が十分となった時点で抜管する。

2　腹腔鏡下手術

　麻酔導入は開腹手術と同様である。気管挿管後，末梢神経ブロックの準備を行う。術式によってポートや小切開の位置が変わるため，術者に確認したのちに末梢神経ブロックを行う。小切開やポートの位置が臍下から恥骨の範囲にない場合は腹直筋鞘ブロックのみを行い，臍下から恥骨の範囲にある場合は腹直筋鞘ブロックを追加する。腹腔鏡下の鼠径ヘルニア手術であれば腹直筋鞘ブロックと腸骨鼠径・腸骨下腹神経ブロックを行う。前立腺の手術であれば仙骨硬膜外ブロックを併用すると術後の尿道刺激症状を軽減することができる。局所麻酔薬投与量は0.375％ロピバカインを40 mL使用している。

　ブロック後，執刀までにレミフェンタニルを0.2〜0.3 μg/kg/minに増量する。気腹による循環の変動やBISの変化に応じてレミフェンタニルやプロポフォールを適宜増減し，ケタミンは10〜20 mgを追加投与する。また，術後鎮痛にはフェンタニルやモルヒネを使用しており，術中から投与する。気腹による腹腔内圧の上昇は血行動態の変動をもたらすことが報告されている[4]。プロポフォールとレミフェンタニルの持続静注量の増減により麻酔深度の迅速な調節が可能となり，侵襲の変化による対応を速やかに行うことができる。

　ポート抜去，閉腹に向かうとともにレミフェンタニルとプロポフォールを循環動態やBISをみながら減量していき，手術終了時に持続静注を中止する。手術終了より数分で呼名に開眼でき，かつ自発呼吸十分となった時点で抜管する。

　腹腔鏡下手術は開腹手術と比較して術後疼痛は軽減される[5,6]。さらに，末梢神経ブロックを併用することにより従来の開腹手術と比べ術後のオピオイド使用量を減少することが可能である。

【文　献】

1) Tramèr MR, Moore RA, McQuay HJ. Propofol and bradycardia：causation, frequency and severity. Br J Anaesth 1997；78：642-51.
2) Yang Y, Guo Q-L, Fu D, et al. Induction of remifentanil by bradycardia and hypotension through distinct biochemical mechanisms. Afr J Pharm Pharmacol 2012；6：2729-34.
3) Deutschman CS, Harris AP, Fleisher LA. Changes in heart rate variability under propofol anesthesia：a possible explanation for propofol-induced bradycardia. Anesth Analg 1994；79：373-7.
4) Struthers AD, Cuschieri A. Cardiovascular consequences of laparoscopic surgery. Lancet 1998；15：568-70.
5) Joris JL, Hinque VL, Laurent PE, et al. Pulmonary function and pain after gastroplasty performed via laparotomy or laparoscopy in morbidly obese patients. Br J Anaesth 1998；80：283-8.

6) McMahon AJ, Russell IT, Ramsay G, et al. Laparoscopic and minilaparotomy cholecystectomy : a randomized trial comparing postoperative pain and pulmonary function. Surgery 1994 ; 115 : 533-9.

〔松本　杏菜，小野　朋子〕

第Ⅱ章 各 論

甲状腺・乳腺手術

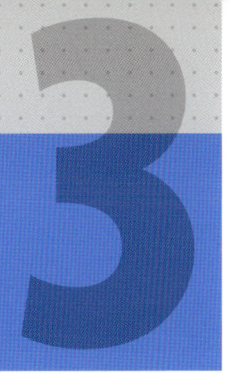

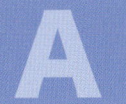

A 甲状腺手術

はじめに

　甲状腺手術の最大の問題点は気管と術野が近接していることである。また，術前にすでに反回神経麻痺を生じている場合や，術前にすでに上気道狭窄による症状を呈しているケースもあり，周術期を通じて慎重な気道管理を必要とする。

1）術前評価

　弘前大学医学部附属病院では，甲状腺悪性腫瘍手術術前にほぼ全例で術者が反回神経麻痺の有無を喉頭ファイバースコープでチェックしているため，麻酔科医もその情報を確認しておく。CTなどの画像検査で気管の偏位や，がんであれば浸潤の程度も確認しておく。また，特に甲状腺機能亢進症の場合は必須であるが，通常の血液検査に加えて甲状腺ホルモンの値もチェックすべきである。患者診察の際は，問診で上気道狭窄の症状の有無，特に臥位の際に呼吸困難を自覚しないかなど，必要に応じて聴診も行い，上気道狭窄音の有無などをチェックしておく。甲状腺機能亢進症の場合，抗甲状腺薬やβ遮断薬などが処方されていることがあり，術当日もそれらは継続する。さらに，内服薬で病勢をコントロールできないために手術適応となっている場合は，クリーゼ発症の既往など，特に注意して問診する。副甲状腺疾患に関しては，カルシウムを含む電解質やそれに起因する症状の有無や心電図異常の有無などをチェックしておく。

2）麻酔導入

　当施設ではプロポフォール-レミフェンタニル-ケタミン（PRK）での管理を基本としている。術前，特に上気道に問題がないと判断された患者においては，通常どおり麻酔導入する（他項参照）。バセドウ病患者においては，ケタミンの交感神経刺激作用からその使用を避けるべきとの記載もあるが，よほどコントロール困難な場合を除き，レミフェンタニルをしっかり先行投与しておけば，通常の導入量では問題にならないと考える。むしろ，プロポフォールやロクロニウムの血管痛予防の観点からも少量であれば特に避けるべきとは考えていない。麻酔導入により気道閉塞を来す可能性がある場合は，意識下挿管や自発呼吸下での挿管を選択する。

　麻酔導入後に，甲状腺半切除や副甲状腺腫切除など，皮膚切開が片側のみの場合は，術後鎮痛

として浅頸神経叢ブロックを施行することもある。両側の場合，可能性は低いが両側横隔神経麻痺を来す可能性もあり，原則として施行していない。詳しい施行法は成書に譲るが，0.375％ロピバカインを5〜10 mL使用し施行している。

3) 麻酔維持

　甲状腺手術は，レミフェンタニル登場以前，バッキングを起こさないように最大限の注意をはらう必要があり，筋弛緩薬・麻薬を十分にタイトレーションしなくては覚醒遅延を起こしうるものであった。この点，レミフェンタニルの登場で覚醒遅延を気にすることなく十分量のオピオイドを投与することが可能となった。当施設では反回神経の術中刺激を併用することもあり，その際は筋弛緩薬の使用に制限が生じる。レミフェンタニルを使用していればその際も問題が生じることは少ない。著者は甲状腺手術の際には，循環動態が許すかぎりレミフェンタニルを比較的高用量で使用することが多い。術後鎮痛に備え，モルヒネ 0.1〜0.2 mg/kg，もしくはフェンタニル 2 μg/kg を手術終了 30 分前を目安に年齢や体格を考慮して適宜投与する。

4) 麻酔覚醒・術後管理

　甲状腺手術における術後の重篤な合併症に気道閉塞がある。その原因は上気道浮腫，両側反回神経麻痺，後出血などがある。当施設では抜管前に喉頭ファイバースコープで上気道の浮腫の程度を観察する。声帯と気管チューブの間に隙間を認めなかったり，披裂部の浮腫が明らかである場合には抜管をせず[1]に，ICUにて浮腫が軽減するまで気管挿管のままで管理する。反回神経麻痺に関しては，抜管後に実際に発声してもらい，そのようすを喉頭ファイバーで確認するようにしている。その際に，両側反回神経麻痺が発覚することもあり，呼吸困難を呈する場合は再挿管する。また，後出血を認めた場合は急速に上気道閉塞の症状が出現するため，抜管後もいつでも再挿管が可能なように準備しておくことが肝要であり，場合によっては外科的気道確保（この場合は外科医に依頼することになるが）も躊躇しない。後出血は術後数時間後に起こる場合もあるため，当施設では原則的に甲状腺全摘出術などの患者は術後外科系 ICU での管理としている。

【文　献】

1) Anton-Pacheco JL, Paredes CL, Gimeno AM, et al. The role of bronchoscopy in the management of patients with severe craniofacial syndromes. J Pediatr Surg 2012；47：1512-15.

（佐藤　裕，澤田　匡宏）

B 乳腺手術

はじめに

　乳腺手術はそのほとんどが乳がんに対して行われる。近年はかつてのような広範囲切除を行う機会が減少し，胸筋を含む広範囲切除はまれになっており，体表面の手術の中でも比較的侵襲は小さい。本項では，乳がん手術に対する弘前大学医学部附属病院でのPRKでの全身麻酔の施行法について，また超音波ガイド下神経ブロックの乳腺手術における施行法について触れる。

1）術前評価

　特に乳腺疾患に特有の注意すべき点はないが，術前に化学療法やホルモン療法が施行されていることがあり，そのような症例では肝・腎障害の有無や骨髄抑制の有無はチェックしておく必要がある。

2）麻酔導入

　患者自身の体格・年齢・合併症を考慮し，通常どおり麻酔導入する（他項参照）。気道確保に関しては，気管挿管，ラリンジアルマスクのいずれでもよいが，腋窩廓清を伴う手術の場合，離被架に術側の上腕を釣り上げる体位を取ることがある。このような体位の際にラリンジアルマスクを選択した場合，手術中になんらかの気道トラブルが生じても気管挿管に移行するのが困難となるため，著者は気管挿管による気道管理を選択している。超音波ガイド下神経ブロックを行う場合は，麻酔導入後に施行する（後述）。

3）麻酔維持・覚醒

　その他の疾患の一般的な維持方法と特に大きな違いはない。胸壁合併切除などを伴わない場合は侵襲も比較的軽度であり，通常手術時間も3時間以内のものがほとんどである。具体的にはBispectral index（BIS）を参考にしながらプロポフォール4～6 mg/kg/hr，レミフェンタニル0.1～0.3 μg/kg/min，ケタミンは導入時のみの投与で十分であり，特に追加投与は行わない。手術終了30分ほど前にフェンタニル1～2 μg/kgもしくはモルヒネ0.1～0.2 mg/kgを体格や年齢に応じて投与する。超音波ガイド下神経ブロックを施行した場合は，transitional opioid はさらに減量することも可能である。手術終了時にプロポフォール，レミフェンタニルを中止後10～15分以内に覚醒することがほとんどである。

4）神経ブロック

　乳腺外科領域の麻酔においては，これまで当施設では全身麻酔のみで管理していた。比較的手術内容が低侵襲であり，術後鎮痛にそれほど困ることはないと考えていたからである。しかし，近年乳がん手術において，胸部傍脊椎ブロック（thoracic paravertebral block：TPVB）併用群が術後鎮痛としてモルヒネを使用した群に比して，乳がんの局所再発率が減少することが報告[1]され，またオピオイドによる術後鎮痛に比べて鎮痛効果が良好である報告[2]などから，当施設やその関連施設の一部でも全身麻酔にTPVBの併用を開始している。

　超音波ガイド下TPVBのアプローチ法としては，肋間アプローチ[3]や傍脊椎アプローチ[4]などが報告されている。当施設では，TPVBの新しいアプローチ法として椎弓の背側を目標とする穿刺法〔肋椎管ブロック（CVCB）：仮称〕を採用している。この方法はJüttnerらによって報告された方法[5]であり，他のTPVBに比べ難易度も低く，硬膜外血腫などの重篤な合併症のリスクの減少が期待できる。

　具体的な施行法を示す。全身麻酔導入後，術側を上にした側臥位とする。次に第3もしくは第4胸椎の棘突起を同定する。その後超音波プローブ（よほど肥満患者でない限りはリニアプローブで十分である）を矢状方向に当てて棘突起を同定する。ゆっくりとプローブを平行移動させると椎弓が観察されるので，超音波ガイド下に針先を椎弓に当たるまで平行法で刺入する。その位置で体格に応じて合計30～40 mLの0.375％ロピバカインを注入する。カテーテル挿入による持続神経ブロックは原則として施行していない。麻酔導入後に本ブロックを施行すると手術中のレミフェンタニル投与量もかなり減少することができ，術後のシバリング発生率の低下[6]にも寄与すると考えられる

　また，乳腺領域の手術における新しい神経ブロック法として，pecs block[6]やpecs 2 block[7]が報告されている。前者は第3肋骨レベルの大胸筋と小胸筋間に局所麻酔薬を注入するコンパートメントブロックにより胸筋神経をブロックし，後者は前者に加え小胸筋と前鋸筋間にも局所麻酔薬を投与し，さらに長胸神経や肋間神経までもブロックできる。具体的にはT2～4レベル（症例によってはT6レベルまで）の，乳頭と傍胸骨を除く範囲までの知覚をブロックできたとの報告がある[8]。なにより，TPVBと違ってより末梢神経のブロックであるため，硬膜外血腫などの合併症の懸念がない。しかし，硬膜外鎮痛やTPVBと比較した文献は今のところ存在せず，今後の研究が待たれるところである。

【文　献】

1) Exadaktylos AK, Buggy DJ, Moriarty DC, et al. Can anesthetic technique for primary breast cancer surgery affect recurrence or metastasis? Anesthesiology 2006；105：660-4.
2) Schnabel A, Reichl SU, Kranke P, et al. Efficacy and safety of paravertebral blocks in breast surgery：a meta-analysis of randomized controlled trials. Br J Anaesth 2010；105：842-52.
3) Shibata Y, Nishiwaki K. Ultrasound-guided intercostals approach to thoracic paravertebral block. Anesth Analg 2009；109：996-7.
4) Hara K, Sakura S, Nomura T, et al. Ultrasound guided thoracic paravertebral block in breast surgery. Anaesthesia 2009；64：223-5.

5) Jüttner T, Werdehausen R, Hermanns H, et al. The paravertebral lamina technique : a new regional anesthesia approach for breast surgery. J Clin Anesth 2011 ; 23 : 443-50.
6) Nakasuji M, Nakamura M, Imanaka N, et al. Intraoperative high-dose remifentanil increases post-anaesthetic shivering. Br J Anaesth 2010 ; 105 : 162-7.
7) Blabco R. The 'pecs block' : a novel technique for providing analgesia after breast surgery. Anaesthesia 2011 ; 66 : 847-8.
8) Blanco R, Fajardo M, Parras Maldonado T. Ultrasound description of PecsⅡ (modified Pecs Ⅰ) : a novel approach to breast surgery. Rev Esp Anestesiol Reanim 2012 ; 59 : 470-5.

(佐藤　裕, 澤田　匡宏)

第II章 ● 各 論

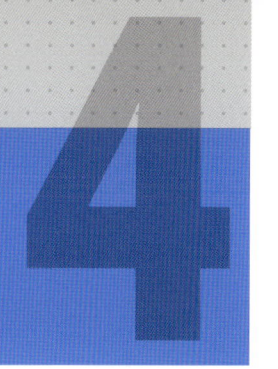

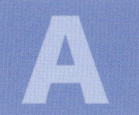

泌尿器科手術 4

A 総 論

はじめに

　小児尿路奇形を除く，腎・尿路系手術は高齢患者の占める割合が高い。したがって麻酔管理は，加齢による身体機能の低下だけでなく潜在的な呼吸・循環系の合併症の存在に配慮する必要がある。近年，泌尿器科領域で急速に普及した腹腔鏡下手術やロボット操作での手術低侵襲化は，周術期合併症の減少，術後離床期間の短縮などの有効性が示されている。しかし，慢性閉塞性肺疾患を合併した患者では，長時間の気腹操作による皮下気腫，気胸のリスクが増加し，さらに弁膜症などを潜在する患者で，ロボット支援下前立腺手術による高度の低頭位により心不全を誘発する可能性が示唆され注意が必要である。

　本項は，泌尿器科領域（腎，副腎手術，膀胱手術，前立腺手術）について従来のアプローチ（開腹，経後腹膜，恥骨上式，経尿道的など）と腹腔鏡など鏡視下手術のプロポフォール-レミフェンタニル-ケタミン（PRK）を中心とした麻酔について解説する。特に本領域の侵襲伝達路は，手術部位とそのアプローチにより大きく異なるのが特徴である。各臓器の痛みの伝達に関与する解剖および神経支配について以下に総括する（表1）。

1）泌尿器科領域の区域麻酔法に必要な解剖知識

a．腎・尿管

　腎臓への交感神経節前線維はT8～L1から始まり，腹腔神経叢と大動脈腎動脈神経節を経て腎

表1 泌尿器科手術領域神経支配

臓 器	交感神経	副交感神経	知覚神経
腎 臓	T8～L1	迷走神経	T10～L2
尿 管	T10～L2	S2～S4	T10～L2
膀 胱	T11～L2	S2～S4	T11～L2（体部），S2～4（頸部）
前立腺	T11～L2	S2～4	T11～L2, S2～4
陰 茎	L1～2	S2～4	L1～2, S2～4
陰 嚢	NS	NS	S2～4
精 巣	T10～L2	NS	T10～L1

臓に至る。副交感神経は迷走神経である。尿管への交感神経節前線維は T10～L2 から始まり，大動脈腎神経節および上・下下腹神経叢を経て尿管に至る。副交感神経は S2～4 から出ている。侵害受容性線維は交感神経とともに走行して同一の脊髄分節へと入る。そのため腎尿管の痛みは主に T10～L2 分節の体性神経支配領域に放散し，よってこの分節への神経ブロックが必要となる。

b. 膀胱・尿道

膀胱・尿道の交感神経は T11～L2 から始まり，上下腹神経叢から右・左下腹神経を経て膀胱に至る。一部の交感神経は S2～4 からも出ている。副交感神経は S2～4 の仙骨神経叢から出て，下腹神経叢へと合流する。膀胱の伸展や充満感を伝える求心性神経は副交感神経で，痛覚，触覚，温覚を伝えるのは交感神経である。膀胱の運動は膀胱三角部を除いて，ほとんどが副交感神経によって支配されている。

c. 前立腺

前立腺は骨盤副交感神経叢に起因する前立腺神経叢からの交感神経と副交感神経の両方の支配を受ける。神経支配の脊髄起始はおもに腰仙髄分節である。前立腺の痛覚は T11～L2，S2～4 へ入る。

d. 陰茎・陰嚢

陰茎の交感神経は L1～2 から，副交感神経は S2～4 から始まる。陰嚢は前方が腸骨鼠径神経と陰部大腿神経（L1～2），後方が陰部神経（S2～4）の会陰枝に支配される。

e. 精 巣

精巣は胎児期に腹腔内から陰嚢内へと降りてくるため，神経支配は腎臓に類似している。交感神経は T10～L2 から始まり，痛覚も同レベルで脊髄へ入る。

（北山　眞任，斎藤　淳一，地主　継）

B 前立腺全摘出術

はじめに

　かつては前立腺がんに対する根治術として恥骨後前立腺切除術（radical retropubic prostatectomy：RRP），ミニマム創内視鏡下前立腺全摘出術（pootless laparoscopic endoscopic surgery：PLES RRP），または腹腔鏡下前立腺全摘出術が主流であった。しかし近年ではロボット支援下腹腔鏡下前立腺全摘出術（robot-assisted laparoscopic radical prostatectomy：RARP）が増えてきている。弘前大学医学部附属病院においても2011年7月よりRARPが開始され，2013年以降は前立腺がんに対する術式においてRARPが約80％を占めており，今後も全国的にRARPは広がっていくと考えられる。そこでRARPを中心に当施設における前立腺手術の麻酔管理について述べていく。

1　ロボット支援下手術

　RARPのメリットとして，低出血量，神経機能の温存，低侵襲による入院期間の短縮などが挙げられる。しかし，RARPは25～45°の頭低位で約10 mmHgの気腹圧で行われるため，さまざまな合併症が報告されている。まず，呼吸器系では肺のコンプライアンスが低下する[1]。当施設では人工呼吸器はPCVとし，Et_{CO_2}が35～45 mmHgになるように管理している。肥満患者では特に気道内圧に注意が必要である。また，気腹，頭低位では眼圧も継時的に上昇する[2]。さらに，高二酸化炭素血症も眼圧を上昇させてしまうため，気道内圧の上昇はある程度許容（≦30 mmHg）し，二酸化炭素正常状態（normocapnia）を維持するようにする。循環器系では気腹，頭低位により前負荷・後負荷が上昇し，平均血圧が上昇する[1]。ただし，弁膜症のある患者では頭低位により逆流が増えることがあるので注意が必要である。中枢神経系では，気腹，頭低位によりcerebral tissue oxygen saturationや脳灌流は障害されない[3]という報告もあるが，長時間の気腹，頭低位では脳血管自動調節能が阻害されるという報告もあり注意が必要である[4]。当施設においても術後皮下気腫や喉頭浮腫で抜管できなかった症例を経験しており，術後は喉頭ファイバーかカフリークテストを施行してから抜管することも考慮に値する方法である。そのほかにも術後視力障害，肺水腫，心筋梗塞コンパートメント症候群を起こした例も報告されており注意が必要である。

1）ロボット支援下腹腔鏡下前立腺全摘出術（RARP）の麻酔の実際

　当施設ではRARPの麻酔はほぼ全例PRKで行っている。モニターはECG，Sp_{O_2}，直接動脈圧

測定，中心静脈圧（central venous presure：CVP），経食道心エコーで行っている．RARPではダイヴィンチの本体がロールインすると点滴ルートにアプローチすることは困難であり，あらかじめ末梢ルートを2本確保するか，中心静脈カテーテルを留置すべきである．また，前述のとおりRARPでは術中のCO$_2$はnormocapniaに維持すべきであり，採血ルートも兼ねて直接動脈圧測定も行うべきである．頭低位により弁膜症が悪化する場合があるため，当施設では経食道心エコーも併用して麻酔を行っている．導入はレミフェンタニル0.2～0.5 μg/kg/minを先行投与し，その後ケタミンを0.5～1 mg/kg，プロポフォール0.5～1.5 mg/kgをボーラス投与し，意識消失後気管挿管前にエスラックス0.6 mg/kgを投与する．維持はプロポフォールが4～8 mg/kg/hr，レミフェンタニルは0.1～0.3 μg/kg/minで行っている．また，適宜ケタミンを0.2～0.3 mg/kgボーラス投与している．また，当施設では麻酔導入後，区域麻酔を行っている．区域麻酔の選択としては，「A 総論」のとおり前立腺の知覚神経はT11～L2，S2～4となっており，この範囲の鎮痛を得るために当施設では0.375%ロピバカイン10 mLを単回投与で仙骨硬膜外麻酔を行っている．また，RARPでは腹部にポートを6か所開けて手術を行う．そのため，当施設ではポートの位置に合わせて腹直筋鞘ブロックと腹横筋膜面ブロックを併用している．0.375%ロピバカイン10 mLをポートの位置に合わせて4か所施行している．

　RARPでは頭頸部の浮腫が問題となる．そのため当施設では麻酔導入後，手術開始前までに内頸静脈のカテーテルより自己血約800 mLを脱血し，希釈式自己血輸血用のバックに保存している．希釈式自己血輸血と違い希釈は行わないため，前負荷を減らし，術中の頭頸部の浮腫を軽減させている．保存しておいた血液は，頭低位解除後にゆっくりと返血している．上述のように一般的にはRARPの手術では気腹，頭低位により前負荷，後負荷が増加するため血圧は上昇することが多いが，自己血の脱血を行うと気腹，頭低位により血圧は低下することが多く，その際には輸液の負荷は行わずに，ドブタミン1～3 μg/kg/minを使用し対処している．

　術後鎮痛として，フェンタニル3～4 μg/kgかモルヒネ0.2 mg/kgを投与し，さらにiv-PCA（patient-controlled analgesia；自己調節鎮痛）で疼痛管理を行っている．iv-PCAの組成としては，2日分の組成で　モルヒネ20 mg＋ケタミン20 mg（フェンタニル8 mL）＋ドロペリドール1 mL＋生理食塩液45 mL（39 mL），ベース投与量2 mL/hr，ボーラス投与1 mL，ロックアウトタイム30分で行っている．

　術後は全例リカバリールームで喉頭ファイバー検査を行い，喉頭浮腫の有無を確認してから抜管している．

2　開腹または腹腔鏡補助下

　根治的前立腺全摘出術の麻酔において一番の問題となるのは出血である．Santorini静脈叢からの出血で1,000 mL以上の出血をすることもまれではなく[5]，さらに短時間での出血となるため，循環管理に注意が必要である．そのため，貯血式または希釈式自己血輸血を行うことが望ま

しい．希釈式自己血輸血により 3,600 mL の出血でも同種血輸血を回避することができた症例も報告されており[5]，非常に有効である．

1）麻酔の実際

当施設では根治的前立腺全摘出術の麻酔は，ほぼ全例 PRK で行っている．モニターは ECG，Sp_{O_2}，直接動脈圧測定，CVP で行っている．麻酔の導入量，維持量，術後鎮痛の量は RARP と同様である．麻酔導入後に希釈式自己血輸血約 800 mL を脱血し，代用血漿剤を用いて希釈を行っている．区域麻酔としては，仙骨硬膜外麻酔と腹横筋膜面ブロックを併用している．

文 献

1) Awad H, Santilli S, Ohr M, et al. The effects of steep trendelenburg positioning on intraocular pressure during robotic radical prostatectomy. Anesth Analg 2009；109：473-8.
2) Awad H, Walker CM, Shaikh M, et al. Anesthetic considerations for robotic prostatectomy：a review of the literature. J Clin Anesth 2012；24：494-504.
3) Kalmar AF, Foubert L, Hendrickx JF, et al. Struys MM. Influence of steep Trendelenburg position and CO_2 pneumoperitoneum on cardiovascular, cerebrovascular, and respiratory homeostasis during robotic prostatectomy. Br J Anaesth 2010；104：433-9.
4) Lestar M, Gunnarsson L, Lagerstrand L, et al. Hemodynamic perturbations during robot-assisted laparoscopic radical prostatectomy in 45 degrees Trendelenburg position. Anesth Analg 2011；113：1069-75.
5) 西村雅之，高田典和，橋場英二ほか，希釈式自己血輸血により同種血輸血を回避できた Rh（－）患者の肝右葉切除術の麻酔経験．麻酔 2014；63：88-90.
6) Schramm P, Treiber AH, Berres M, et al. Time course of cerebrovascular autoregulation during extreme Trendelenburg position for robotic-assisted prostatic surgery. Anaesthesia 2014；69：58-63.

〈地主　継，北山　眞任，斎藤　淳一〉

C 腎摘出術

はじめに

　腎摘出術は腎悪性腫瘍と生体腎移植ドナーが適応となる．腎細胞がんは泌尿器科領域の悪性腫瘍の一つであり，近年，画像診断能力の向上に伴い増加傾向を示し，手術件数の増加が予想されている[1,2]．生体腎移植は，死体腎移植に比べてグラフトの生着率，患者予後およびコスト面でレシピエントのQOLが高く，移植腎の不足に対処する可及的な手段として開発・推進されてきた[3]．一方で従来の開腹手術は患者およびドナーへの負担が大きく，1990年代から腹腔鏡下手術導入により低侵襲化の方向に進んでいる．現在では，腎細胞がん手術の80％以上[4]，生体腎移植ドナーの半数以上が腹腔鏡または内視鏡（補助）下に施行される[5,6]．腎摘出術における術後早期回復のためのプロトコルの中で低侵襲手術の選択は，術後機能回復向上に大きく影響を与える[7]．そこで本項は側腹部横切開や腹部正中切開による従来の手術と経腹膜または後腹膜アプローチによる内視鏡での手術を比較し，それぞれに併用する区域麻酔や術中麻酔法・術後鎮痛の違いについて述べる．

1) 腎摘出術の主なアプローチと目標遮断領域（表1）

a. 側腹部横切開

　腎移植ドナーおよび限局性腎細胞がん（stage 1～2）が適応となる．内視鏡下手術が普及するまでゴールドスタンダードであり[8]，第11または12肋骨下で15～25 cmの斜切開を加え，後腹

表1　腎摘出術の主なアプローチ

アプローチ法	適応疾患	侵襲の及ぶ臓器と神経領域 体性神経	内臓神経	その他
側腹部横切開	限局性腎細胞がん 腎移植ドナー	皮膚切開 内・外腹斜筋 および腹横筋 Th11～L1	腎臓：Th10～L1	・実際の適応は減少 ・肋骨切除は侵襲が大 ・筋温存手術
腹部正中切開	進行性腎細胞がん 周辺臓器・後腹膜転移 下大静脈腫瘍塞栓	皮膚切開 腹直筋 Th7～L1	腎臓：Th10～L1 横隔膜 　中央部：C3～5 　周辺部：Th5～12 尿管：Th11～L1 膀胱：Th11～L2	・広範な皮膚切開 ・大量出血のリスク
内視鏡下または 腹腔鏡下	限局性腎細胞がん 腎移植ドナー	皮膚切開 および鉗子孔 内・外腹斜筋 および腹横筋 Th8～11	腎臓：Th10～L1	・経腹膜または経後腹膜 からのアプローチ ・皮下気腫による影響 ・用手補助もあり

膜側から腎臓に到達する．良好な視野を得るために肋骨の遠位部分の切離が必要となることもある．したがって開胸手術に準じた侵襲が加わるので遷延性疼痛への移行頻度が高いと予想される[9]．腹腔内操作は腎門部の腎動静脈を確保したのちに，腎臓を周辺の腎筋膜（Gerota's 筋膜）から剝離する．腎細胞がん手術ではさらに同側の副腎およびリンパ節の切除も行う．

必要とする遮断領域は，腎臓（Th10～L1），皮膚切開領域（Th11～L1 脊髄分節）および同レベルの外・内腹斜筋および腹横筋である．

b. 腹部正中切開

進行度の高い腎腫瘍手術（stage 2～3）が適応となる．通常は仰臥位で剣状突起から恥骨上までの腹部正中切開で行われる．下大静脈内腫瘍塞栓除去を行う場合，肝臓の脱転を行い皮膚切開も胸部に及ぶこともある．また尿管浸潤のある場合，膀胱部分切除も含まれ手術侵襲は広範囲となる．

必要とする遮断領域は，横隔膜（中央部 C3～5，周辺部 Th5～12），腎臓（Th10～L1），尿管（Th11～L1），膀胱（Th11～L2），皮膚切開（Th7～L1）および同レベルの腹直筋筋層に及ぶ．

c. 内視鏡下（経腹膜，経後腹膜）

進行度の低い腎細胞がん（stage 1～2）と腎移植ドナーが適応となる．側臥位で腰部を伸展しカメラポートを含む 4～5 か所のトロッカーを留置して開腹操作と同様に腎門部の血管，尿管の処理を行って腎筋膜から腎を剝離する．摘出腎は，鉗子の切開を拡大し（約 5 cm），腹部正中または鼠径上部から摘出する[3]．

必要とする遮断領域は，腎臓（Th10～L1），トロッカー挿入領域（Th8～11 脊髄分節）および同レベルの外・内腹斜筋および腹横筋である．

2）PRK と区域麻酔の併用の有益性

PRK による全静脈麻酔（TIVA）の特徴は「A 総論」の記述に準ずる．ここでは腎摘出術において TIVA と局所麻酔（腹壁神経ブロック，胸部硬膜外麻酔，創部浸潤など）を併用することの有益性について解説する．

a. 手術侵襲の変化に伴う麻酔深度の調節性

側腹部切開腎摘出術における麻酔管理中は，①執刀時の皮膚切開，②筋膜剝離および腹膜牽引，③腎門部の腎動静脈と尿管の切離をピークに増減し，腎筋膜の剝離は比較的侵襲が低い．PRK による TIVA ではこのような侵襲の変化を予測して鎮痛の程度（レミフェンタニル速度）を随時調節し麻酔深度を変更する．一方で区域麻酔による求心路遮断が併用されている場合は，手術侵襲に伴うストレス反応の振幅が減少する．その結果，相対的に低用量のレミフェンタニル投与速度（0.1～0.2 μg/kg/min）で適切な麻酔深度の維持が可能になる．また体幹部の末梢神経ブロック〔腹横筋膜面ブロック（transversus abdominis plane block：TAP block）や，腹直筋鞘ブロック（rectus sheath block：RSB）〕は遮断領域が体性痛に限局し，部分的な求心路遮断状態であるに

もかかわらず実際は，レミフェンタニルの維持量が低用量で微調整を必要としないことを多く経験する。さらに遮断領域が限局した神経ブロックでは，交感神経遮断による循環抑制を避けて大量出血時の循環管理を容易にする（後述）。

b. 手術侵襲によるストレス反応，炎症反応の抑制

手術による急性痛だけでなく組織の障害による炎症や再灌流障害侵害刺激さらに急性痛が生体の恒常性を保つためにストレス反応を生じさせる。その主な伝達経路である末梢神経および脊髄の遮断により，周術期を通じて生じる有害な反応（高血圧，頻脈，タンパク異化亢進，凝固亢進など）を抑制しうる[10,11]。また炎症細胞由来の炎症性サイトカインは局所麻酔薬によりその分泌が抑制され，また免疫細胞の遊走能を抑制することが知られており[12,13]，創部への局所麻酔薬の浸潤は，局所炎症を軽減し術後オピオイドに使用量を減量する[14]。ただし胸部硬膜外麻酔を含む区域麻酔の求心路遮断による炎症反応への影響は見解が明らかにされていない[15,16]。

c. 大量出血や危機的循環虚脱における血圧維持

腎腫瘍手術では，腎門部周辺に下大静脈や腹部大動脈が位置し血管破たんによる大量出血や腫瘍塞栓に至った患者では，肺動脈塞栓症による循環虚脱のリスクが存在する。胸部硬膜外麻酔による広範囲の交感神経遮断は予想以上の低血圧を来す。また肺塞栓症を生じた際，救命や根治的な塞栓治療として人工心肺の適応を考慮する必要がある。したがって腫瘍進達の程度など上記のリスクを事前に執刀医と協議して硬膜外麻酔の適応を検討する。硬膜外麻酔が困難な場合，TAP blockやRSBなどの交感神経遮断作用が少なく抗凝固薬によるリスクの低い腹壁のブロックが選択される。

また重篤な循環抑制の際は，麻酔維持に必要なレミフェンタニルおよびプロポフォールも血圧維持に影響が大きくなるので，ケタミン持続投与による麻酔法（FK）へ変更することが容易である。

3）腎摘出術の各術様式に対応する区域麻酔の選択と実際の投与方法（表2）

a. 腹部正中切開

腹部正中切開によるアプローチでは，剣状突起から臍下部（およそTh7〜11）に至る広範な皮膚切開が必要であり，術後疼痛に対して持続胸部硬膜外麻酔の併用が望ましい。しかし腫瘍塞栓による人工心肺の可能性や硬膜外麻酔が禁忌の場合はやむをえずiv-PCAによるオピオイド持続投与に加えて，術前または手術終了時にTAP block，RSBなど腹壁ブロックを併用する。腹壁ブロックは内臓神経の遮断効果はなく術中においてもオピオイドが必要である。

b. 側腹部横切開

皮膚切開が約15〜25 cmと大きく，また肋骨遠位部の切離の可能性があり開胸手術に準じる術後疼痛への対策が必要である。Th10〜12領域に応じた神経遮断が得られる持続胸部硬膜外ブ

表2 それぞれの手術アプローチに対応する局所麻酔法

手術アプローチ	側腹部横切開	腹部正中切開	内視鏡・腹腔鏡補助下
手術創 (------) および鉗子孔 (☆印)			
ブロック領域 区域麻酔	Th10〜12 (持続) TPVB 持続 TEA TAP block	Th7〜11 持続 TEA Subcostal TAP block RSB	Th10〜12 TPVB TAP block
局所麻酔薬 TAP block, RSB 胸部硬膜外ブロック 胸部傍脊椎ブロック	0.3〜0.5%ロピバカインをロピバカインとして総量<3 mg/kgでブロック範囲に応じて希釈し使用 0.2%ロピバカイン 2〜4 mL/hr で持続投与 0.5〜0.375%ロピバカイン 20〜30 mL (単回). 0.2%ロピバカイン 4〜6 mL/hrで持続注入		

ロック (thoracic epidural block：TEA) に加えて胸部傍脊椎ブロック (thoracic paravertebral block：TPVB) が選択枝となる．TPVBは片側性であり，交感神経遮断による血圧低下は弱い．持続および単回投与のいずれも超音波ガイド下で行う[17]のが一般的である (図1)．なお，われわれは，超音波ガイド下TPVBは画像上の傍脊椎腔でなく上肋横突靱帯背面に局所麻酔薬を広げる方法を検討しており (図1：白矢印)，神経損傷や気胸のリスクを軽減しかつ十分な効果が得られる方法として期待している．

c. 腹腔鏡下腎摘出術

腎臓周辺の腎筋膜の剥離領域や腎門部の処理範囲は開腹手術と同様である．しかし内視鏡の鉗子孔の位置は患者の体型，腫瘍の大きさなどにより変わるため広範囲の遮断領域が必要となることもある．一方で腎臓摘出のための皮膚切開孔は小さく全体の侵襲は小さいので，必ずしも胸部硬膜外ブロックが推奨されているわけではない．弘前大学医学部附属病院では，単回TPVBやTAP blockなどを併用している．

各アプローチにおける遮断 (予定) 領域，皮膚切開の範囲，区域麻酔法の選択，局所麻酔薬，投与量など表2に示す．

4) PRK麻酔の投与量・投与方法

麻酔導入にはレミフェンタニル 0.2〜0.5 μg/kg/min 先行持続静注し，ケタミン 0.2〜1 mg/kg とプロポフォール 0.8〜2.0 mg/kg/hr を循環動態の確認をしながら緩徐に分割投与，意識の消失後にロクロニウム 0.6 mg/kg 投与して気管挿管を行う．気管挿管後，プロポフォールはBispec-

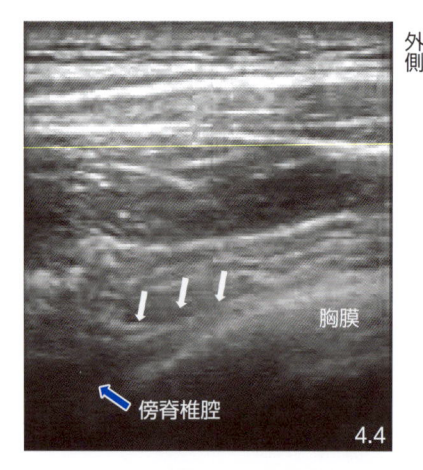

図1 傍脊椎腔への局麻薬の浸潤

TPVBは，通常，傍脊椎腔（➡）内に局所麻酔薬を注入する．一方で，神経遮断が必要な分節の上肋横突靱帯（⇨）の背側へ局所麻酔薬を注入し同様の効果が得られる．この方法では，気胸や神経損傷のリスクが低くなると考えられる．

tral index（BIS）と循環動態を確認しながら（3〜6 mg/kg/hr）持続投与する。レミフェンタニルは手術操作に応じて0.025〜0.25 μg/kg/minで調節する。執刀開始後は循環動態に応じてプロポフォールとレミフェンタニルの投与量を調節しており，ケタミンは0.2〜0.4 mg/kgでボーラス投与する。硬膜外ブロックまたはTPVB併用時は，プロポフォール，レミフェンタニルのいずれも低用量で麻酔深度の維持が可能である。またTAP blockなどの腹壁の末梢神経ブロックでは，体表から腹壁にかけての操作と腹腔内に及んだ際の麻酔深度に違いを生じるので注意する。

5）術後鎮痛法

　腹壁ブロックや単回TPVBへiv-PCAを併用する症例では，レミフェンタニルからのtransitional opioidとしてモルヒネ0.1〜0.2 mg/kgまたはフェンタニル15〜20 μg/hr程度の投与を50時間（2日間）持続し，PCAシステム（ロックアウトタイム30分，1回投与＝モルヒネ：0.05〜0.1 mg/kgまたはフェンタニル：7.5〜10 μg）を併用する。閉腹までにBISを観察しながらプロポフォールを2〜5 mg/kg/hrへ減量し，手術終了後15〜30分で覚醒を確認可能である。術後はICUへ入室し，経過を観察する。

まとめ

　腎摘出術領域でも術後早期回復を目指した周術期管理の一環として，手術の低侵襲化が急速に広がっている。これに対応して麻酔からの早期覚醒はもとより十分な術後鎮痛を効率よく行う必要がある。鎮痛手段もこれまでゴールドスタンダードであった胸部硬膜外麻酔から鎮痛法自体による合併症やリスクの低い方法（iv-PCA＜腹壁ブロック＜胸部傍脊椎ブロック）に移行しつつあ

る。このような流れでPRK麻酔と区域麻酔または局所麻酔の組み合わせは，適切な麻酔方法の選択幅が広く有利な点が多いと考えている。

文 献

1) Engeland A, Haldorsen T, Tretli S, et al. Prediction of cancer incidence in the Nordic countries up to the years 2000 and 2010. A collaborative study of the five Nordic Cancer Registries. APMIS (suppl) 1993 ; 38 : 1-124.
2) Taari K, Perttilä I, Nisen H. Laparoscopic versus open nephrectomy for renal cell carcinoma? Scand J Surg 2004 ; 93 : 132-6. Review.
3) Minnee RC, Idu MM. Laparoscopic donor nephrectomy. Neth J Med 2010 ; 68 : 199-206. Review.
4) Gerber GS, Stockton BR. Update on laparoscopic nephrectomy and nephroureterectomy. J Endourol 2005 ; 19 : 1151-3.
5) Matas AJ, Bartlett ST, Leichtman AB, et al. Morbidity and mortality after living kidney donation, 1999-2001 : survey of United States transplant centers. Am J Transplant 2003 ; 3 : 830-4.
6) Wilson CH, Sanni A, Rix DA, et al. Laparoscopic versus open nephrectomy for live kidney donors. Cochrane Database Syst Rev 2011 ; 9 ; CD006124.
7) Kitayama M. Role of regional anesthesia in the enhanced recovery after surgery program. J Anesth. 2014 ; 28 : 152-5.
8) Mickisch G, Carballido J, Hellsten S, et al. European Association of Urology. Guidelines on renal cell cancer. Eur Urol 2001 ; 40 : 252-5.
9) Wildgaard K, Ravn J, Kehlet H. Chronic post-thoracotomy pain : a critical review of pathogenic mechanisms and strategies for prevention. Eur J Cardiothorac Surg 2009 ; 36 : 170-80.
10) Kehlet H. The surgical stress response : should it be prevented? Can J Surg 1991 ; 34 : 565-7.
11) Holte K, Kehlet H. Epidural anaesthesia and analgesia-effects on surgical stress responses and implications for postoperative nutrition. Clin Nutr 2002 ; 21 : 199-206. Review.
12) Yardeni IZ, Beilin B, Mayburd E, et al. The effect of perioperative intravenous lidocaine on postoperative pain and immune function. Anesth Analg 2009 ; 109 : 1464-9.
13) Hollmann MW, Durieux ME. Local anesthetics and the inflammatory response : a new therapeutic indication? Anesthesiology 2000 ; 93 : 858-75. Review.
14) Thornton PC, Buggy DJ. Local anaesthetic wound infusion for acute postoperative pain : a viable option? Br J Anaesth 2011 ; 107 : 656-8.
15) Hahnenkamp K, Herroeder S, Hollmann MW. Regional anaesthesia, local anaesthetics and the surgical stress response. Best Pract Res Clin Anaesthesiol 2004 ; 18 : 509-27. Review.
16) Fant F, Tina E, Sandblom D, et al. Thoracic epidural analgesia inhibits the neuro-hormonal but not the acute inflammatory stress response after radical retropubic prostatectomy. Br J Anaesth 2013 ; 110 : 747-57.
17) Shibata Y, Nishiwaki K. Ultrasound-guided intercostal approach to thoracic paravertebral block. Anesth Analg 2009 ; 109 : 996-7.

(北山　眞任，斎藤　淳一，地主　継)

D　膀胱全摘出術

はじめに

　膀胱全摘出術は長時間手術の傾向，突然の大量出血の可能性，腎機能維持のための特別な注意の必要性などを特徴とする[1]。一般に高齢者が対象となるため，加齢による生理的変化に加えて，循環器系および呼吸器系疾患を合併していることが多く，麻酔管理上問題となる。近年の手術技術や周術期ケアの質の向上にもかかわらず膀胱全摘出術では依然高い術後合併症発症率 26～64％[2〜5]，90日死亡率2～7％[5〜7]が報告されている。その一方でいくつかの術後早期回復のためのプロトコルが提示され[8,9]，輸液管理や鎮痛法などさまざまな推奨要素を中心に治療成績向上に向けた取り組みがなされている[10]。例えば膀胱全摘出術では過剰な輸液は術後合併症を増加させる可能性が指摘され[10]，食道ドプラーを利用した1回心拍出量を最大にするような輸液管理[11]や制限輸液と血管作動薬の併用により合併症の発症率の減少や在院日数の短縮も報告[12]されており，麻酔管理の重要性が高まっている。

1）PRKによる麻酔管理の特長

　弘前大学医学部附属病院では膀胱全摘出術はほぼ全例PRKを中心とした全身麻酔管理している。膀胱全摘出術に伴う尿路変更術として尿管皮膚瘻，回腸導管，回腸を用いた代用膀胱のいずれかを行っている。後2者では回腸への手術侵襲による術後の腸管運動抑制を予防する目的で硬膜外カテーテルを挿入し術中・術後疼痛管理に利用している。しかし，近年心血管病変や脳血管病変に対する抗血小板療法，抗凝固薬の普及に伴い，特に高齢者層における硬膜外鎮痛法の安全な施行が制限されることも多い。そうした背景から術後鎮痛法の一環として当施設においては，超音波ガイド下に腹横筋膜面ブロック（transversus abdominis plane block：TAP block）や腹直筋鞘ブロック（rectus sheath block：RSB）を併用することも多い。

　PRK単独の麻酔法は十分な麻酔深度が得られるため侵襲による循環変動が少なく，その一方で硬膜外ブロックに伴う広範な交感神経遮断を避け，その結果過剰な輸液を制限できる特徴がある。一方でTAP blockやRSBなどの腹壁ブロックによる交感神経遮断は軽度であり過度な血圧低下は起こさず，術後疼痛を軽減しオピオイド使用量を減少する[13]とされ全身麻酔に腹壁ブロック併用の利点は大きい。

　ケタミンはNMDA受容体の拮抗および下行抑制系の賦活を介しさまざまな薬理学的作用を示すことが知られている[14]。ケタミンの代謝産物であるノルケタミンは鎮痛効果を有し術後24時間かけて徐々に排泄される[15]。術中のケタミンの使用は術後のモルヒネの使用量を減少させ，術後悪心・嘔吐（postoperative nausea and vomiting：PONV）の発症率も低下させる[16]。さらにケタミンは抗炎症作用[17,18]のほか，フェンタニル[19]やレミフェンタニル[20]による痛覚過敏を抑制する作用，抗シバリング作用[21]が報告されており，膀胱全摘出術のような長時間手術において全身性炎症反応症候群の予防やオピオイド使用量削減による副作用予防にケタミンの併用は有用と

予想できる。また大量出血などによるショック時には持続ケタミンを中心とした麻酔管理への切り替えが容易であり，麻酔薬による循環抑制を避けカテコールアミンの使用量を減少させる[22]。

2）術中に侵襲の及ぶ解剖構造と区域麻酔の選択

　膀胱全摘出術などの下腹部手術では皮膚や筋肉，壁側腹膜などから生じる体性痛と腹腔，骨盤内臓器から生じる内臓痛とに分けられる。

　体性痛は下部胸髄（Th9〜12）および第1腰髄（L1）に由来する腸骨下腹神経および腸骨鼠径神経を介して伝わる。

　内臓痛は各臓器を支配する交感神経および副交感神経と並行する求心性線維を介して脊髄へ伝わる。膀胱と尿道の交感神経はTh11〜L2分節に起始し，上下腹神経叢から右・左下腹神経を経て膀胱に達する。副交感神経は第2〜4仙髄（S2〜4）分節から骨盤副交感神経叢を形成し，下腹神経叢へと合流する。膀胱枝はさらに膀胱底部に達し，そこから膀胱や近位尿道に至る。膀胱の伸展や充満感を伝える求心性神経は副交感神経で，痛覚，触覚，温覚を伝えるのは交感神経である。前立腺および前立腺部尿道は骨盤副交感神経叢に起因する前立腺神経叢から交感神経と副交感神経の両方の支配を受ける。下腹神経叢もこれに合流し，神経支配の脊髄起始は主に腰仙髄分節である（Th11〜L2，S2〜4）。

　膀胱全摘出術における侵襲領域が広範である。オピオイドはC線維で伝達する内臓痛を強く抑制するが，Aδ線維で伝達される体動時体性痛の抑制は不十分となる。患者背景や手術侵襲の程度によりオピオイドに硬膜外鎮痛や末梢神経ブロック，その他の鎮痛補助薬を使用することが重要となる。作用機序の異なる複数の鎮痛法を組み合わせるマルチモーダル鎮痛法[23,24]が提唱され，副作用を最小に抑えつつ十分な鎮痛を図ることを目的としている。

　開腹手術では硬膜外鎮痛が第一選択となる。硬膜外鎮痛は，術後鎮痛を目的とした求心路遮断の手段として最も強力に手術侵襲によるストレス反応を抑制する。さらに交感神経遮断による腸管蠕動促進，オピオイド使用量の減量など，早期離床を促すにいくつかの重要な要素を包括する[10]。

　硬膜外鎮痛の適応とならない患者に対しては，体性痛軽減のため末梢神経ブロックが代替法として有力であるが現在のところ明確なエビデンスは少ない[25,26]。TAP blockやRSBは術後疼痛の緩和やオピオイド使用量の減少に効果があると報告されている[27,28]。TAPはアプローチ方法により鎮痛効果が得られる部位が異なる[28]。O'Donnellらが示した後方TAPではTh10〜12がブロックされるため臍下の下腹部手術に適応となる[29]。一方，肋骨弓下TAPでは臍上部（Th6〜9）にも鎮痛効果が得られるため臍上への皮膚切開や内視鏡ポートの挿入部が必要な手術では適応となる[30]。膀胱全摘出術では後方TAP＋肋骨弓下TAPの併用あるいは後方TAP＋臍上部のRSBの併用が必要である。なおTAPやRSBでは内臓痛はブロックできないため術後疼痛管理に全身オピオイド投与が必要となる。

　仙骨硬膜外ブロックは膀胱および前立腺刺激による下腹部から会陰部にわたる主に仙髄領域の疼痛や違和感の軽減に有用である。

表1　硬膜外ブロックと末梢神経ブロックの実際

		投与・施行方法	薬物	投与量（持続投与量）
胸部硬膜外ブロック	麻酔導入後 膀胱摘出後	ボーラス投与 ボーラス投与	モルヒネ 0.2〜0.375% ロピバカイン	2 mg 2〜5 mL
		持続投与	0.2〜0.375% ロピバカイン	2〜5 mL/hr
仙骨硬膜外ブロック	麻酔導入後	単回投与	0.25〜0.375% ロピバカイン	10〜15 mL
末梢神経ブロック	TAP block	単回投与	0.2〜0.375% ロピバカイン	15〜30 mL（片側）
	RSB	単回投与	0.2〜0.375% ロピバカイン	10 mL（1か所）

TAP block：腹横筋膜面ブロック，RSB：腹直筋鞘ブロック

3）膀胱全摘出術に対するPRK麻酔の実際

　当施設で施行しているPRKの概要を述べる。麻酔前投薬として手術当日麻酔導入60分前にロキサチジン75 mgとジアゼパム2〜10 mgを経口投与する。麻酔導入にはレミフェンタニル0.2〜0.5 μg/kg/minを先行持続静注し，ケタミン0.2〜1 mg/kgとプロポフォール0.8〜1.5 mg/kgを循環動態の確認をしながら緩徐に分割投与し，意識の消失を確認後ロクロニウム0.6〜1.0 mg/kg投与して気管挿管を行う。気管挿管後，プロポフォールはBISと循環動態を確認しながら，大多数の症例で3〜6 mg/kg/hrの持続投与としている。一方，レミフェンタニルは0.025〜0.1 μg/kg/minで持続投与を継続し，執刀時に0.15〜0.25 μg/kg/minへ増量している。腹壁ブロック症例では麻酔導入から執刀までの間に超音波ガイド下にTAP blockやRSBを施行する（表1）。術中は血圧や心拍数を参考に投与量を調節している。ケタミンは0.2〜0.4 mg/hrでボーラス投与しており，手術終了時までに1.5〜2 mg/kgを目安として使用している。膀胱摘出後，硬膜外鎮痛あるいはiv-PCAを開始している。iv-PCA症例ではレミフェンタニルからのtranditional opioidとしてモルヒネ0.1〜0.2 mg/kgを静注している。

a．術後鎮痛法

　PCAは患者自身が投与を判断することで，年齢，体格，薬物感受性，疼痛に関する個人差などに対応した鎮痛法である。また鎮痛薬が必要になった時点から追加投与までの時間が短縮できる点や必要時にいつでも投与できるという精神的負担の軽減が利点として挙げられる。硬膜外カテーテルを用いたPCA，全身オピオイド投与を用いたiv-PCAが使用されている（表2）。使用薬物は確実に鎮痛効果の得られる強オピオイドが使用されることが多い。当施設におけるiv-PCAはモルヒネとケタミンを併用している。iv-PCAに少量のケタミンを使用することでペインスコアおよびモルヒネの使用量を有意に減少し，術後の低酸素血症の頻度も減少させるとされている[31]。ドロペリドールはD₂受容体拮抗薬であり，PONV予防に有用である。小児やQTc延長症例では慎重に使用している。

表2　術後鎮痛の実際

	投与期間	薬物	投与量（持続投与量）
硬膜外ブロック	POD 0〜1	0.2%ロピバカイン モルヒネ	2 mL/hr 4 mg/day
	POD 2〜7	0.2%ロピバカイン	4 mL/hr
iv-PCA組成	（年齢） モルヒネ ケタミン ドロペリドール	〜59歳 60 mg 40 mg 5 mg	60〜70歳　71歳〜 40 mg　　30 mg以下 40 mg　　40 mg以下 5 mg　　　5 mg以下

以上を50時間（2日間）で投与する．
上記の薬液を生理食塩液で総量100 mLに希釈しポンプ内に注入
流量2 mL/hr，PCA投与量1 mL，ロックアウトタイム30分

4）その他の膀胱手術の麻酔管理上の問題点とPRK

a．ロボット支援下膀胱全摘出術（RALC）

　ロボット支援下膀胱全摘出術（robot-assisted laparoscopic cystectomy：RALC）の麻酔管理上の問題点は長時間の気腹と高度頭低位（25〜45°）による呼吸，循環，中枢神経系への影響である．

❶ 呼吸管理

　気腹および高度頭低位のため肺コンプライアンスは低下する．Et_{CO_2}が35〜40 mmHgになるよう分時換気量を設定する．Et_{CO_2}が一定に達したのちにEt_{CO_2}の再上昇を認めた場合には，分時換気量の変化を確認のうえ，皮下気腫や出血の有無を確認する．なお，長時間の頭低位は頭頸部の粘膜に浮腫を来すため，喉頭浮腫などによる上気道閉塞に注意が必要である．

❷ 循環管理

　気腹および高度頭低位により心臓前・後負荷が増加し，循環動態へ影響を及ぼす．特に高齢者や弁膜症患者では循環抑制に注意が必要である．

❸ 中枢神経系

　気腹および高度頭低位による眼圧の上昇，脳灌流圧の減少が知られている．緑内障や脳卒中の既往がある患者では特に注意が必要である．なお，ケタミン単独投与では眼圧や脳圧を上昇させるが[32]，鎮静薬やオピオイドとの併用でその上昇は抑制されるため安全に使用できる[33]．

　高度皮下気腫，喉頭浮腫，循環虚脱，視力障害，脳卒中などの有害事象が報告されており，術前の麻酔説明では上記合併症のリスクについて説明している．当施設においても高度皮下気腫や喉頭浮腫により抜管できない症例や循環虚脱のために高容量のカテコールアミンを使用した症例を経験している．

　区域麻酔はポート位置に合わせ後方TAP blockとRSBまたは肋骨弓下TAP blockを併用する．

まとめ

　膀胱全摘出術を受ける患者は総じて高齢者層が多く，周術期の侵襲による循環器系を中心とし

た合併症のリスクが増大する。レミフェンタニルを術中鎮痛の中心にした全身麻酔管理は循環系の変動を最小限にし，ケタミンとの併用は，双方の薬物の有害事象を軽減・補完する効果が示されている。さらに術後疼痛に向けてモルヒネ，フェンタニルなどのオピオイド，神経ブロック，ケタミンなどによるマルチモーダル鎮痛法への円滑な移行が容易である。さらに術前から施行する末梢神経ブロックにより，鎮痛効果だけでなく，術後慢性痛への移行を予防する効果が示されており[34]，今後硬膜外麻酔の代替法として普及が予想されている。

【文　献】

1) Malhotra V, Sudheendra V, O'Hara J, et al. Anesthesia and the renal and genitourinary systems. Miller's Anesthesia 7th ed. Edinburgh：Churchill Livingstone；2010. p.2105-34.
2) Froehner M, Brausi MA, Herr HW, et al. Complications following radical cystectomy for bladder cancer in the elderly. Eur Urol 2009；56：443-54.
3) Shabsigh A, Korets R, Vora KC, et al. Defining early morbidity of radical cystectomy for patients with bladder cancer using a standardized reporting methodology. Eur Urol 2009；55：164-74.
4) Cardenas-Turanzas M, Cooksley C, Kamat AM, et al. Gender and age differences in blood utilization and length of stay in radical cystectomy：a population-based study. Int Urol Nephrol 2008；40：893-9.
5) Chahal R, Sundaram SK, Iddenden R, et al. A study of the morbidity, mortality and long-term survival following radical cystectomy and radical radiotherapy in the treatment of invasive bladder cancer in Yorkshire. Eur Urol 2003；43：246-57.
6) May M, Fuhrer S, Braun KP, et al. Results from three municipal hospitals regarding radical cystectomy on elderly patients. Int Braz J Urol 2007；33.
7) Stimson CJ, Chang SS, Barocas DA, et al. Early and late perioperative outcomes following radical cystectomy：90-day readmissions, morbidity and mortality in a contemporary series. J Urol 2010；184：1296-300.
8) Karl A, Buchner A, Becker A, et al. A new concept for Early Recovery After Surgery in patients undergoing radical cystectomy for bladder cancer-results of a prospective randomized study. J Urol 2014；191：335-40.
9) Daneshmand S, Ahmadi H, Schuckman AK, et al. Enhanced recovery after surgery in patients undergoing radical cystectomy for bladder cancer. J Urol 2014 [Epub ahead of print].
10) Cerantola Y, Valerio M, Persson B, et al. Guidelines for perioperative care after radical cystectomy for bladder cancer：Enhanced Recovery After Surgery(ERAS®)society recommendations. Clin Nutri 2013；32：879-87.
11) Pillai P, McEleavy I, Gaughan M, et al. A doubleblind randomized controlled clinical trial to assess the effect of doppler optimized intraoperative fluid management on outcome following radical cystectomy. J Urol 2011；186：2201-6.
12) Wuethrich PY, Burkhard FC, Thalmann GN, et al. Restrictive deferred hydration combined with preemptive norepinephrine infusion during radical cystectomy reduces postoperative complications and hospitalization time. Anesthesiology 2014；120：365-77.
13) Abdallah FW, Laffey JG, Halpern SH, et al. Duration of analgesic effectiveness after the posterior and lateral transversus abdominis plane block techniques for transverse lower abdominal incisions：a meta-analysis. Br J Anaesth 2013；111：721-35.
14) Hirota K, Lambert DG. Ketamine：new uses for an old drug? Br J Anaesth 2011；107：123-6.
15) Hirota K, Wakayama S, Sugihara K, et al. Pharmacokinetics of ketamine during hypothermic

cardiopulmonary bypass in cardiac patients. J Anesth 1995 ; 9 : 224-8.
16) Bell RF, Dahl JB, Moore RA, et al. Perioperative ketamine for acute postoperative pain. Cochrane Database Syst Rev 2006 ; 25 : CD004603.
17) Cho JE, Shim JK, Choi YS, et al. Effect of low-dose ketamine on inflammatory response in off-pump coronary artery bypass graft surgery. Br J Anaesth 2009 ; 102 : 23-8.
18) Hudetz JA, Pagel PS. Neuroprotection by ketamine : a review of the experimental and clinical evidence. J Cardiothorac Vasc Anesth 2010 ; 24 : 131-42.
19) Laulin JP, Maurette P, Corcuff JB, et al. The role of ketamine in preventing fentanyl-induced hyperalgesia and subsequent acute morphine tolerance. Anesth Analg 2002 ; 94 : 1263-9.
20) Joly V, Richebe P, Guignard B, et al. Remifentanil-induced postoperative hyperalgesia and its prevention with small-dose ketamine. Anesthesiology 2005 ; 103 : 147-55.
21) Nakasuji M, Nakamura M, Imanaka N, et al. An Intraoperative small dose of ketamine prevents remifentanil-induced postanesthetic shivering. Anesth Analg 2011 ; 113 : 484-7.
22) Yli-Hankala A, Kirvela M, Randell T, et al. Ketamine anaesthesia in a patient with septic shock. Acta Anaesthesiol Scand 1992 ; 36 : 483-5.
23) Wu CL, Raja SN. Treatment of acute postoperative pain. Lancet 2011 ; 377 : 2215-25.
24) Apfellbaum JL, Ashburn MA, Connis RT, et al. Practice guidelines for acute pain management in the perioperative setting : an updated report by the American Society of anesthesiologists task force on acute pain management. Anesthesiology 2012 ; 116 : 248-73.
25) Niraj G, Kelkar A, Jeyapalan I, et al. Comparison of analgesic efficacy of subcostal transverses abdominis plane blocks with epidural analgesia following upper abdominal surgery. Anaesthesia 2011 ; 66 : 465-71.
26) Niraj G, Kelkar A, Fox A. Oblique subcostal TAP catheters : an alternative to epidural analgesia after upper abdominal surgery? Anaesthesia 2009 ; 64 : 1137-40.
27) Elkassabany N, Ahmed M, Malkowicz SB, et al. Comparison between the analgesic efficacy of transverses abdominis plane (TAP) block and placebo in open retropubic radical prostatectomy : a prospective, randomized, double-blinded study. J Clin Anesth 2013 ; 25 : 459-65.
28) Abdallah FW, Chan VW, Brull R. Transversus abdominis plane block : a systemic review. Reg Anesth Pain Med 2012 ; 37 : 193-207.
29) McDonnell JG, O'Donnell B, Curley G, et al. The analgesic efficacy of transversus abdominis plane block after abdominal surgery : a prospective randomized controlled trial. Anesth Analg 2007 ; 104 : 193-7.
30) Barrington MJ, Ivanusic JJ, Rozen WM, et al. Spread of injectate after ultrasound-guided subcostal transversus abdominis plane block : a cadaveric study. Anaesthesia 2009 ; 64 : 745-50.
31) Carstensen M, Moller AM. Adding ketamine to morphine for intravenous patient-controlled analgesia for acute postoperative pain : a qualitative review of randomized trials. Br J Anaesth 2010 ; 104 : 401-6.
32) Takeshita H, Okuda Y, Sari A. The effects of ketamine on cerebral circulation and metabolism in man. Anesthesiology 1972 ; 36 : 69-75.
33) 廣田和美, 工藤 明, 土橋伸行ほか. ケタミン・フェンタニールによる完全静脈麻酔の臨床的研究—第14報：硬膜外腔圧に及ぼす影響（その2）—. 麻酔 1992 ; 41 : 964-7.
34) Vila H Jr, Liu J, Kavasmaneck D. Paravertebral block : new benefits from an old procedure. Curr Opin Anaesthesiol 2007 ; 20 : 316-8.

（斎藤　淳一，北山　眞任，地主　継）

E TUR

　経尿道的切除術（transurethral resection：TUR）において，脊髄くも膜下麻酔の困難な患者では全身麻酔で管理する。ラリンジアルマスクを筋弛緩薬非投与下に挿入し，膀胱損傷を避けるため神経刺激装置を併用した超音波ガイド下閉鎖神経ブロックを施行する。手術操作や尿道カテーテル挿入に伴う会陰部の不快感が術後の不穏や興奮の原因となることが指摘されている。超音波ガイド下仙骨硬膜外ブロックがその予防に有用である[1]（表1）。

表1　TUR-Bt における区域麻酔の実際

区域麻酔	施行方法	薬物	投与量
閉鎖神経ブロック	単回投与	1〜2％リドカイン	10〜15 mL（片側）
	単回投与	0.375％ロピバカイン	10〜15 mL（片側）
仙骨硬膜外ブロック	単回投与	0.25〜0.375％ロピバカイン	10〜15 mL

経尿道的膀胱腫瘍切除術（transurethral resection of bladder tumour：TUR-Bt）

【文　献】

1) Tsuchiya M, Kyoh Y, Mizutani K, et al. Ultrasound-guided single shot caudal block anesthesia reduces postoperative urinary catheter-induced discomfort. Minerva Anestesiol 2013 ; 79 : 1381-8.

（斎藤　淳一，北山　眞任，地主　継）

第Ⅱ章 ● 各 論

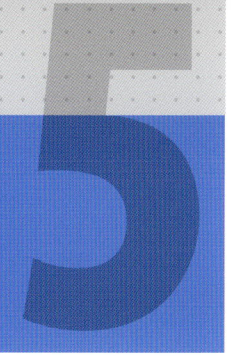

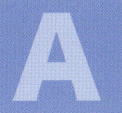

産婦人科手術

A 婦人科領域

はじめに

　本領域の術式には，他の外科手術領域同様，開腹手術，腹腔鏡下手術が含まれる。術後鎮痛を含む基本的な麻酔管理は他の下腹部手術と同様であるが，術後の嘔気嘔吐の発生は女性に多いことから，女性特有の留意点も存在する。また，近年，本邦でもロボット支援下手術の導入が急速に進んだ結果，弘前大学医学部附属病院婦人科でも本術式を採用しつつある。本項では，当施設における，婦人科開腹手術，腹腔鏡下手術およびロボット支援下手術における末梢神経ブロックを中心とした麻酔管理を紹介する。

1 開腹手術

　硬膜外鎮痛法は，優れた鎮痛効果をもち，生体の手術侵襲に対するストレス反応，タンパク異化作用を抑制し，術後の早期回復に貢献することから，近年提唱されているEnhanced Recovery After Surgery（ERAS）戦略の主要因子とされている。当初，ERASは，大腸手術を対象に始められたが，現在は，婦人科領域[1]を含む多くの術式で行われている。2013年に発表されたすべての腹腔内手術を対象としたCochrane Database Systematic Reviewではオピオイドを用いたintravenous patient-controlled analgesia（iv-PCA；自己調節鎮痛）と比較し，硬膜外ブロックが術後72時間にわたり優れた鎮痛効果を示すことが報告された[2]。これらの事実を考慮すると，古典的鎮痛法である硬膜外鎮痛法は依然，開腹手術においては，主要なものであると思われる。しかしながら，一方で，Belavyら[3]は，初期の子宮内膜がんに対して腹式子宮全摘除術を施行した257名を対象に，硬膜外鎮痛を受けた患者と受けなかった患者の術後の合併症の発生率を調査した結果，硬膜外鎮痛の使用が，術後合併症の発生の増加に関与していることを明らかにした。また，近年，本邦でも欧米と同様に，深部静脈血栓症の予防のため，周術期の抗凝固薬の使用が増えつつあり，硬膜外鎮痛の使用は制限されつつある。そして，このような状況に加え，超音波を使用した末梢神経ブロックの普及に伴い，現在は，末梢神経ブロックを中心としたマルチモーダル鎮痛法が硬膜外鎮痛に取って代わりつつある。われわれは，すべての婦人科開腹手術において，超音波を用いた腹壁末梢神経ブロックを行い，術後の看護師によるフェンタニルを用いたiv-

表 1　患者背景

年齢（歳）	52（11〜77）
体重（kg）	56.2±15.7
身長（cm）	152.1±9.2

(N=14)
年齢：中央値（最小値-最大値）
体重，身長：平均値±標準誤差

nursed controlled analgesia と合わせて鎮痛を行っている。

1）婦人科開腹手術で用いる末梢神経ブロック

　婦人科開腹手術の術創は下腹部正中切開創である。臍部にはT10，そこから恥骨結合，鼠径靱帯までの前腹壁にはT11〜12の脊髄神経前枝と腸骨下腹神経（T12〜L1），腸骨鼠径神経（L1）が分布していることから，本術式に必要な神経ブロック領域はT10〜L1であり，腹直筋鞘ブロック（rectus sheath block：RSB）と腹横筋膜面ブロック（transversus abdominis plane block：TAP block）が有効である。われわれはこれらの神経ブロックを，0.75％ロピバカイン 20 mL＋生理食塩液 20 mL または0.75％ロピバカイン 20 mL＋1％リドカイン 20 mL を用いて行っている。

2）PRKを用いた婦人科開腹手術の麻酔管理

a．前投薬

　ジアゼパム 4〜10 mg，ロキサチジン 75 mg

b．麻　酔

　はじめに，レミフェンタニル（R）0.25〜0.5 μg/kg/min で持続静注を開始する。次に血圧をみながら，ケタミン（K）とプロポフォール（P）をそれぞれ，最大 1 mg/kg を目安に，少量ずつ（20 mg ずつ）患者が就眠するまで分割投与する。その後，プロポフォールの持続投与を 4〜6 mg/kg/hr で開始し，ロクロニウムで筋弛緩を得たのち気管挿管を行う。気管挿管後，血圧の低下を予防するため，一時的にレミフェンタニルの投与量を 0.05〜0.1 μg/kg/min に減らし，必要に応じて中心静脈を確保する。さらに上述した腹壁末梢神経ブロックを行う。麻酔維持はおおよそ，レミフェンタニル 0.15〜0.3 μg/kg/min，プロポフォール 4〜8 mg/kg/hr で行い，レミフェンタニルは手術侵襲，循環動態をみながら調節し，プロポフォールは Bispectral index（BIS）値を 40〜60 となるように調節する。ケタミンは 1〜2 時間おきに 10〜20 mg をボーラス投与している。最後に手術終盤に術後鎮痛としてモルヒネ 10〜20 mg を投与する。

　以下に2013年に当施設で行われた婦人科開腹手術14症例をまとめる。患者背景は表1に示す。執刀直前と執刀5分後で血圧，脈拍ともに有意差を認めなかったのは，執刀時の体性痛が腹

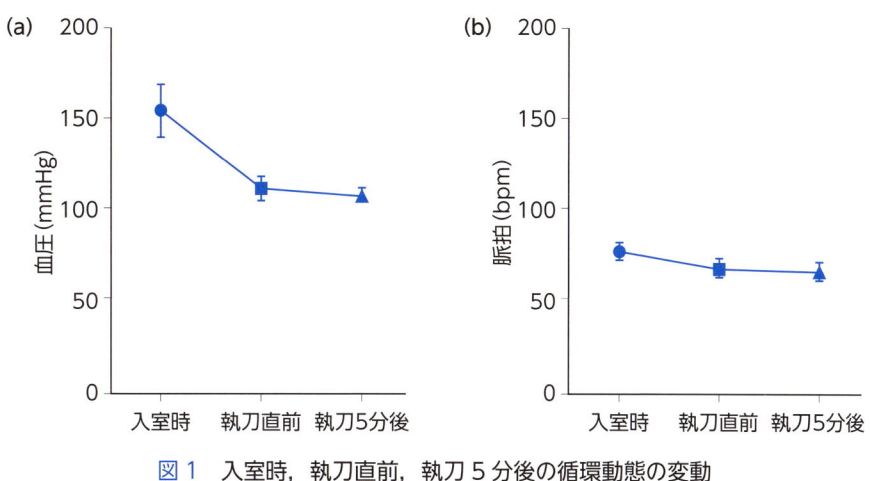

図1 入室時，執刀直前，執刀5分後の循環動態の変動

壁末梢神経ブロックにより抑えられていることを意味する（図1）。さらには，麻酔覚醒後，麻酔回復室で疼痛を訴えた患者は，14名中7名であったが，体動時痛を訴えた患者がいなかったのも腹壁神経ブロックの効果があったためと思われた。また，嘔気を訴えた患者は2名，シバリングは2名で認めた。これまでの報告によると腹式子宮全摘除術を受けた患者を対象に行われたプラセボを対照としたランダム化比較試験（randomized controlled trial：RCT）では，TAP blockが有意に術後のモルヒネ使用量を抑制し，ペインスコアを改善することが示されている[4～6]。一方，Griffithsら[7]の行った婦人科がん手術を対象としたRCTでは，TAP blockは，プラセボと比べ，有効な鎮痛効果を示さなかったが，この研究では肥満患者が多く含まれ，ブロックが正確に行えなかったこと，手術侵襲が一定ではなかったこと，ブロック施行群32名のうち11名も臍より上腹部に切開が及んだ患者がいたことなど多くの問題点があった。これらを考慮すると，われわれの臨床データはこれまでに報告された臨床研究結果と一致する。そして，これらが示すようにTAP blockは婦人科開腹手術において有効な鎮痛効果を示すと思われる。しかし，系統的レビューなどのさらなる研究が必要であることに加え，他の分野同様，硬膜外鎮痛との比較もまだ行われていないため，今後の課題である。

2 腹腔鏡下手術

　腹腔鏡下手術は開腹手術と比べ，術創も小さく，必要な鎮痛手技が異なることが特徴である。古典的鎮痛手技である硬膜外鎮痛は，近年，腹腔鏡下手術に関しては，他の鎮痛法に比べ，優れた鎮痛効果を示す一方，腸管機能の回復を早めることに関しては一致した結果を得ていない。また在院日数に関しては延長させるという報告さえある[8,9]ことから，Joshiら[10]腹腔鏡下手術のような侵襲の少ない手術に対しては，硬膜外麻酔などの強力な鎮痛は必要なく，有害事象のリス

表2 患者背景・術式

年齢（歳）	34.3（23〜42）	卵巣囊腫核出術	4
身長（cm）	159.3±1.3	子宮筋腫核出術	14
体重（kg）	56.2±2.0	内膜症手術，癒着剥離術	12
手術時間（min）	140.7±7.9	卵管切除術	1

年齢：平均値（最小値-最大値）
体重・身長・手術時間：平均値±標準誤差

クを考慮しても不要であると結論づけている。これらの事実より，近年，当施設では腹腔鏡下手術に対して，腹壁末梢神経ブロックを中心としたマルチモーダル鎮痛法を導入した。婦人科腹腔鏡下手術における術後痛は，主にポート，トロッカー挿入部および切除した臓器を取り出すための小切開創由来の体性痛と侵襲の加わった臓器由来の内臓痛に分けられる。ポートはすべて臍下（T10）以下に置かれる。カメラは臍部より挿入され，摘出した臓器はカメラポートより取り出されることから，腹壁に生じる体性痛はT10〜L1の知覚由来となる。これを遮断する末梢神経ブロックは，臍部を中心としたRSB，腹横筋膜面ブロックの後方アプローチである。一方，内臓痛に対しては，腹膜や侵襲の加わった臓器周辺に局所麻酔薬を散布する方法の有効性が報告されている[11]。われわれは婦人科良性疾患における腹腔鏡下手術において，RSBと局所麻酔の腹腔内散布法を組み合わせたマルチモーダル鎮痛法を行い，術中のロピバカイン血漿濃度を測定し，また，局所麻酔中毒症状の発生状況，術後鎮痛効果を評価した（N=27, 表2）。以下に本研究のプロトコルおよび結果の一部を紹介する。なお，この本研究ではRSBをカメラ挿入部位であり，最も創が大きくなる臍部に行っており，他のカメラ挿入部位の支配神経は遮断していないが，一般的にはTAP blockの後方アプローチにより，T10〜L1神経の遮断を行う方法を行ったほうがよいと思われる。その場合，0.75％ロピバカイン10 mL＋生理食塩液20 mLの薬液を作り，片面に少なくとも15 mL使用したほうが薬液の広がりが良いとされている[12]。

1）PRKを用いた婦人科腹腔鏡下手術の麻酔管理

a. 前投薬

ジアゼパム4〜10 mg，ロキサチジン75 mg

b. 麻　酔

プロポフォール1〜1.5 mg/kg，レミフェンタニル0.3〜0.5 μg/kg/min，ケタミン0.5〜1 mg/kgで導入し，ロクロニウム0.6 mg/kgで筋弛緩を得て気管挿管を行い，プロポフォール5〜8 mg/kg/hr，レミフェンタニル0.1〜0.3 μg/kg/minを用いて，BIS値が40〜60になるように維持。術中の鎮痛補助および術後鎮痛として臍部のRSB（0.375％ロピバカイン20 mL，投与量75 mg）を執刀前に行い，気腹終了前に侵襲の加わった臓器周辺に外科医によりネラトンカテーテルを用いて0.5％ロピバカイン（用量100 mg）を散布する。さらにモルヒネ0.1 mg/kgを静注

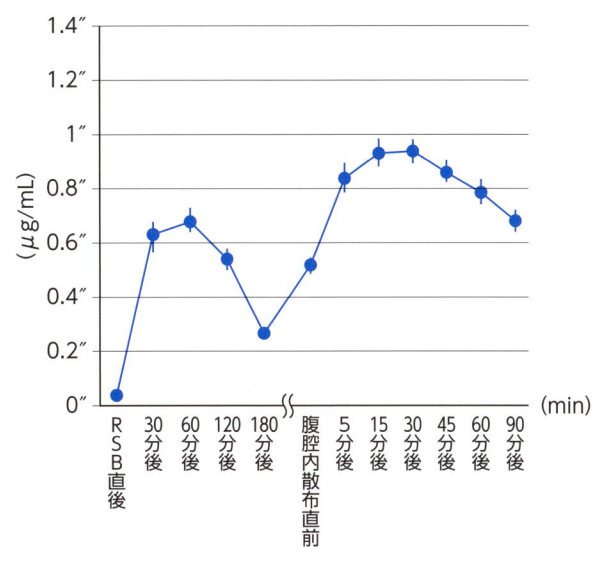

図2 腹腔鏡下手術中のロピバカインの血漿濃度の推移
テトラカインを内部標準に用いたガスクロマトグラフィ質量分析法により
ロピバカインの血漿濃度を測定した．

c. 術後鎮痛

　麻酔から覚醒後，回復室では患者が創部痛を訴えた場合，麻酔科医によりモルヒネを投与する。また，一般病棟に帰室後は，モルヒネによる iv-PCA を基本流量 0 mL/hr，ボーラス 1 回でモルヒネが 1 mg 入るように設定して用いる。

d. 安全性

　ガスクロマトグラフィ質量分析法を用いて血漿ロピバカイン濃度を測定したところ，使用したロピバカインの総量は 175 mg と極量といわれている 3 mg/kg 以上の使用であったが，実際に測定された血漿濃度はすべて中毒域以下であった（図2）。また，臨床所見として局所麻酔中毒を示唆する症状も認めなかった。

e. 鎮痛効果

　回復室から術後 24 時間のモルヒネ使用量はおおむね 10 mg 以下であった（回復室，5.24±0.90 mg，N＝27，術後 24 時間，3.64±1.11 mg，N＝11）。術後 24 時間に測定した数値的評価スケール（numerical rating scale：NRS）はおおむね 2 以下であり，有効な除痛が得られた。

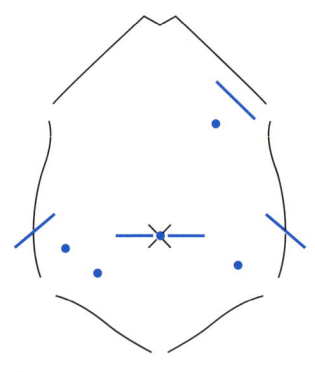

図3 ロボット支援下婦人科手術における術創と
それに対する腹壁末梢神経ブロック
●は腹腔鏡カメラおよび鉗子ポート挿入部，──は腹壁末梢神経ブロックを示す．

3 ロボット支援下手術

　手術支援用ロボット（da Vinci surgical system）を用いた手術は現在の外科技術で最も進んだ医療であり，三次元立体画像で見ることができる内視鏡用カメラにより良好な術野を確保し，人の手では不可能な繊細な鉗子操作性をもつロボットアームを用いることで，より安全で正確な手術が可能になった．また，術創が小さく，低侵襲かつ出血量が少ないことから，早期離床，早期回復が可能となり，入院期間の短縮，医療費の削減にも大きく貢献している．近年，当施設においても泌尿器科に引き続き婦人科手術でもロボット支援下手術が導入された．ロボット支援下手術は，上述のとおり，術創の小さい腹腔鏡下手術の進化形であることから，従来の腹腔鏡下手術と同様に硬膜外鎮痛による強力な鎮痛は必要とせず，末梢神経ブロックが良い適応とされる[13]．図3に本手術におけるポート，内視鏡カメラ挿入部位を示す．図に示した術創の神経支配領域はT8〜L1であり，これらをすべて遮断するには肋骨弓下および後方TAP blockとRSBの組み合わせが必要となる．われわれはこれらの神経ブロックを0.25％ロピバカイン60 mLまたは0.75％ロピバカイン20 mL＋1％リドカイン20 mL＋生理食塩液20 mLを用いて行っている（図3）．本手術では，従来の内視鏡下手術同様，腹壁由来の体性痛を末梢神経ブロックで抑制し，内臓痛に対しオピオイドを含めた全身麻酔を用いる．図4にロボット支援下婦人科手術におけるプロポフォール-レミフェンタニル-ケタミン（PRK）を用いた麻酔中の循環のようすをまとめた．腹壁末梢神経ブロックにより執刀時の血圧上昇が有意に抑制されており（図4），加えて，執刀から手術終了までに必要なレミフェンタニルおよび術後鎮痛に必要なモルヒネ使用量も節約されると考えられる（表3）．婦人科手術における最も頻度の多い合併症は術後嘔気嘔吐であり，この観点からも，術中，術後のオピオイド使用量を減らすことは重要といえる．

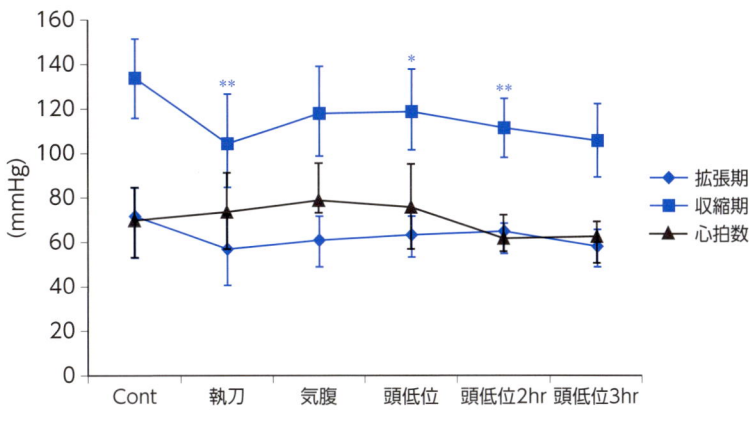

図4 ロボット支援下婦人科手術における循環のようす

X軸に術中の時間経過，Y軸に血圧，心拍数を示す．統計は repeated measure ANOVA と Tukey-Kramer 法を用いて行い，P＜0.05 を有意とした（*：P＜0.05，**：P＜0.01）．

表3 ロボット支援下婦人科手術

age (years old)	48±7.0
BMI (kg/m^2)	22.8±4.5
operation time (min)	280.3±61.6
anesthesia time (min)	363.8±53.3
laryngeal edema (N)	none (4) slight (4) moderate (1) severe (2)
type of surgery	
radical hysterectomy (N)	3
semi radical hysterectomy (N)	4
total hysterectomy (N)	4
anesthetic dose used during surgery	
propofol (mg)	1918.2±634.0
ketamine (mg)	72.7±31.3
remi-fentanil (μg)	3731.8±1077.6
morphine (mg)	14.7±5.1
rocuronium (mg)	65.0±26.2

mean±SD，BMI：body mass index

1） PRK を用いたロボット支援下婦人科手術の麻酔管理

a．前投薬

ジアゼパム 4〜10 mg，ロキサチジン 75 mg

b．麻　酔

まず，レミフェンタニル 0.25〜0.5 μg/kg/min で持続静注を開始する．血圧をみながら，ケタミン 20 mg，プロポフォール 20 mg ずつ分割投与し，それぞれ，合計で 1 mg/kg までボーラス投与する．その後，プロポフォール 4〜5 mg/kg/hr で持続投与を開始しつつ，ロクロニウムで筋

弛緩を得たのち，気管挿管を行う．気管挿管後，一時的にレミフェンタニル投与量を 0.05〜0.1 μg/kg/min に減らし，中心静脈を確保し，中心静脈圧（central venous pressure：CVP）をモニターする．さらに上述した腹壁末梢神経ブロックを行いつつ，執刀へ向けて準備を行う．麻酔の維持はおおよそ，レミフェンタニルの投与量は 0.15〜0.3 μg/kg/min であり，手術侵襲，循環動態をみながら調節する．プロポフォール投与量は 4〜8 mg/kg/hr で BIS 値を 40〜60 となるように調節している．ケタミンは 1〜2 時間おきに 10〜20 mg をボーラス投与している．これは，当教室のプロポフォール-フェンタニル-ケタミン（PFK）麻酔法に準じた用量である．PFK 麻酔では，ケタミンは持続投与されるが，その際の投与量が 0.2〜0.5 mg/kg/min であり，体重 50 kg の成人に対して時間あたり 10〜25 mg 投与される．最後に手術終盤に術後鎮痛としてモルヒネ 10〜20 mg を投与し，患者を覚醒させる．

2）ロボット支援下手術における高度頭低位による合併症

ロボット支援下婦人科手術では前立腺全摘出術と同様，術野確保のため，気腹（12〜15 mmHg）と高度頭低位を必要とする．これらの条件は，上半身への急激なうっ血とそれに伴う組織の浮腫など生体のホメオスターシスに多大な影響を与えるが，Kalmer ら[14]は，ロボット支援下前立腺全摘出術を受けた 31 名の患者を対象に，術中の高度頭低位（40°）による呼吸，循環，中枢神経系の各パラメータの変化を調べたところ，いずれも生体にとって大きな問題を生じない程度の変化であると報告した．しかしながら，まれではあるが，肺水腫[15]，心筋梗塞[16]，虚血性視神経症[17]による視力障害など大きな合併症が同手術において報告されていることも事実である．当施設のロボット支援下前立腺全摘出術は，頭低位角 25°で行われており，これに準じて，婦人科手術の頭低位角も 25°となっている．世界標準と比べ，明らかに傾斜角は緩いが，それでも，顔面，特に喉頭浮腫は当施設でも頻度の高い合併症である（表 1）．しかしながら，これらの変化は，すべて可逆的であり，上半身を挙上し，人工呼吸管理を行うことで，翌日には抜管できることが多い．これに対し，上述したまれで重篤な合併症の中でも，虚血性視神経症は，発症した場合，視力の回復は非常に難しいとされていることから，注意を要する．この疾患は，視神経栄養血管の血流が低下することで，視神経が虚血になり発症する．眼血流量を規定する重要な因子は眼灌流圧であり，「眼灌流圧＝眼動脈圧－眼圧」と定義され，基本的には，生体には，ある一定範囲の眼灌流圧の変化に対して眼血流量を一定に保つ自動調節能があるといわれている[18]．しかし，平均血圧が 60 mmHg 以下の条件では，網膜機能は眼圧上昇の影響を受けやすくなることも動物実験で示されていること[19]から，本手術において麻酔科医が，血圧を適切に保ち，眼圧上昇を抑制することは大変意義があると思われる．

a．眼圧と PRK

プロポフォール，レミフェンタニルの眼圧への影響に関しては，最近の臨床試験[20,21]においても，いくつか検討されており，おおむね両薬物とも眼圧を低下させるという一致した見解が得られている．一方，ケタミンは，一般的には眼圧を上昇させると認知されている．しかしながら，小児は 4 mg/kg 以下のケタミン使用では臨床的に意義のある眼圧上昇を示さないことが報告さ

れている[22,23]。また，同様にケタミンが上昇させると認知されている脳圧に関しては，人工呼吸管理下，プロポフォールなどの併用で上昇しないことがすでに証明されていることから，同様のことが眼圧においてもあてはまると推察される。当施設において婦人科患者を対象とした眼圧測定はまだ行っていないが，ロボット支援下前立腺全摘出術を受けた患者を対象に現在，眼圧を測定している。測定機器を眼球に軽く押し当てて測定することから，覚醒下の患者に行う場合は，眼球に表面麻酔が必要であり，われわれはあえて麻酔導入前の眼圧測定は行っていないことから，以下に示したデータにはコントロールとの比較はないが，プロポフォール，レミフェンタニルの併用により，ケタミン1 mg/kgを投与しても眼圧は少なくとも正常範囲内であった（10.8±2.0 mmHg，N＝23，平均±標準偏差）。

【文　献】

1) Jensen K, Kehlet H, Lund CM. Postoperative recovery profile after elective abdominal hysterectomy：a prospective, observational study of a multimodal anaesthetic regime. Eur J Anaesthesiol 2009；26：382-8.
2) Werawatganon T, Charuluxanun S. Patient controlled intravenous opioid analgesia versus continuous epidural analgesia for pain after intra-abdominal surgery. Cochrane Database Syst Rev 2005；CD004088.
3) Belavy D, Janda M, Baker J, et al. Epidural analgesia is associated with an increased incidence of postoperative complications in patients requiring an abdominal hysterectomy for early stage endometrial cancer. Gynecol Oncol 2013；131：423-9.
4) Atim A, Bilgin F, Kilickaya O, et al. The efficacy of ultrasound-guided transversus abdominis plane block in patients undergoing hysterectomy. Anaesth Intensive Care 2011；39：630-4.
5) Carney J, McDonnell JG, Ochana A, et al. The transversus abdominis plane block provides effective postoperative analgesia in patients undergoing total abdominal hysterectomy. Anesth Analg 2008；107：2056-60.
6) Gasanova I, Grant E, Way M, et al. Ultrasound-guided Transversus abdominal plane block with multimodal analgesia for pain management after total abdominal hysterectomy. Arch Gynecol Obstet 2013；288：105-11.
7) Griffiths JD, Middle JV, Barron FA, et al. Transversus abdominis plane block does not provide additional benefit to multimodal analgesia in gynecological cancer surgery. Anesth Analg 2010；111：797-801.
8) Day A, Smith R, Jourdan I, et al. Retrospective analysis of the effect of postoperative analgesia on survival in patients after laparoscopic resection of colorectal cancer. Br J Anaesth 2012；109：185-90.
9) Levy BF, Scott MJ, Fawcett W, et al. Randomized clinical trial of epidural, spinal or patient-controlled analgesia for patients undergoing laparoscopic colorectal surgery. Br J Surg 2011；98：1068-78.
10) Joshi GP, Bonnet F, Kehlet H. Evidence-based postoperative pain management after laparoscopic colorectal surgery. Colorectal Dis 2013；15：146-55.
11) Marks JL, Ata B, Tulandi T. Systematic review and metaanalysis of intraperitoneal instillation of local anesthetics for reduction of pain after gynecologic laparoscopy. J Minim Invasive Gynecol 2012；19：545-53.
12) Abdallah FW, Halpern SH, Margarido CB. Transversus abdominis plane block for postoperative analgesia after Caesarean delivery performed under spinal anaesthesia? A systematic review

and meta-analysis. Br J Anaesth 2012 ; 109 : 679-87.
13) Joshi GP, Bonnet F, Kehlet H. Evidence-based postoperative pain management after laparoscopic colorectal surgery. Colorectal Dis 2013 ; 15 : 146-55.
14) Kalmar AF, Foubert L, Hendrickx JF, et al. Influence of steep Trendelenburg position and CO_2 pneumoperitoneum on cardiovascular, cerebrovascular, and respiratory homeostasis during robotic prostatectomy. Br J Anaesth. 2010 ; 104 : 433-9.
15) Hong JY, Oh YJ, Rha KH, et al. Pulmonary edema after da Vinci-assisted laparoscopic radical prostatectomy : a case report. J Clin Anesth 2010 ; 22 : 370-2.
16) Thompson J. Myocardial infarction and subsequent death in a patient undergoing robotic prostatectomy. AANA J 2009 ; 77 : 365-71.
17) Weber ED, Colyer MH, Lesser RL, et al. Posterior ischemic optic neuropathy after minimally invasive prostatectomy. J Neuroophthalmol 2007 ; 27 : 285-7.
18) 長岡泰司. 拍動性眼血流量及び加齢黄斑変性における眼循環動態の変化生理的刺激に対する眼循環調節機構の解明. 日眼会誌 2006 ; 110 : 872-8.
19) He Z, Nguyen CT, Armitage JA, et al. Blood pressure modifies retinal susceptibility to intraocular pressure elevation. PLoS One 2012 ; 7 : e31104.
20) Hanna SF, Ahmad F, Pappas AL, et al. The effect of propofol/remifentanil rapid-induction technique without muscle relaxants on intraocular pressure. J Clin Anesth 2010 ; 22 : 437-42.
21) Sator-Katzenschlager SM, Oehmke MJ, Deusch E, et al. Effects of remifentanil and fentanyl on intraocular pressure during the maintenance and recovery of anaesthesia in patients undergoing non-ophthalmic surgery. Eur J Anaesthesiol 2004 ; 21 : 95-100.
22) Drayna PC, Estrada C, Wang W, et al. Ketamine sedation is not associated with clinically meaningful elevation of intraocular pressure. Am J Emerg Med 2012 ; 30 : 1215-8.
23) Nagdeve NG, Yaddanapudi S, Pandav SS. The effect of different doses of ketamine on intraocular pressure in anesthetized children. J Pediatr Ophthalmol Strabismus 2006 ; 43 : 219-23.

（丹羽　英智，矢越　ちひろ）

B 帝王切開

はじめに

　帝王切開に対する標準的麻酔法は，脊髄くも膜下麻酔（以下，脊麻），硬膜外麻酔，脊髄くも膜下硬膜外併用麻酔などの脊柱管ブロックであり，実際，現在の本邦における9割以上の帝王切開症例は区域麻酔で行われている。しかしながら，すべての症例を区域麻酔で管理することは不可能であることから，頻度は少ないが，帝王切開に対する全身麻酔による管理は，麻酔科医にとって必須の技術といえる。加えて，全身麻酔は，超緊急症例など母子の生命にかかわる場面で要求されることが多く，これを成功させるには，より迅速で的確な状況判断と確かな技術，そして多くの経験が必要とされる。当教室では1965年6月の開講以来，伝統的にほぼすべての帝王切開症例を全身麻酔で管理してきた。また，帝王切開において，質の高い術後鎮痛は，母親の早期離床を促し，母体の血栓症を防ぎ，さらには児への授乳を促し，母子の絆を強め，児の体重増加に深く関与することから，近年，手術のアウトカムを規定する重要な因子であるという認識が高まりつつある。そして実際，脊麻による帝王切開後にTAP blockを加えることで，使用するモルヒネの量が減少し，良好な鎮痛が得られることが，いくつかの臨床試験で証明された[1,2]。これらを受け，近年，われわれは術後鎮痛のため，全身麻酔による帝王切開後にTAP blockを導入した。本項では，PRKを用いた全静脈麻酔による帝王切開の管理法とTAP blockの術後鎮痛効果について述べる。

1) PRKを用いた帝王切開の麻酔管理

a. 前投薬と絶飲食時間

　弘前大学医学部附属病院では予定手術の場合，妊婦の特性を考慮し，8時間以上の絶飲食時間をとり，前投薬は前夜および当日にロキサチジン75 mgを投与している。ERASが普及するにつれ，前投薬は不要という考えが広まりつつあるが，われわれは，8時間以上の絶飲食を行った場合でも，H_2受容体拮抗薬の内服は絶飲食のみ行うことに比べ，有意に術前の胃酸度，胃液量を減らし，誤嚥のリスクを軽減する[3]ことを示しており，前投薬に予防的H_2受容体拮抗薬を使用することは必要と考えている。よって，当然，フルストマックが予想されるような緊急症例では，ファモチジン20 mgを静注してから麻酔を行うようにしている。

b. 麻酔導入〜児娩出

　十分な前酸素化を行ったのち，プロポフォール2 mg/kg（経験上100 kg以下は実体重，100 kg以上は100 kgとして）を投与し，呼びかけに反応がなくなる直前にスキサメトニウム40〜80 mg投与する（女性なので筋弛緩薬を実体重に従って投与すると過量となることから，多くとも80 mg程度にしている）。ボーラス投与後，プロポフォールは6 mg/kg/hrで開始する。低圧でマ

スク換気を行いながら，脱分極性筋弛緩薬による筋攣縮が母指球筋に至り，抜けた時点で喉頭展開，気管挿管を行う．同時に執刀開始を指示する．気管挿管後，胎児娩出までは 100％酸素で換気を行い，BIS 値が 60 以下になるようにプロポフォールを調節する（急激な BIS 値の上昇があれば，プロポフォール 20 mg をボーラス投与するが，術中覚醒の可能性があることは，患者に十分説明しているため，必ずしも児娩出まで BIS 値を 50 以下に保つ必要はない）．児娩出直前にスキサメトニウムを追加すると児を出しやすい．脊麻と異なり，大量出血がないかぎり，麻酔導入時に低血圧を示すことはまれであり，むしろ，コントロール不良の妊娠中毒症患者の場合，気管挿管時に血圧が上がりすぎることがあるので，その際は挿管前に適宜ニカルジピンで降圧するとよい．

c. 児娩出後〜麻酔維持

児が娩出され，臍帯がクランプされると同時に麻酔を深くする．プロポフォールを 20 mg，ケタミン 1 mg/kg をボーラス投与し，レミフェンタニルを 0.5 μg/kg/hr で投与開始し，ロクロニウム 20〜30 mg を投与する．その後，レミフェンタニルは手術侵襲に合わせ，適宜，漸減する．BIS 値は 40〜60 位を目標にプロポフォールを増減する．閉腹時にモルヒネを 5〜10 mg，ケタミンを 10〜20 mg 投与し術後鎮痛に備える．

d. 術終了後

術終了が近づくにつれ，プロポフォール，レミフェンタニルを漸減する．手術が終了したら，患者が覚醒する前に TAP block を行う．このとき，麻酔薬投与を完全に止めないで，ブロック終了までプロポフォール 1〜3 mg/kg/hr，レミフェンタニル 0.05〜0.1 μg/kg/hr 程度で投与し続けたほうがよい．自発呼吸や体動がないほうがブロックを行いやすいからである．

2）腹横筋膜面ブロック（TAP block）

腹部末梢神経ブロックは創部由来の体性痛をブロックすることで術後鎮痛効果を発揮し，オピオイドの使用量を減少させ，オピオイドによる副作用を軽減する．TAP block は，アプローチにより後方 TAP block と肋骨弓下 TAP block に分類され，後方アプローチの遮断域は T10〜L1 である．帝王切開における術創は縦，横切開にかかわらず T10 以下の範囲であることから，本手術における適応は後方アプローチとなる．前述したとおり，帝王切開において TAP block が術後鎮痛として有効であることは，脊麻症例が対象ではあるが，多くのランダム化比較試験（randomized controlled trial：RCT）で証明されており，すでにいくつかの系統的レビュー[1,2,4]も行われ，ほぼ統一された結論が得られている．また，全身麻酔症例のほうが区域麻酔症例より術後疼痛が強く，術後に使用する鎮痛薬の量が多い[5,6]ことが報告されていることから，全身麻酔症例に対しても麻酔科医が適切な鎮痛を行うことは極めて重要である．われわれは術終了後，片面に 0.375％ロピバカイン 20 mL ずつ（両面で合計 40 mL）使用し TAP block を行っている．

表1 患者背景

variable	patients with acute pain	patients without acute pain	P value
age (years old)	33±5.0	34±6.0	0.53
BMI (kg/m²)	24.6±3.5	25.3±3.7	0.33
operation time (mins)	70.8±20.3	76.7±21.2	0.20
anesthesia time (mins)	88.8±22.7	99.7±22.4	0.03*
type of surgery (elective/emergent)	27/13	27/27	

BMI : body mass index, * : P<0.05

表2 Medication used during and after surgery

		case (N=40)	control (N=54)	P value
TAP Block (+) (N)		4	20	0.003**
TAP Block (−) (N)		36	34	
anesthetics used during surgery	propofol (mg)	669.3±205.2	758.8±272.2	0.08
	ketamine (mg)	59.7±16.3	63.7±22.8	0.36
	fentanyl (mL)	9.4±2.2	9.95±2.5	0.37
	remi-fentanil (μg)	915±275	1000±240	0.45
	morphine (mg)	16.5±5.8	14.6±5.4	0.43
	suxamethonium (mg)	75.5±16.1	76.3±20.2	0.84
	rocuronium (mg)	22.5±10.4	24.3±14.2	0.51
painkillers used in PACU	morphine (mg)	5.3±5.5	0	≦0.001***
	ketamine	20 mg used in 2 cases	0	
	flurbiprofen	50 mg used in 2 cases	0	

TAP block : transversus abdominis plane block, PACU : post-anaesthetic care unit, ** : P≦0.01, *** : P≦0.001

表3 The consumption of anesthetics during and after surgery

		patients with TAP block	patients without TAP block	P value
anesthetics used during surgery	propofol (mg)	830±209.9	683.3±251.2	0.01*
	ketamine (mg)	68.8±20.7	59.7±19.9	0.06
	fentanyl (mL)	9.6±2.2	9.8±2.5	0.83
	remifentanil (μg)	1110±500	920±260	0.13
	morphine (mg)	9.0±2.2	17.4±4.7	0.001**
	suxamethonium (mg)	74.6±18.4	76.4±18.7	0.68
	rocuronium (mg)	22.7±10.0	23.8±13.6	0.72
painkillers used in PACU	morphine (mg)	0.4±1.2	2.9±5.0	0.02*
	ketamine	0	20 mg used in 2 cases	
	flurbiprofen	0	50 mg used in 2 cases	

PACU : post-anaesthetic care unit, * : P≦0.05, ** : P≦0.01

3）帝王切開，全身麻酔症例におけるTAP blockの術後鎮痛効果

　われわれは，弘前大学医学部附属病院臨床研究倫理委員会の承認およびすべての患者より書面による同意を得たのち，予定または緊急で行われた帝王切開症例（N＝94）を対象にTAP blockの術後鎮痛効果を後ろ向きに検討した（case-controlled study）。麻酔はプロポフォール，ケタミンに加え，フェンタニルまたはレミフェンタニルを使用していた。ブロックは上記の方法で行われた。回復室で疼痛を訴えた患者をcase，訴えなかった患者をcontrolとし，χ^2検定を行い，オッズ比を算出した。各群の患者背景は，疼痛を訴えなかったcontrol症例においてブロックを受けた割合が高かったことから，麻酔時間は，control群で有意に長かったが，他の因子は両群に有意差を認めなかった（表1）。また，TAP blockを行うことで，回復室で疼痛を訴える患者の発生が有意に減少することが示された（オッズ比0.19［95％ CI：0.06～0.61，P＝0.003］）（表2）。この結果は他の研究結果と一致し，支持されるものである[7,8]。また，ブロックを受けなかった群と受けた群を比較した場合，ブロックを受けた群の術中から術後のモルヒネ使用量が有意に低いことが示された（表3）。

【文 献】

1) Mishriky BM, George RB, Habib AS. Transversus abdominis plane block for analgesia after Cesarean delivery：a systematic review and meta-analysis. Can J Anaesth 2012；59：766-78.
2) Abdallah FW, Halpern SH, Margarido CB. Transversus abdominis plane block for postoperative analgesia after Caesarean delivery performed under spinal anaesthesia? A systematic review and meta-analysis. Br J Anaesth 2012；109：679-87.
3) Hashimoto H, Kushikata T, Kudo M, et al. Does long-term medication with a proton pump inhibitor induce a tolerance to H_2 receptor antagonist? J Gastroenterol 2007；42：275-8.
4) Siddiqui MR, Sajid MS, Uncles DR, et al. A meta-analysis on the clinical effectiveness of transversus abdominis plane block. J Clin Anesth 2011；23：7-14.
5) Saracoglu KT, Saracoglu A, Umuroglu T, et al. Neuraxial block versus general anaesthesia for cesarean section：post-operative pain scores and analgesic requirements. J Pak Med Assoc 2012；62：441-4.
6) Kessous R, Weintraub AY, Wiznitzer A, et al. Spinal versus general anesthesia in cesarean sections：the effects on postoperative pain perception. Arch Gynecol Obstet 2012；286：75-9.
7) Tan TT, Teoh WH, Woo DC, et al. A randomised trial of the analgesic efficacy of ultrasound-guided transversus abdominis plane block after caesarean delivery under general anaesthesia. Eur J Anaesthesiol 2012；29：88-94.
8) Eslamian L, Jalili Z, Jamal A, et al. Transversus abdominis plane block reduces postoperative pain intensity and analgesic consumption in elective cesarean delivery under general anesthesia. J Anesth 2012；26：334-8.

（丹羽　英智，矢越　ちひろ）

第Ⅱ章 各 論

6 整形外科手術

A 上肢手術

はじめに

　上肢手術の麻酔管理において弘前大学医学部附属病院ではプロポフォール-レミフェンタニル-ケタミン（PRK）を用いた全身麻酔または monitored anesthesia care（MAC）に超音波ガイド下末梢神経ブロック（腕神経叢ブロック）を積極的に併用している。その理由として，①上肢領域の手術は他領域手術に比べ神経支配領域が狭く，末梢神経ブロック単独で十分な鎮痛効果を得られることが多いこと，②上肢領域の術後複合性局所疼痛症候群（complex regional pain syndrome：CRPS）発症率は決して低くなく[1]，区域麻酔法を併用することで慢性痛への移行回避が期待できること[2]，③術後の機能回復を促進し[3]，患者の早期離床が期待できること，などが挙げられる。

1）MAC+超音波ガイド下腕神経叢ブロック

　本領域の手術は比較的短時間のものも多く，腕神経叢ブロックに軽度鎮静下で自発呼吸を維持しながら麻酔管理をする MAC が選択肢の一つである。われわれは，低用量のプロポフォール（0.5～1.0 mg/kg/hr）とレミフェンタニル（0.05 μg/kg/min 以下）の持続静注下で自発呼吸を維持しながら管理し，ブロック施行前に少量のケタミン（0.5 mg/kg またはそれ以下）を1回または分割投与している。ケタミンを併用することで，呼吸循環抑制出現のリスクを回避し，鎮静・鎮痛レベルの適度な調節が可能となり，重篤な合併症を有する高齢者においても安全かつ有効である。われわれが上肢手術領域で行っている MAC+腕神経叢ブロックの具体例を下記に示す。

＜上肢手術における MAC+腕神経叢ブロック＞
　①モニタリング：ECG，NIBP，Sp_{O_2}，Et_{CO_2}，BIS
　②CO_2ポート付き鼻カニューレで酸素投与（2 L/min）を開始
　　プロポフォール 1 mg/kg/hr，レミフェンタニル 0.05 μg/kg/min の持続注入を開始
　③超音波画像によるブロック部位のプレスキャン施行
　④ブロック開始に先立ちケタミン 0.2～0.5 mg/kg を緩徐に静注
　⑤腕神経叢ブロック施行
　⑥ブロックの効果を確認後，手術開始

⑦術中は呼吸回数10回以上を維持するようにプロポフォール-レミフェンタニルの持続投与量を適宜調節

術中ターニケットを使用する場合は，追加ブロックの必要性も検討する。また，ブロックによる鎮痛が不十分な場合，手術が長時間に及ぶ場合，確実な気道確保が必要と判断した場合などは，PRKを主体とした全身麻酔への移行を考慮する。

2）全身麻酔＋超音波ガイド下腕神経叢ブロック

腕神経叢ブロックを深い鎮静下で行うことは合併症の発見を遅らせる可能性があるため，ブロックは可能なかぎり軽度の鎮静下で施行することが推奨される[4]。小児，認知症やその他の精神疾患を有する成人などに対し，深い鎮静下で施行することが余儀なくされる場合には，超音波ガイド下腕神経叢ブロックに習熟した者が細心の注意をはらって行う。われわれは成人患者に対しては可能なかぎりPRKを主体としたMACで腕神経叢ブロックを施行し，その後全身麻酔に移行するようにしている。全身麻酔導入時は，患者背景を考慮してまずレミフェンタニルの持続注入を0.1～0.5 μg/kg/minで開始する。ケタミンを0.5～1.0 mg/kg，プロポフォール1 mg/kg程度をボーラス投与し，意識および自発呼吸の消失後筋弛緩薬を投与する。循環動態を考慮しながらレミフェンタニルは適宜漸減し，プロポフォールは4～6 mg/kg/hrで持続注入を開始する。腕神経叢ブロックを併用すると，維持に必要なレミフェンタニルは少量でよい。ケタミンは必要に応じて10～20 mgずつ間歇投与する。

3）術後鎮痛法の選択と超音波ガイド下神経ブロックの実際

手術侵襲および術後のリハビリ計画を把握し，麻酔・術後鎮痛法を選択することが理想である。また関節リウマチ患者など，個々の病態や合併症の有無などを十分把握して麻酔計画を立てる必要がある。腕神経叢ブロックを施行しない場合は，創部浸潤局所麻酔を併用することも選択肢の一つである。皮切の前または後に0.375～0.5％ロピバカイン10～20 mLを術野にて創部皮下注入してもらう。術後は必要に応じてフェンタニルやモルヒネのオピオイド単独投与またはオピオイドを中心としたiv-PCA（patient-controlled analgesia；自己調節鎮痛）の併用，NSAIDsの併用を考慮する（表1）。

超音波ガイド下腕神経叢ブロックのアプローチ法としては鎖骨上・鎖骨下・腋窩が挙げられ，手術内容や患者の体位の制限などを考慮して適切な方法を検討する。プレスキャンを行い，血管の走行や解剖学的破格の有無などを把握したうえで最終的な穿刺計画を立てる。

薬液は比較的心毒性の少ない長時間作用性局所麻酔薬であるロピバカインを使用している。神経刺激法の併用は必須ではなく[5]，施行者の判断により適宜検討すればよい。ロピバカインの濃度は単回注入法では0.375～0.5％，持続法では0.125～0.25％で5～10 mL/hrの速度で注入する。Patient control regional analgesia（PCRA）では，1回注入量2～5 mL，ロックアウトタイムを20～60分に設定する。

肩関節手術や鎖骨手術では，鎖骨上神経領域の鎮痛目的に浅頸神経叢ブロックを加えて，上記

表1　手術侵襲別の推奨鎮痛法

手術	推奨鎮痛法 術前	術中	術後
(a) 低侵襲手術 短時間手術	①腕神経叢ブロック1回注入法 ②	＋　MAC（または全身麻酔）＋ ＋　全身麻酔＋創部浸潤局所麻酔　＋	必要であれば iv-PCA 必要であれば iv-PCA
(b) 中〜大 侵襲手術 長時間手術	①腕神経叢ブロック1回注入法（持続カテーテル挿入） ②腕神経叢ブロック1回注入法	＋　MACまたは全身麻酔　＋ ＋　MACまたは全身麻酔　＋	持続腕神経叢ブロック iv-PCA

(a)(b)とも，NSAIDs・ケタミンを適宜併用する.

薬物を5 mL程度追加投与している．手術終了後には，腕神経叢ブロックの合併症である気胸や横隔神経麻痺の有無を，視診・聴診に加えて経胸壁超音波によるlung sliding signの確認によって判断する．

　腕神経叢ブロックのチュービングを行う際は，チューブの固定性に優れている頸部後方（頸部傍脊椎）アプローチを選択することが多い．患側を上にした側臥位とし，平行法でアプローチする．刺入部痛を予防するためにも針が僧帽筋を貫かないことが大切であり，肩甲挙筋と僧帽筋の間を刺入点として主にC6〜8神経根周囲に対し局所麻酔薬による液性剥離を十分行ったのちにカテーテルを挿入する．PCRAは整形外科領域において術後早期のリハビリテーション推進および機能面での回復を促進することが報告されている[6]．

　患者にとって，術後「手が動かない，痺れる」ことは痛みがなくても強い苦痛となりうる．よって腕神経叢ブロックを施行する際には一時的な運動麻痺と感覚鈍麻が残存することを術前に十分説明しておくことが大切であり，それによって術後の患者の受け入れは大きく異なる．また持続法を選択する場合は，術後，手指の運動機能が維持されるよう濃度を調節していくことが求められる．実際われわれは，0.1〜0.2％ロピバカインを持続投与量4〜6 mL/hr，1回投与量2〜3 mL，ロックタイム時間30分で用い，術後患者のもとを訪問して運動機能が保持できているかどうかを確認している．必要であればロピバカインの濃度を下げ，同様に痛みはないが「痺れ」の訴えが強い場合も濃度を下げることを検討している．

【文　献】

1) Ruben SS. Preventing the development of complex regional pain syndrome after surgery. Anesthesiology 2004；101；1215-24.
2) Reuben SS, Pristas R, Dixon D, et al. The incidence of complex regional pain symdrome after fasciectomy for Dupuytren's contracture：a prospective observational study of four anesthetic techniques. Anesth Analg 2006；102：499-503.
3) Neal JM, Gerancher JC, Hebl JR, et al. Upper extremity regional anesthesia：essentials of our current understanding, 2008. Reg Anesth Pain Med 2009；34：134-70.
4) Bernards CM, Hadzic A, Suresh S, et al. Regional anesthesia in anesthetized or heavily sedated patients. Reg Anesth Pain Med 2008；33：449-60.

5) Beach ML, Sites BD, Gallagher JD. Use of a nerve stimulator does not improve the efficacy of ultrasound-guided supraclavicular nerve blocks. J Clin Anesth 2006 ; 18 : 580-4.
6) Capdevila X, Dadure C, Bringuier S, et al. Effect of patient-controlled perineural analgesia on rehabilitation and pain after ambulatory orthopedic surgery. Anesthesiology 2006 ; 105 : 566-73.

〈中井　希紫子, 高田　典和, 西村　雅之〉

B 下肢手術

はじめに

　下肢の手術を受ける患者は競技スポーツを行う健常なものから，肥満や関節リウマチ，閉塞性動脈硬化症などの合併症を有するものまで多岐にわたるため，これに応じた適切な麻酔管理を遂行する必要がある。

　弘前大学医学部附属病院では適応があれば積極的に超音波ガイド下神経ブロックを併用している（表1）。四肢領域は遷延性術後痛への移行に関する報告が多く，下肢手術を受けた患者の2〜3割程度が慢性痛に移行するとの報告があり[1,2]，慢性痛予防の観点から全身麻酔単独ではなく神経ブロックをはじめとした区域麻酔法を併用することが推奨されている[3〜5]。また，末梢神経ブロックが術後のオピオイド関連の有害事象を減少させ，早期のリハビリテーション推進および機能面での回復を促進することが示唆されている[6,7]。

　腰神経叢ブロックと傍仙骨アプローチの坐骨神経ブロックを併用することで理論上は下肢全領域の鎮痛が可能であるが，①両者ともに深部の神経ブロックであり経験の浅いものが行うには危険が伴うこと，また抗凝固療法施行患者には安全性が確立していないこと，②ブロックのための体位作成や神経ブロック（特に坐骨神経ブロック）の作用発現まで時間を要すること，また，③術後早期の神経障害の判定が時に困難となることを考慮して，症例ごとに麻酔計画を構築している。

　下肢の手術の特徴として，特に膝関節以下の手術ではターニケットが頻用されることが挙げられるが，末梢神経ブロックはターニケットペインにも有効である。われわれは前十字靱帯（ante-

表1　代表的な下肢手術の術後鎮痛法

手術	神経ブロック	局所麻酔薬投与量	iv-PCA，NSAIDs の併用
人工股関節置換術 大腿人工骨頭置換術 頸部骨折観血的整復術	①腰神経叢または腸骨筋膜下ブロック ②坐骨神経ブロック（傍仙骨アプローチ）	1回注入法 0.375〜0.5%ロピバカイン 15〜30 mL	iv-PCA は神経ブロック非施行または神経ブロック1回注入法施行症例に併用する フェンタニル持続投与量 　0.1〜0.3 μg/kg/hr ボーラス投与量 　0.1〜0.3 μg/kg ロックアウトタイム 　10〜30分 ・ケタミン，ドロペリドールを適宜併用する ・神経ブロック非施行または効果が不十分だった症例では投与量を適宜増量する NSAIDs は全症例において適応を慎重に判断し併用する
人工膝関節置換術 前十字靱帯再建術 大腿切断術	①大腿神経ブロック（1回または持続注入法） ②坐骨神経ブロック（殿下部または膝窩アプローチ）	持続注入法 0.2%ロピバカイン 3〜6 mL/hr ※ロピバカインの総投与量は3 mg/kg以下とする	
下腿切断術 足関節手術	①坐骨神経ブロック（膝窩アプローチ） ②大腿または伏在神経ブロック		

rior cruciate ligament：ACL）再建術の際，通常は腸骨筋膜下ブロックの単回注入法のみ施行し，坐骨神経領域の神経ブロックは行っていないが，それでも全く神経ブロックを施行していない症例に比べるとターニケットペインは弱い印象がある。

1）全身麻酔＋超音波ガイド下神経ブロック

　PRK の投与量の実際については上肢手術を参考にされたい。下肢手術は手術部位によって仰臥位，側臥位，腹臥位いずれの体位にもなりうるが，仰臥位および側臥位の短時間手術であればラリンジアルマスクの使用も可能である。麻酔導入後に神経ブロックを超音波ガイド下単独，もしくは神経刺激装置併用下に施行する。薬液は 0.2〜0.375％ロピバカイン，もしくは 1％リドカインと 0.75％ロピバカインを 1：1 に混合したものを使用している。

　神経ブロックが手術操作の全領域をカバーできているのであれば維持に必要なレミフェンタニルは少量（0.05〜0.1 μg/kg/min 程度）でよい。ケタミンはオピオイドの痛覚過敏や急性耐性の予防，代謝産物であるノルケタミンによる術後鎮痛作用などを期待し，適宜間歇投与または持続投与する。筋弛緩薬は通常導入時のみ，もしくはラリンジアルマスク使用時は使用しなくてもよい。気管挿管が必要で，なおかつ神経ブロックの際に超音波ガイド下法に神経刺激法を併用する場合には，気管挿管時に短時間作用性であるスキサメトニウムを選択すると神経刺激による筋収縮が得られやすいので選択肢の一つである。ただし，スキサメトニウム使用の際は副作用を考慮し慎重に適応を選ぶことが必要である。

2）MAC＋超音波ガイド下末梢神経ブロック

　高齢者や全身状態不良な患者に対し，MAC も選択肢の一つである。MAC 施行の際はプロポフォール 1〜2 mg/kg/hr，レミフェンタニル 0.025〜0.1 μg/kg/min，ケタミン 0.2〜0.4 mg/kg を投与し適切な鎮静状態が得られたのち，神経ブロック施行部位に 1％リドカインを少量皮下注してからブロック針を刺入する。このとき，皮下注するリドカインが多いと良好な超音波画像が得られなくなるので注意する。下肢手術を MAC で行う際，特に坐骨神経ブロックは作用発現までに時間がかかるので，鎮痛効果を確認してから手術を始めてもらう必要がある。また，手術操作が神経ブロック範囲外に及ぶ場合には適宜術者に局所麻酔薬を使用してもらい，鎮痛薬，鎮静薬を静脈内投与するなどの対処を要する。

3）神経ブロックと術後鎮痛法の選択

　本領域で適応となる神経ブロックは腰神経叢ブロックと仙骨神経叢ブロックであり（図 1），おのおのの手術・リハビリ計画に応じて術後鎮痛法を選択する（表 1）。

　人工膝関節置換術の強力な術後痛と術後早期のリハビリ開始に対して，持続大腿神経ブロックは良い適応である。持続大腿神経ブロックは硬膜外ブロックと比較して，①患側の大腿前面から下腿内側のみに作用するため患側の足関節や健側肢の運動に影響を与えないこと，②本領域では

```
手術部位
股関節 ──── 腰神経叢ブロック    仙骨硬膜外ブロック
        ──── 腸骨筋膜下ブロック   坐骨神経ブロック
大 腿                           （傍仙骨アプローチ）
膝関節  ──── 大腿神経ブロック    坐骨神経ブロック
                                （殿下部アプローチ）
下 腿
        ──── 伏在神経ブロック    坐骨神経ブロック
足関節                          （膝窩アプローチ）
足
```

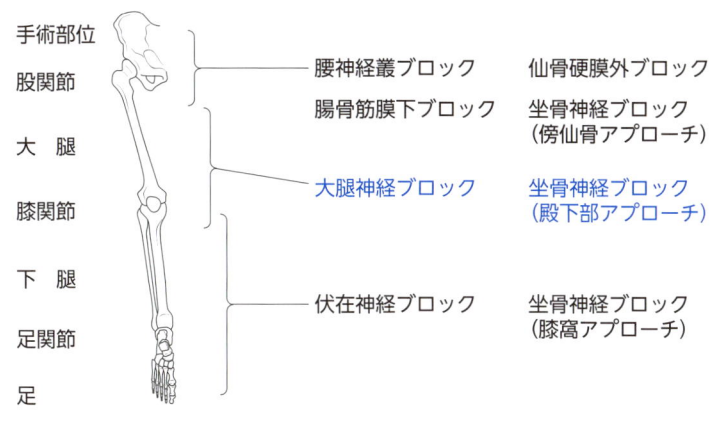

図1　下肢の手術に適応となる神経ブロック

　早期に抗凝固療法を開始する症例も多く，チューブ抜去時に出血した場合の処置が比較的容易で安全性が高いことなどが利点であり，また持続大腿神経ブロック施行患者のほうが術後早期に膝関節可動域が大きくなったとの報告もある[8]。

　一方，われわれは同じ膝関節前面からのアプローチとなるACL再建術に対しては大腿神経ブロックを持続法でなく1回注入法で施行している。持続大腿神経ブロックを行うと大腿四頭筋の一過性の筋力低下が起こるという報告があり[9]，ACL再建術を受ける患者の多くはスポーツ競技者であるため早期の競技復帰を考えた際に大腿四頭筋の筋力低下を避けることが必要である。しかし，大腿神経から知覚神経である伏在神経に分枝したところに持続用のカテーテルを留置するadductor canal blockによって大腿四頭筋の筋力低下を引き起こさずに良好な術後鎮痛が可能であるとの報告[10]もあり，今後の動向が注目される。

【文　献】

1) Nikolajsen L, Brandsborg B, Lucht U, et al. Chronic pain following total hip arthroplasty : a nationwide questionnaire study. Acta Anaesthesiol Scand 2006 ; 50 : 495-500.
2) Subedi B, Grossberg GT. Phantom limb pain : mechanisms and treatment approaches. Pain Res Treat 2011 ; 864605. Epub 2011.14.
3) Ruben SS. Preventing the development of complex regional pain syndrome after surgery. Anesthesiology 2004 ; 101 ; 1215-24.
4) Niraj G, Rowbotham DJ. Persistent postoperative pain : where are we now? Br J Anaesth 2011 ; 107 ; 25-9.
5) Reuben SS, Buvanendran A. Preventing the development of chronic pain after orthopaedic surgery with preventive multimodal analgesic techniques. J Bone Joint Surg Am 2007 ; 89 : 1343-58.
6) Capdevila X, Pirat P, Bringuier S, et at. Continuous peripheral nerve blocks in hospital wards after orthopedic surgery : a multicenter prospective analysis of the quality of postoperative analgesia and complications in 1,416 patients. Anesthesiology 2005 ; 103 : 1035-45.
7) Richman JM, Liu SS, Courpas G, et al. Does continuous peripheral nerve block provide superior

pain control to opioids? A meta-analysis. Anesth Analg 2006 ; 102 : 248-57.
8) Sakai N, Inoue T, Kunugiza Y, et al. Continuous femoral versus epidural block for attainment of 120°knee flexion after total knee arthroplasty : a randomized controlled trial. J Arthroplasty 2013 ; 28 : 807-14.
9) Charous MT, Madison SJ, Suresh PJ, et al. Continuous femoral nerve blocks : varying local anesthetic delivery method (bolus versus basal) to minimize quadriceps motor block while maintaining sensory block. Anestheology 2011 ; 115 : 774-81.
10) Jæger P, Zaric D, Fomsgaard JS, et al. Adductor canal block versus femoral nerve block for analgesia after total knee arthroplasty : a randomized, double-blind study. Reg Anesth Pain Med 2013 ; 38 : 526-32.

〔中井　希紫子，髙田　典和，西村　雅之〕

C 脊椎手術

はじめに

　本領域は腰椎椎間板ヘルニアに対する低侵襲の内視鏡下手術から，側弯症や脊髄損傷を伴う外傷，腫瘍性病変などに対する長時間・大量出血を伴う手術まで多様であり，また患者の年齢層も幅広く，拘束性肺疾患や神経筋疾患の有無など術前の患者評価を慎重に行うことが重要である。

　脊椎手術における麻酔管理のポイントは，①長時間手術・出血に対する適切な術中管理，②神経学的モニタリングに適した麻酔法の選択，③良好な術後鎮痛の確立，である。

　弘前大学医学部附属病院では，本領域の手術は全例において全静脈麻酔（TIVA）で管理しており，レミフェンタニルが登場してから主流がPFK法からPRK法に置き換わった。レミフェンタニルは循環動態の変化に対する調節性が良く，また出血量減少への関与[1]も報告されている。

1) 神経学的モニタリングに適した麻酔法の選択

　脊髄機能モニタリングが必要な手術において，現在は主に電気生理学的モニタリングである運動誘発電位（motor evoked potential：MEP）や体性感覚誘発電位（short-latency somatosensory evoked potentials：SSEP）が用いられる。脊髄電気生理学的モニタリング，特にMEPに及ぼす麻酔薬の影響の程度は，抑制効果が大きいとされる揮発性麻酔薬と比較してプロポフォールで中等度，麻薬で軽度，ケタミンは影響がないとされている[2]。したがって静脈麻酔薬での管理が理想的であり，モニタリング時はプロポフォールの脳内濃度を一定に保つように意識し，必要に応じてレミフェンタニルの投与量を調節していく。また筋弛緩薬の影響でも信頼性がそこなわれるため，術中の筋弛緩薬使用は最低限にとどめる。

2) 脊椎手術におけるPRK法

　当施設での具体的なPRK法を以下に述べる。長時間手術・大量出血の可能性がある手術では中心静脈の確保を行い，信頼できる麻酔薬投与および輸液用の静脈アクセスを確保する。

　導入時はまずレミフェンタニルの持続投与を患者の年齢や合併症を考慮して0.2〜0.5 μg/kg/minで開始する。ケタミンを0.5〜1.0 mg/kg，プロポフォールを1.0 mg/kgを目安にボーラス投与し，意識および自発呼吸の消失を確認して筋弛緩薬を投与する。循環動態を考慮しながらレミフェンタニルは適宜漸減し，プロポフォールは4〜8 mg/kg/hrで維持する。ケタミンは10〜20 mg程度の間歇投与を行い，術後鎮痛までを視野にいれて術中の全投与量を決定する。プロポフォールはBIS値を参考にして持続投与し，循環動態の変化に応じて適宜レミフェンタニルの投与量を調節する。電気生理学的モニタリング時は，筋弛緩薬は原則として導入時にのみ使用している。

3) 術中管理・術後鎮痛

　大量出血が予想される手術においては，可能であれば自己血輸血や低血圧法を積極的に併用する。また正常体温を維持するために保温に努める。レミフェンタニルは他のオピオイドと比較して調節性に優れているが，低血圧や徐脈の出現には注意が必要であり，ケタミンを併用することで周術期における循環動態の安定とより良好な術後鎮痛への関与が期待できる[3,4]。術中からケタミンの間歇投与を行い，レミフェンタニルはフェンタニルまたはモルヒネに徐々に移行していく。本領域では術前から慢性痛をかかえている患者や若年者も多く，複雑な疼痛管理上の問題が存在するため，オピオイド単独ではなくNSAIDsや局所麻酔薬の併用も積極的に検討する[5]。

【文　献】

1) Kawano H, Manabe S, Matsumoto T, et al. Comparison of intraoperative blood loss during spinal surgery using either remifentanil or fentanyl as an adjuvant to general anesthesia. BMC Anesthesiol 2013 ; 13 : 46.
2) Kawaguchi M, Furuya H. Intraoperative spinal cord monitoring of motor function with myogenic motor evoked potentials : a consideration in anesthesia. J Anesth 2004 ; 18 : 18-28.
3) Moustafa AM, Negmi HH, Rabie ME. The combined effect of ketamine and remifentanil infusions as total intravenous anesthesia for scoliosis surgery in children. Middle East J Anesthesiol 2008 ; 19 : 1151-68.
4) Hadi BA, Al Ramadani R, Daas R, et al. Remifentanil in combination with ketamine versus remifentanil in spinal fusion surgery-a double blind study. Int J Clin Pharmacol Ther 2010 ; 48 : 542-8.
5) Raw DA, Beattie JK, Hunter JM. Anaesthesia for spinal surgery in adults. Br J Anaesth 2003 ; 91 : 886-904.

　　　　　　　　　　　　　　　　　　　　　　　　　　（中井　希紫子，高田　典和，西村　雅之）

第Ⅱ章 各 論

7 脳外科手術

はじめに

　脳神経外科の手術としては脳実質に操作が直接及ぶもの，脳血管を対象とするものが主なものであろう。脳室腹腔シャント，ジャネッタの手術など他の手術ももちろんあるが，紙面の都合上前２者に限定して記すことにしたい。

　このような手術においては脳保護をいかに行うかが麻酔管理の要諦である。脳神経外科領域の麻酔管理において脳細胞自体の保護，虚血に対する保護，適正な脳灌流圧（cerebral perfusion pressure：CPP）の維持という３点を満たすことが目標になる。手術操作が及ぶ場合は細胞が直接破壊されるであろう。すなわち，脳細胞自体の保護が必要である。また血管操作を行う場合はその血管に支配される組織に阻血が生じるため「虚血」に対する保護戦略が必要である。また手術野の確保のため脳の圧排も必要であるから，それらの部位のCPPを十分維持することが必要である。

1）脳細胞自体の保護

　脳細胞自体の保護に関しては代謝抑制ということが一つの手段であるが，この意味で，現在一般的に臨床で用いられている麻酔薬の中で，完全な脳保護作用を有する全身麻酔薬はいまだに開発されていない。脳保護作用があるという麻酔薬の中で，代表的な麻酔薬であるチオペンタールでも脳波を平坦化する程度の代謝抑制はするが，細胞自体の生存を危うくするほど代謝抑制はしない[1]。セボフルラン[2]，プロポフォールでも同様である[3]。モルヒネに関してはヒトで単独大量投与（1 mg/kg）すると，全体の脳血流には影響及ぼさず脳酸素消費量が41％低下することが報告されている[4]。レミフェンタニルでは臨床的な使用法においては，脳血流量に及ぼす影響は少ないと考えられる。脳細胞自体もしくは虚血からの保護については麻酔薬も含め麻酔中に用いる薬物に，そのような薬物があればもちろん用いることが望ましい。しかし，現時点でこのような作用を有する薬物は何か。あえて挙げればエダラボンの類など少数を除いては一般的には存在しないだろう。

2）虚血に対する保護

　軽度低体温は虚血に対する効果的な方法であると考えられている[5]。全脳虚血後の神経学的回復に与える血糖値は意識が回復した群（262±7 mg/dL）のほうが回復しなかった群（341±13 mg/dL）より低値であった。また，意識が回復した群の中でも，神経学的後遺症が残らなかった群（251±7 mg/dL）のほうが残った群（286±15 mg/dL）よりも，やはり血糖値が低かった[6]。

この結果は周術期の血糖管理における考え方に極めて示唆的である。

3）適正な脳灌流圧の維持

　CPP は CPP ＝（平均動脈圧；MAP）－（頭蓋内圧；ICP）で定義されるため，CPP の調節は MAP と ICP の操作を行うことが可能である。この MAP の調節に関しては他の臓器の灌流圧にも影響するし，過度の上昇は血管の破綻を来しうるので望ましくない。このため MAP の調節に加え，ICP の調整も行うことで総合的に CPP を調整することが望ましい。CPP は脳細胞自体，脳脊髄液，脳血管容積，間質の各要素が閉じられた空間すなわち頭蓋内に存在することで決定される。このうち麻酔科医が比較的調整しやすいのは，脳血管と間質の体積の調整である。間質は利尿薬投与で主に調整される。脳血管体積は血管拡張の度合いと，血管内容量によって決定されるが，かつて使用されたハロタンでは血管拡張が顕著であったため過換気を行うことで対処する必要があった。その点，プロポフォール-レミフェンタニル-ケタミン（PRK）で使用する麻酔薬については，ケタミンが単独使用では交感神経緊張による心拍出量増加をもたらす。そのため血流増加による ICP 亢進をもたらす可能性がある。しかし以前当教室の研究で行ったものではプロポフォール，フェンタニル併用全静脈麻酔では硬膜外圧の上昇はなかった。臨床使用状況では，レミフェンタニルに脳血流量を増大する作用は認められないから，脳神経外科手術で一般的に使用される全静脈麻酔（TIVA）法，すなわち PR で ICP が有意に上昇するとは考えにくい。

　なお，プロポフォールで鎮静された頭部外傷患者にケタミンを投与すると，頭蓋内圧が低下することが報告されている。ケタミンは単独使用ならいざ知らず，TIVA の要素として使用した場合には，一概に ICP を増大するわけではない，ということを明記しておく[7]。

4）実際の方法：覚醒遅延に対する対応など

　麻酔の導入に際しては通常の導入法と大差ないが，ケタミンを使用しないのであればプロポフォール，レミフェンタニルとも循環抑制が強く出る可能性があるため少量ずつ投与するのがよい。脳血管障害の症例では麻酔導入前の時点で脳圧亢進の状態であることも少なからずみられる。このようなケースではクッシング現象により高血圧になっていることも多く，麻酔薬により循環抑制が過度に出ることがあり注意を要する。導入前に動脈ラインを留置，血圧を連続してモニターするのも有用であろう。一般的にはプロポフォール，レミフェンタニルが標準だろうが，高齢者や心血管系の障害をもつ症例では予想外の血圧低下が生じることを常に念頭に置いたほうがよい。特にプロポフォールの循環抑制は強く生じるようであり少量ずつゆっくり投与するのが無難な方法である。昇圧薬投与が時に必要であるが，麻酔薬と同じ静脈路では麻酔薬も同時に追加投与されてしまうため，TIVA では麻酔薬以外の静脈路を一路確保しておくのも一法である。なお全身麻酔からの覚醒にあたっては極端な高血圧や咳，むせこみのない円滑な覚醒が望ましい。レミフェンタニルは代謝が速やかな分，作用消失後の反跳的な高血圧が生じるおそれがあり，あらかじめ，降圧薬の投与など考慮したほうがよいかもしれない。覚醒に関して，もう一点注意すべき点がある。PR に他のオピオイドを併用する場合であるが，モルヒネを通常の使用量（5〜

10 mg 静注）投与した場合，時に覚醒遅延をもたらす場合がある．特に脳腫瘍の手術など，脳血液関門の破綻を来す可能性のある手術に多くみられる傾向がある．覚醒遅延の機序の詳細は不明であり，今後の興味ある検討課題である．一方，フェンタニルの場合，ほぼ通常と大差ないと思われる．

5）その他2, 3の脳神経外科手術に特有の問題について

a. 空気塞栓

空気塞栓は一般的に大気に解放された手術野から静脈内に空気が混入することにより起きると考えられる[8]．多くの場合，空気塞栓は臨床的な症状を示さない．しかし，もし塞栓が循環路の閉塞を引き起こした場合，心拍出量の減少をもたらし，最悪の場合は死亡する．イヌやウサギを用いた動物実験の結果では塞栓の量は200～300 mLないし3～5 mL/kgとされている[8]．最も一般的な空気の侵入路としては頭蓋の静脈洞である．これらは通常硬膜が癒着しているため，容易に虚脱しない．このため，空気が容易に侵入することになる．後頭蓋領域の手術を坐位で行ったときは危険性が高い．亜酸化窒素を併用した場合，亜酸化窒素により閉鎖腔の空気塞栓の体積が増大する危険がある．この点，TIVAが有利である．また低酸素血症に対して酸素濃度を麻酔深度に関係なく変更できる点も有利である．

b. 神経因性肺水腫

神経因性肺水腫は致命的な合併症である．くも膜下出血の場合，合併率は2～43％である[9]．通常発症は速やかであるが，時に24～48時間後に起きることもある[9]．病態自体は100年以上も前から報告されているが，その詳細な発症メカニズムはいまだに不明である．急激かつ激烈なICP上昇が主な原因の一つであると考えられている．ICP上昇は視床下部と脳幹の循環中枢の機能不全を引き起こし，その結果カテコールアミンやその他血管作動物質の大量の分泌をもたらし肺水腫になると考えられている[10]．治療の戦略として2つの方策が考えられている．まずは原因の除去である，すなわち血腫の除去などICPのコントロールである．もう一つは呼吸管理である．呼気終末陽圧（positive end-expiratory pressure：PEEP）の適用も考えられるが過度のPEEPはICPの上昇を誘発するおそれがあるため，控える必要がある．Hypoxia, HypercapneaはともにICPの上昇を来すため避けなければいけない．TIVAでは亜酸化窒素を併用しないため酸素濃度を麻酔深度と無関係に自由に変えられる点は大きな利点であると考えられる．また吸入麻酔のように血管拡張作用もないため，ICPの上昇を来すおそれもない．これも大きな利点であろう．

文　献

1) Michenfelder JD. The interdependency of cerebral functional and metabolic effects following massive doses of thiopental in the dog. Anesthesiology 1974 ; 41 : 231-6.
2) Scheller MS, Tateishi A, Drummond JC, et al. The effects of sevoflurane on cerebral blood flow,

cerebral metabolic rate for oxygen, intracranial pressure, and the electroencephalogram are similar to those of isoflurane in the rabbit. Anesthesiology 1988 ; 68 : 548-51.
3) Bruhn J, Bouillon TW, Shafer SL. Onset of propofol-induced burst suppression may be correctly detected as deepening of anaesthesia by approximate entropy but not by bispectral index. Br J Anaesth 2001 ; 87 : 505-7.
4) Moyer JH, Pontius R, Morris G, et al. Effect of morphine and n-allylnormorphine on cerebral hemodynamics and oxygen metabolism. Circulation 1957 ; 15 : 379-84.
5) Arrich J, Holzer M, Herkner H, et al. Hypothermia for neuroprotection in adults after cardio-pulmonary resuscitation. Cochrane Database Syst Rev 2009 : CD004128.
6) Wass CT, Lanier WL. Glucose modulation of ischemic brain injury : review and clinical recommendations. Mayo Clin Proc 1996 ; 71 : 801-12.
7) Albanese J, Arnaud S, Rey M, et al. Ketamine decreases intracranial pressure and electroencephalographic activity in traumatic brain injury patients during propofol sedation. Anesthesiology 1997 ; 87 : 1328-34.
8) Mirski MA, Lele AV, Fitzsimmons L, et al. Diagnosis and treatment of vascular air embolism. Anesthesiology 2007 ; 106 : 164-77.
9) Davison DL, Terek M, Chawla LS. Neurogenic pulmonary edema. Crit Care 2012 ; 16 : 212.
10) Sedy J, Zicha J, Kunes J, et al. Mechanisms of neurogenic pulmonary edema development. Physiol Res 2008 ; 57 : 499-506.

(櫛方　哲也, 外崎　充, 村上　晶子)

第Ⅱ章 各論

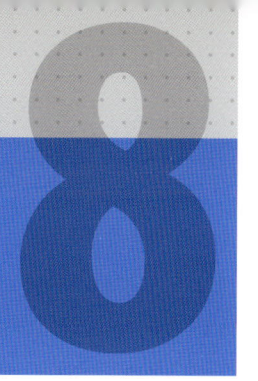

8 耳鼻咽喉科手術

はじめに

　耳鼻科領域の全身麻酔では，気道確保の確実性から気管挿管を選択することが多いが，気管挿管中にはバッキングのリスクが伴う．レミフェンタニルが登場する以前には，気道刺激に過敏性の高い患者のバッキング抑制に難渋し筋弛緩にたよった麻酔になることもあった．しかし，耳下腺の手術など神経刺激装置を使う手術では筋弛緩薬も使用できない．

　レミフェンタニルは気道刺激抑制作用が強く，0.15 μg/kg/min 以上で有意に気管挿管中のバッキングを抑制するとされる[1]．また，鼓室形成術などでは手術終了直前まで侵害刺激が大きく，生体内半減期の短いレミフェンタニルの良い適応と考えられる．しかしその生体内半減期の短さから，高用量持続投与の急激な中断によりシバリングを高率に引き起こすので注意が必要である．この現象の一因として高用量のレミフェンタニルによる急性耐性の形成，あるいは NMDA 受容体の刺激が考えられている[2]．したがってこの予防のためにケタミンを併用するのは理にかなっている．それと同時に手術終了に向けてレミフェンタニルの投与量を漸減していくのも一法である．耳鼻科領域の手術といってもその内容，侵襲の程度が多岐にわたる．本項では紙面の都合上，中耳手術を中心に記載する．

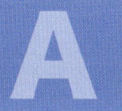

A 中耳内耳手術

1）中耳内圧の決定因子と全身麻酔薬

　中耳腔はエウスタキオ管が解放されたときに間歇的に換気される半閉鎖腔である．このような腔の例としては副鼻腔や腸管などがある．このような空間へのガス移行は物理的な拡散によって行われる．通常われわれは空気を呼吸しているため酸素と窒素を主とした気体が閉鎖腔へ移行するであろうが，酸素は腔周辺の組織などで消費されてしまう．そのため結果として窒素が残る．このため閉鎖腔はほとんど窒素で満たされることになる．このような状態で亜酸化窒素を含む全身麻酔薬を吸入すると酸素，亜酸化窒素ともに濃度勾配に従って閉鎖腔内に移行する．反対に体内の窒素もまた濃度勾配に従って閉鎖腔より血中に移行する．このような現象は気体の各成分に起こるが亜酸化窒素と窒素は多く含まれるため中耳内圧に及ぼす影響も大きい．例えば肺胞内濃度の 50％ の亜酸化窒素の場合は閉鎖腔の容積は 2 倍になるという[3]．

8. 耳鼻咽喉科手術　149

亜酸化窒素は窒素が排出されるより早く中耳腔に拡散するため，亜酸化窒素併用の全身麻酔法では中耳内圧が上昇する。亜酸化窒素投与中止後は血中に急速に亜酸化窒素は再吸収されるため逆に中耳内圧の減圧が起こる。このような中耳内圧の急激な変化は中耳機能の悪化，悪心・嘔吐を誘発するおそれがある。鼓室形成術においては，顔面神経の同定に神経刺激装置が用いられるため，手術中筋弛緩薬の使用が制限される。そのため一般に吸入麻酔薬主体の全身麻酔法が選択されているが，上記のように中耳機能に悪影響を及ぼす可能性がある。これに対してプロポフォール-レミフェンタニル-ケタミン（PRK）では亜酸化窒素を使用しないためこのような心配は無用である。以前当教室ではドロペリドール-フェンタニル-ケタミン（DFK）またはプロポフォール-フェンタニル-ケタミン（PFK）を使用した全静脈麻酔（TIVA）中の中耳内圧を送っていたが，いずれも軽度の上昇であった。DFK の場合 7 mmHg（pp65〜68），PFK の場合は 3.5 mmHg 内外であった（pp104〜107）。一方，亜酸化窒素を使うと，以前のわれわれのデータ（60%亜酸化窒素併用）では 15 mmHg 内外に上昇した。他の報告でも 66%亜酸化窒素と 0.5〜1.0%ハロタン吸入で 30 mmHg に達し鼓膜が破裂したという[4]。一般に鼓膜内外の圧格差が 30 mmHg に達した場合は耳痛が，100 mmHg に達した場合は鼓膜破裂の危険があるといわれているが，上記の文献ではこれ以下の圧格差でも破裂が報告されているため注意が必要である。鼓膜形成のような微細な手術では手術中の体動の抑制が必須であるが，顔面神経保護の観点から神経刺激装置が用いられるため，手術中筋弛緩薬の使用が制限される。鼓膜保護の面も併せ，鼓室形成術にPRK は適した麻酔法といえるだろう。

2) 術者から亜酸化窒素を要求される場合

時に術者から亜酸化窒素を要求される場合がある。これは鼓膜を手術前に膨張させ癒着の程度を評価することと手術操作の前にある程度鼓膜を剥離する目的があるという。しかし亜酸化窒素は時に患者に不利な作用をもたらす場合がある。耳鼻咽喉科領域に限っていえば，亜酸化窒素は助燃性[5]であるので，亜酸化窒素併用麻酔では気管チューブの発火の危険がある。TIVA ではその心配はない。

3) 鼓室形成術の体温への影響

鼓室形成術では直腸温の上昇がみられる[6]。PRK の場合に手術中の体温変化を検討した。弘前大学医学部附属病院において，PRK による全身麻酔を受けた耳鼻咽喉科成人患者 60 名を対象とした。30 名は鼓室形成術，他の 30 名は喉頭全摘出術を受けた患者である。手術時間は鼓室形成術 372.4±151.1 min であった。鼓室形成術では全例において，手術開始前の体温に比べ手術中の最高値が上昇した。それに比べ喉頭全摘出術では，鼓室形成術とほぼ同じ時間経過，すなわち 6 時間までの体温（腹部操作に及ぶ前，体幹には覆布がいまだ掛けられている状態）においても，開始前の体温と比較し手術中の体温が低下した症例が 13 名に及んだ。両者の体温変化には明らかな統計的有意差があった（図 1；P＜0.0001）。この機序の詳細については今後の検討が必要であるが，手術操作に伴う聴覚の刺激が鼓室形成術において顕著であったことも一因と考えられる。

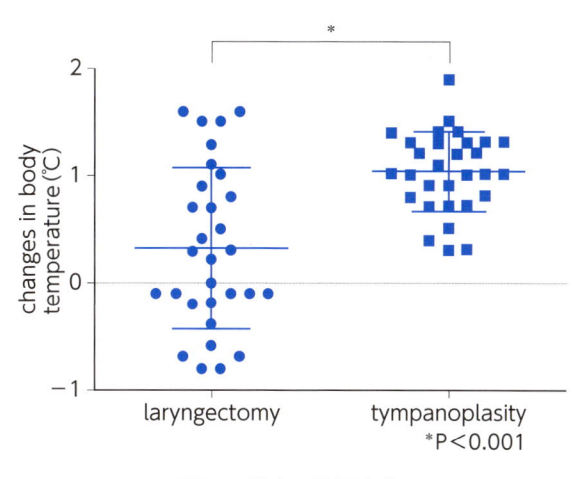

図1　術中の体温変化

4）手術中の覚醒予防

　覚醒予防の基本は，浅いと思ったら，その場しのぎの体動予防だけを目的とした筋弛緩薬を追加投与するだけではなく，鎮静薬・鎮痛薬の増量を図ることである．この覚醒予防に耳栓装着が有用という報告が最近もたらされた．22名の症例を対象とした総計約3,000分のデータによると耳栓の有無にかかわらずBispectral index（BIS）の中央値は39だったが，最低値は耳栓装着時のほうが低かった．BIS＞60になった場合は聴覚の刺激で覚醒するおそれがあるが耳栓装着でその危険性が32％減少したという[7]．この報告はとりもなおさず，聴覚刺激が手術中の覚醒を誘発するということを示している．鼓膜形成術中には耳栓の装着は当然不可能である．したがって覚醒予防のためには，適切な麻酔深度の維持が重要である．

【文　献】

1) Lee JH, Koo BN, Jeong JJ, et al. Differential effects of lidocaine and remifentanil on response to the tracheal tube during emergence from general anaesthesia. Br J Anaesth 2011 ; 106 : 410-5.
2) Nakasuji M, Nakamura M, Imanaka N, et al. Intraoperative high-dose remifentanil increases post-anaesthetic shivering. Br J Anaesth 2010 ; 105 : 162-7.
3) Munson ES. Transfer of nitrous oxide into body air cavities. Br J Anaesth 1974 ; 46 : 202-9.
4) Perreault L, Normandin N, Plamondon L, et al. Tympanic membrane rupture after anesthesia with nitrous oxide. Anesthesiology 1982 ; 57 : 325-6.
5) Wolf GL, Simpson JI. Flammability of endotracheal tubes in oxygen and nitrous oxide enriched atmosphere. Anesthesiology 1987 ; 67 : 236-9.
6) 大川浩文, 岩川　力, 大友教暁ほか. 鼓室形成術時の直腸温に及ぼす各種麻酔法の影響. 麻酔 1994 ; 43 : 1866-70.
7) Thiele RH, Knipper E, Dunn LK, et al. Auditory stimuli as a contributor to consciousness while under general anesthesia. Med Hypotheses 2013 ; 80 : 568-72.

（櫛方　哲也，大石　将文）

B 他の手術

　以上鼓室形成術を中心に TIVA の占める位置を記載した。以下，いくつかのその他の耳鼻咽喉科領域における TIVA の立ち位置を紹介する。人工内耳埋め込み手術時の麻酔において，TIVA の有用性を指摘した研究がある。人工内耳の設定は手術中に行う必要があるが，麻酔薬が設定環境に干渉すると最適の設定ができないおそれがある。プロポフォール（4〜8 mg/kg/hr）を用いた TIVA による麻酔管理では人工内耳の設定環境になんら影響を及ぼさなかった[1]。吸入麻酔では潜時や閾値に影響する可能性があるため TIVA はこの種の手術に適しているだろう。

　鼻内視鏡下副鼻腔手術（endoscopic sinus surgery：ESS）ではプルロポフォールを使用した TIVA と吸入麻酔（セボフルラン）の二群で ESS の出血量の多寡について，検討した研究では，Lund-Mackey スコアが 12 以下という軽症例において，TIVA では 18 mL/hr セボフルラン群で 90 mL/hr と有意に出血量が少なかった。高濃度の吸入麻酔薬は「低血圧」と「血管拡張」の相反する状態をもたらすので，出血量にもたらす影響は一様ではない。総じて現時点では TIVA と吸入麻酔の優劣を論じるのは時期尚早ではあるが，将来の注目すべき検討課題であろう。

【文　献】

1) Jana JJ, Vaid N, Shanbhag J. Effect of total intravenous anaesthesia on intraoperative monitoring of Cochlear implant function in paediatric patients. Cochlear Implants Int 2013；15［Epub ahead of print］.

（櫛方　哲也，大石　将文）

第II章 各論

9 心臓・血管外科手術

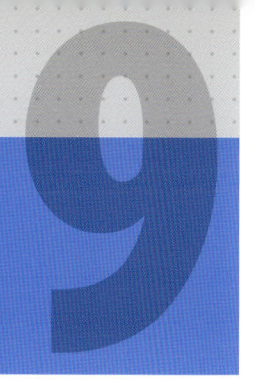

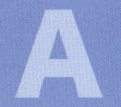

A 心臓手術

はじめに

麻酔科的な観点からみた心臓手術患者の特徴を以下に述べる。

①心臓手術を必要とする適応疾患：弁膜疾患，虚血性心疾患，不整脈，心筋症，心臓腫瘍，心膜疾患，先天性心疾患，など

②合併疾患：成人では糖尿病や高血圧，高脂血症，慢性閉塞性肺疾患，などの慢性疾患を基礎にもつことが多く，動脈硬化性疾患，慢性腎疾患，呼吸機能障害を併発することもまれではない。

③術前の併用治療：軽症患者でも各種内服薬を使用している場合が多い。緊急手術を要する患者で急激な血行動態の破綻により多臓器機能障害を生じる場合がある。その際には，気管挿管から人工呼吸，各種循環作動薬，大動脈内バルーンパンピングや経皮的心肺補助，持続式血液濾過透析，などを施行されている場合もある。

④重症度評価：予定手術では詳細な心機能評価が行われるのが通常であるが，臨時手術では最低限の術前検査のみ施行可能である場合も少なくない。いずれの場合も総合的な心機能評価は New York Heart Association（NYHA）分類などの臨床的評価法を用いることが一般的である。

以上のことから，心臓手術を受ける患者の心疾患の種類は多岐にわたり，合併疾患や全身状態，行われている治療法も比較的軽症と評価できるものから全身に及ぶ生命維持管理を要するものまで幅広いことが特徴である。

1）手術の特徴

麻酔科的な観点からみた心臓手術の特徴を以下に述べる。

①侵害刺激の大きさは手術を通じて一様ではない。気管挿管，皮膚切開や胸骨正中切開をはじめとする強大な侵害刺激がある一方で，血管吻合や心内操作中の侵害刺激は比較的軽度である。

②人工心肺を用いる際には，脳をはじめとする重要臓器の灌流が非生理的になる場合がある。

③外科的修復によって器質的病変は改善するものの，手術侵襲や人工心肺の使用により心機能が一時的に低下する場合がある。

④その他，抗凝固薬の使用とその中和，大動脈の遮断とその解除などが一般的な外科手術と比較しての心臓手術の特徴である。

2）求められる麻酔

上述の心臓手術を受ける患者および手術の特徴を勘案して，心臓手術に際して求められる麻酔の条件を考察する。

①患者の術前，術中の心機能に応じて，麻酔薬による心抑制の程度を調整できること：心機能の保たれている患者では十分な量の鎮静，鎮痛薬（プロポフォールやレミフェンタニルなど）を用いるが，心機能の悪い患者ではケタミンなどを優位の麻酔とし心抑制を最低限にする。

②患者の術前の肝機能，腎機能により薬物代謝が極端に影響を受けないこと：プロポフォールやレミフェンタニルは現在使用可能な鎮静および鎮痛薬のなかでは半減期が短く，腎機能による作用時間の影響が少ない[1,2]。

③手術経過に伴って麻酔深度を調整できること：気管挿管，皮膚切開や胸骨正中切開時には十分な量の鎮痛薬を使用するが，比較的軽度な手術侵襲時には通常もしくは比較的少量の麻酔薬で麻酔管理を行う。大量フェンタニルで気管挿管や胸骨正中切開に十分な量を使用すると，手術終了後にもその効果が残存する。レミフェンタニルでは手術侵襲に応じた用量の調節が可能である。

④人工心肺をはじめとする術中の重要臓器（特に中枢神経系）の灌流維持のリアルタイムもしくは術後早期の評価が可能であること：患者を覚醒させた状態で心臓手術を行う報告[3]もあるが，一般的ではない。現在われわれは術中の中枢神経系のモニターとして Bispectral index（BIS）および脳内局所酸素飽和度を測定している。作用時間の短い鎮静，鎮痛薬（プロポフォールやレミフェンタニルなど）を用いることで術後早期の中枢神経系機能の評価が可能である。一般的使用量のケタミンで術後長期にわたって中枢神経系評価を妨げることも通常ない。

以上の条件を実現するための一法としてプロポフォル-レミフェンタニル-ケタミン（PRK）は有用であると考える。心機能が良好な患者ではプロポフォール，レミフェンタニルのみ，もしくは吸入麻酔薬やフェンタニルとの代替，併用でも麻酔管理はもちろん可能であり，これらの管理法を否定するものではない。以下に弘前大学医学部附属病院でのPRK麻酔の自験例を提示する。

<症　例>

■対　象

64歳，女性，身長153 cm，体重52 kg
診　断：#1 急性大動脈解離（Stanford A型）
　　　　#2 心タンポナーデ
手　術：上行部分弓部置換術

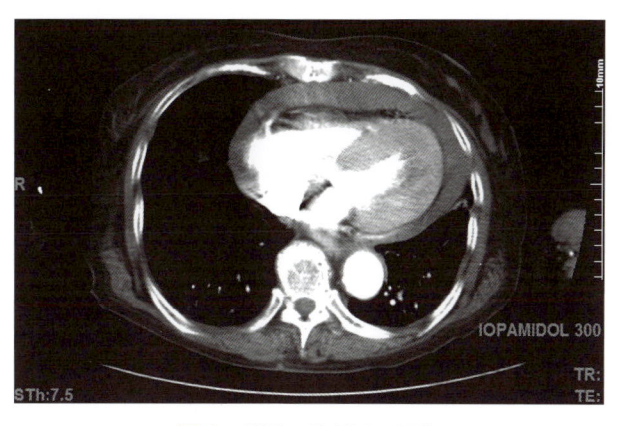

図1　術前の胸部CT画像
最大2cm程度の血性心囊液の貯留が認められた．

既往歴：高血圧，不整脈（詳細不明），子宮筋腫摘出術

現病歴：深夜，トイレで倒れているところを家人に発見され，他施設に救急搬送された．収縮期血圧50 mmHg台のショック状態であり，CT検査で上行大動脈から弓部大動脈に及ぶ急性大動脈解離と心タンポナーデが指摘された．緊急手術目的に当施設へ転院となった．

術前の現症：酸素マスク6 L/min，呼吸数13 breaths/min，血圧90/40 mmHg，心拍数140～150 bpm，心房細動，カテコールアミンの投与なし．意識レベルGCS 3-5-6，鎮静薬の投与なし．麻痺なし．

検査所見・血液ガス分析：酸素マスク6 L/min，PH 7.42，Pa$_{CO_2}$ 29.3，Pa$_{O_2}$ 225，BE 3.1，WBC 15,280/μL，Hb 9.4 g/dL，Plt 14.4×10^3/μL，BUN 23 mg/dL，Crea 1.08 mg/dL，AST 107 U/L，ALT 47 U/L，Na$^+$ 140 mEq/L，K$^+$ 2.2 mEq/L，CL$^-$ 97 mEq/L，Lac 4.4 mg/dL

画像所見：図1に示すように心臓周囲最大2 cmの血性心囊液が認められる心タンポナーデ状態であった．

■ 麻酔経過（図2）

❶ 麻酔導入～執刀

麻酔はプロポフォール，レミフェンタニル，ケタミンを中心としたPRKと筋弛緩薬としてロクロニウムを使用した．また，第二オピオイドとしてはフェンタニルを選択した．

まず，約2 cmの心タンポナーデの存在と低血圧，頻脈性心房細動により不安定な循環動態が認められたため，局所麻酔下に左大腿動静脈にカテーテルを留置し，麻酔導入後の循環虚脱時に緊急に人工心肺を確立できるよう準備した．

麻酔導入はフェンタニル100 μgの静注とレミフェンタニル0.1 μg/kg/minの持続静注開始後にケタミン50 mg（1 mg/kg），プロポフォール30 mg（0.6 mg/kg）を緩徐に分割投与し就眠を得た．その後ロクロニウム50 mgを静注した．ケタミン，プロポフォールはそれぞれ1 mg/kg/hr，2 mg/kg/hrで持続静注を開始した．しかし，気管挿管後収縮期血圧は70～80 mmHg台となり，BISが40～50台であることを確認しながらケタミンのみの持続静注とし，プロポフォー

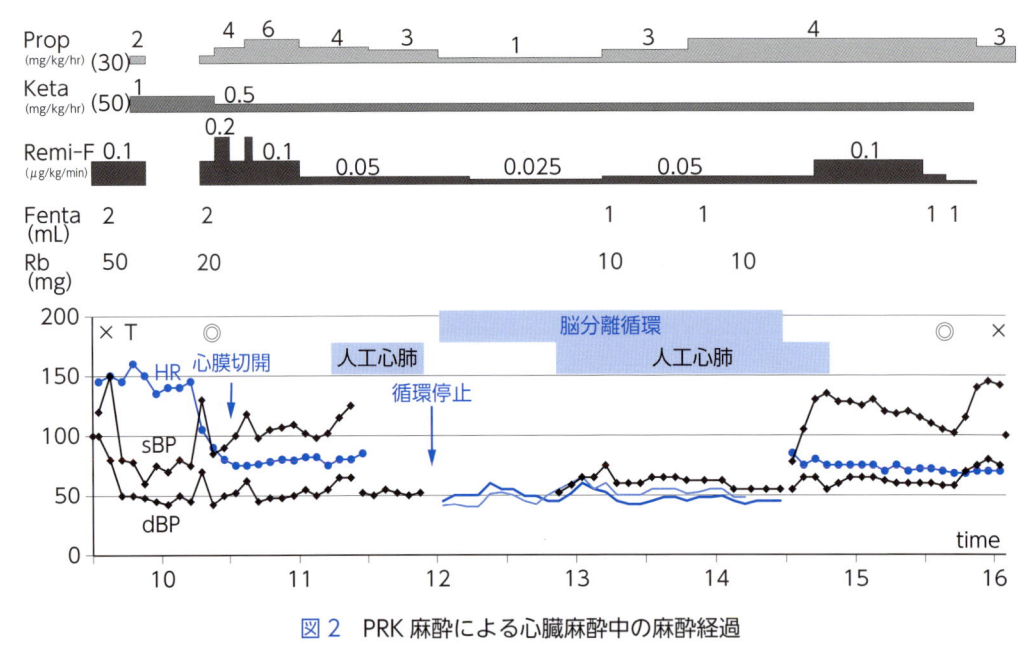

図2 PRK麻酔による心臓麻酔中の麻酔経過

Prop：プロポフォール，Keta：ケタミン，Remi-F：レミフェンタニル，Fenta：フェンタニル，Rb：臭化ロクロニウム，X：麻酔開始，T：気管挿管，◎：手術開始，手術終了

ル，レミフェンタニル投与を一時中止した。また昇圧薬としてフェニレフリンを 0.1 mg ずつ投与し，血圧を保った。さらに頻脈性心房細動に対して，塩酸ランジオロール 3 μg/kg/min を持続静注し約 10 分後洞調律に復帰した。収縮期血圧も 130 mmHg まで上昇した。そこで，執刀後の手術侵襲に備えるべくプロポフォール，レミフェンタニルの持続静注量をそれぞれ，4 mg/kg/hr，0.2 μg/kg/min へ増加させた。一方ケタミンの投与量は，0.5 mg/kg/hr へ減少させた。

❷ 手術手技と体外循環の確立

手術は，胸骨正中切開後速やかに心膜に小孔を開けて心タンポナーデ状態を解除することで始まった。その後右大腿動・静脈より人工心肺が確立された。心タンポナーデの解除により循環動態は劇的に改善した。体温は 28℃以下の低体温に管理され，数分の完全循環停止後脳分離循環を確立，上行部分弓部大動脈グラフト置換を施行された。低体温と脳分離循環時，体循環は一時停止しており，麻酔薬の代謝も減少すると考え[4]，プロポフォール，レミフェンタニルの持続投与量をそれぞれ，1 mg/kg/hr，0.05〜0.025 μg/kg/min へ減少させた。このときの BIS の値は 0，サプレッション比は 100 であった（図3）。

❸ 体外循環離脱〜手術終了

グラフト置換術後，体循環の再開，体温の復温とともに BIS 値の上昇も認められ（図3），麻酔薬代謝も再開されたと判断し，プロポフォール，レミフェンタニルの投与量をそれぞれ，3〜4 mg/kg/hr，0.05〜0.1 μg/kg/min へ増量し，手術侵襲に拮抗するように努めた。また，手術終了間際までにフェンタニルを追加投与し，レミフェンタニルからのオピオイドローテーションを

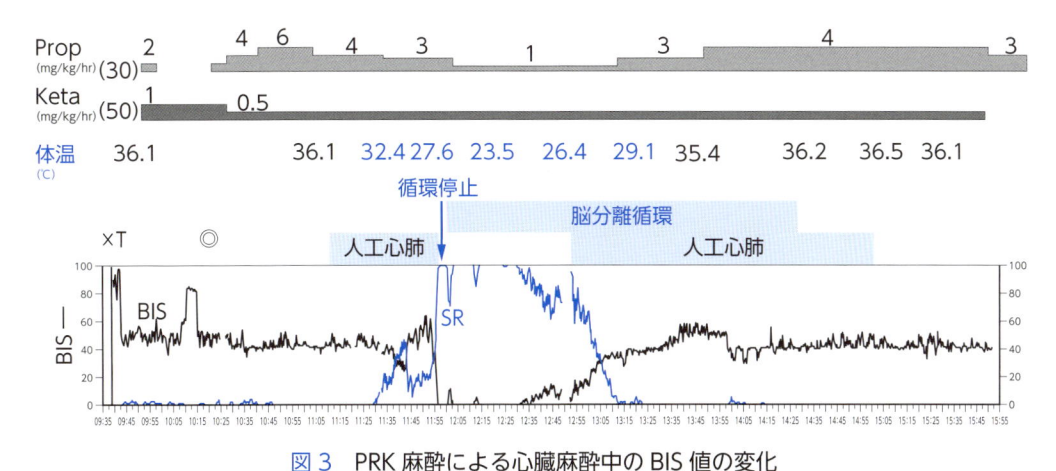

図3 PRK麻酔による心臓麻酔中のBIS値の変化
Prop：プロポフォール，Keta：ケタミン，X：麻酔開始，T：気管挿管，◎：手術開始，手術終了

図った．手術終了時，麻酔薬はプロポフォール 3 mg/kg/hr のみ持続静注とし，挿管のまま患者を ICU へ移動させた．

❹ 術後管理

ICU 入室後，モニタリングや患者の申し送りの終了後，速やかにプロポフォールから塩酸デクスメデトミジン（0.2〜0.4 μg/kg/hr）へ鎮静法を変更した．ICU 入室約1時間後には呼名に開眼し四肢に麻痺などがないことが確認できた．

3）考察：心臓麻酔における PRK 麻酔薬の調節の基本的な考え方

心臓麻酔に置いて，何よりも重視するべきは循環動態の安定であろう．それぞれの心疾患の循環動態の特徴を把握し，挿管や手術侵襲の大きさに先んじて麻酔深度を変化させることが望まれる．しかし，それらの刺激は一定ではなく刻々と変化し，侵襲の度合いが低くなったときには，すぐに後戻りができるのが，レミフェンタニルを用いた PRK の持ち味である．

また，心疾患をかかえた患者においてプロポフォールは時に，循環抑制が問題となる．一方で，ケタミンは交換神経系をあまり抑制せず，循環を保つ静脈麻酔薬である．すなわち，全身状態の悪い，言葉を換えればプロポフォールの循環抑制が懸念される患者の状態には，ケタミンの持続静注をメインとした静脈麻酔法とする．そして，循環動態が安定し，再び深い麻酔が必要となったときには，プロポフォールを中心とした麻酔法に変更することにより，覚めのよい麻酔が期待できる[5]．以下に心臓手術の麻酔管理の5つ局面ごとの具体的な薬物投与法について述べる．

a．麻酔導入〜手術執刀

麻酔導入時には挿管刺激による強い交感神経の刺激作用による血圧の上昇と心負荷が懸念される．レミフェンタニルは 0.5 μg/kg/min 程度持続静注し，約5分後に挿管を行うと挿管による血

圧上昇などの循環変動が抑制できるとされている[6]。しかし，著者は心臓手術麻酔の導入において，循環変動が全く起きないほどの鎮痛と鎮静は挿管後の過度の循環抑制につながるおそれもあり，破裂のリスクが高い動脈瘤の手術以外では必要がないと考える。そこで，フェンタニルをベースに 100 μg 程度静注しそのうえにレミフェンタニルを 0.1～0.2 μg/kg/min 程度を被せて持続静注し鎮痛作用を得るようにしている。フェンタニルという低い土台の上にレミフェンタニルの小さな小山を挿管に合わせて築くイメージである。低い山であれば，行き過ぎたときにすぐに降りてくることが可能だからである。就眠は，ケタミン (0.5～1.0 mg/kg)，プロポフォール (1～1.5 mg/kg) をゆっくり投与し，筋弛緩薬を投与する。筋弛緩薬の効果が得られるまでの循環抑制を最低限にするためには，就眠のためのケタミンとプロポフォールの投与量は最小限とすべきで，循環動態をみながら挿管直前に 20 mg 程度プロポフォールの追加をして挿管を行う。ケタミンは鎮痛薬の必要量も下げ，麻酔薬の必要量も減少させるのに有効である。挿管後は，すぐにレミフェンタニルの投与量を 0.025～0.1 μg/kg/min へ下げ（それでもベースにはフェンタニルの鎮痛効果が残っている），挿管後低血圧にならないように注意する。

b. 手術執刀～人工心肺確立

手術執刀から人工心肺確立までは，心臓麻酔管理中で最も強い刺激が加わるときであり，循環動態をみながらレミフェンタニルを大胆に増量しできるだけ安定した循環動態を得るように努める。元気な小児の心室中隔欠損 (ventricular septal defect : VSD) や心房中隔欠損 (atrial septal defect : ASD) などでは，0.5 μg/kg/min 程度まで上昇させることもある。プロポフォールは，BIS 値を参考に（ケタミン併用のため 70 以下が目標[7]）投与量 (4～8 mg/kg/hr) の調節を行う。執刀しても不安定な循環動態の場合，やはりレミフェンタニルの投与量は限定的とするべきであろうし，プロポフォールよりもケタミンの投与量を増量することで，麻酔に必要な意識消失は確保し，プロポフォールの循環抑制作用を減じることにつながる[5]。ケタミンの投与量は，0.5～1 mg/kg/hr で投与するが，前述のケタミンを主静脈麻酔薬として投与する場合 2 mg/kg/hr まで上昇させれば，ケタミンのみでも麻酔を維持することが可能である[8]。

c. 人工心肺中

人工心肺中は，低体温の影響，脳分離循環と体循環の停止などの特殊循環，人工心肺循環それ自体の肝血流への影響などより，一般的に麻酔薬の代謝は抑制される。また，手術手技も限られた局所に限定され侵襲も一定となり，必要麻酔薬の量は減少する。そこで，BIS 値を参考に，プロポフォールの投与量を 3～6 mg/kg/hr（超低体温，循環停止の場合はさらに減じる），レミフェンタニル 0.025～0.1 μg/kg/min へ減少させる。しかし，循環へあまり影響を与えず安全性も考慮し，ケタミンは 0.5 mg/kg/hr は維持し，筋弛緩薬の投与も使用間隔は延長させて行う。注意すべきことは麻酔薬の必要量は，人工心肺による加温の開始とともに増加することである。BIS 値の微妙な変化に注意してプロポフォールの投与量を増加させる。

d. 人工心肺離脱～閉胸

人工心肺離脱から閉胸までが，ある意味心臓手術とその麻酔・循環管理において最も重要な局

面であり，術者も人工心肺技師も看護師も，そして麻酔科医も安定した循環動態を得るためにそれぞれの役割を最大限に果たすことが求められる．麻酔科医には麻酔薬の効果，心臓前負荷，心機能，人工心肺の影響などを総合的に判断し，それぞれ，麻酔薬，輸液・輸血，カテコールアミンなどを調節し，その時点で最善の循環動態が得られるようにすることが求められる．よって，経食道心エコーも含めて，やるべきこと考えるべきことは多岐にわたるため，麻酔薬の投与の原則はより安定する麻酔であり，プロポフォールは 3～6 mg/kg/hr，ケタミン 0.5～1 mg/kg/hr，レミフェンタニル 0.05～0.1 μg/kg/min 程度投与し，筋弛緩薬も必要量を投与する．麻酔は安定させ，その他のことに意識の重心を傾けるように心掛ける．

e. 手術終了～術後管理

閉胸し，循環動態が安定したら術後 ICU への移動となる．PRK 麻酔は覚醒が速やかであることが大きな利点の一つであるが，ただ覚めればよいというものではない．ICU へ移動し，モニタリング，輸液，カテコールアミンなどのポンプ移動，申し送りなどが滞りなく終了後，ご家族の面会時あたりに呼名に開眼するぐらいが適当ではないかと著者は考える．閉胸後循環動態が安定したらオピオイドローテーションとして，レミフェンタニルにフェンタニルを被せ（50～100 μg ずつ静注し 200 μg 程度まで），レミフェンタニルの投与量を 0.025 μg/kg/min まで減少させる．ICU への移動直前にケタミンとレミフェンタニルの持続静注を中止し，プロポフォールを 3 mg/kg/hr まで下げ，ICU へ移動する．この時点で麻酔が浅過ぎると判断したときには，プロポフォールの濃度を適宜増加する．

当施設では ICU 入室後は，鎮静薬を塩酸デクスメデトミジン（0.2～0.4 μg/kg/hr）へ変更し，鎮痛薬としてフェンタニルを 6 mL/day の量で持続静注している．気管チューブの抜管は覚醒状態のほかに肺酸素化，循環動態，ドレーンの排液量など総合的に判断して行う．もちろん，安定した全身状態に自信がある場合は，塩酸デクスメデトミジンは持続静注せず，プロポフォールを単純に中止すれば，より速い覚醒が期待できる．

まとめ

レミフェンタニルを鎮痛薬の中心として用いる PRK 麻酔は，レミフェンタニル，プロポフォール投与量を手術侵襲に合わせきめ細やかに増減させることで，安定した循環動態が得られ，術後速やかな覚醒が期待できる麻酔法である．PRK は心臓麻酔においても有用な方法である．

【文 献】

1) Ickx B, Cockshott ID, Barvais L, et al. Propofol infusion for induction and maintenance of anaesthesia in patients with end-stage renal disease. Br J Anaesth 1998；81：854-60.
2) Hoke JF, Shlugman D, Dershwitz M, et al. Pharmacokinetics and pharmacodynamics of remifentanil in persons with renal failure compared with healthy volunteers. Anesthesiology 1997；87：533-41.
3) Karagoz HY, Kurtoglu M, Bakkaloglu B, et al. Coronary artery bypass grafting in the awake patient：three year's experience in 137 patients. J Thorac Cardiovasc Surg 2003；125：1401-4.

4) Kakinohana M, Nakamura S, Fuchigami T, et al. Influence of the descending thoracic aortic cross clamping on bispectral index value and plasma propofol concentration in humans. Anesthesiology 2006；104：939-43.
5) 松木明知, 石原弘規編. プロポフォールを中心とする全静脈麻酔の臨床. 東京：克誠堂出版；1997.
6) Miyake W, Oda Y, Ikeda Y, et al. Effect of remifentanil on cardiovascular and bispectral index responses following the induction of anesthesia with midazolam and subsequent tracheal intubation. J Anesth 2010；24：161-7.
7) 石原弘規. BISモニターと麻酔 静脈麻酔. 松本明知, 石原弘規, 坂井哲博編. 周術期におけるBISモニターの臨床応用（第2版）. 東京：克誠堂出版；2002. p.23-30.
8) 松木明知, 石原弘規, 坂井哲博編. 完全静脈麻酔の臨床―DFKによる5,000例の臨床から―. 東京：克誠堂出版；1995.

〔橋場　英二, 坪　敏仁, 大川　浩文, 吉田　仁〕

B 血管外科手術

1 末梢血管バイパス手術

はじめに

高齢化が進行している本邦においては，ハイリスクで複雑かつ重篤な病変を有する血管疾患患者が増加している．ここでは，末梢血管バイパス手術，腹部大動脈瘤 Y-グラフト置換術および血管内手術に分けてその全身麻酔，全身管理について述べる．

1）麻酔管理の要点

閉塞性動脈硬化症症例は，他の動脈硬化性疾患（虚血性心疾患，脳血管障害）を合併する頻度が高い．また，基礎疾患として，高血圧，糖尿病，高脂血症などをもっていることが少なくない．術前のリスク評価や，併存疾患のコントロールがまずは重要と考える[1]．そのうえで，罹患している下肢だけでなく，全身の臓器血流を保持するような循環管理が要求される．

2）麻酔導入

経験的に，少量の鎮静薬や麻薬でも極端に血圧が下がってしまう症例が多い．できるだけ循環動態の変動を避けたい．しかし，浅麻酔では気管挿管時の血圧上昇，頻脈が抑えられない．レミフェンタニルは 0.1〜0.3 μg/kg/min で始める．ケタミンを 0.5 mg/kg 程度分割投与する．プロポフォールは患者の反応，BIS をみながら，0.5〜1 mg/kg くらいまで分割投与する．症例によっては，最初から持続静注し，血圧の急激な低下が起きないようにしている．入眠後気管挿管前にロクロニウムは 0.6 mg/kg くらい投与する．レミフェンタニル投与開始から約 10 分後に気管挿管を行う．これくらいの量でも血圧の上昇，頻脈はない．気管挿管後は，レミフェンタニルを 0.05〜0.1 μg/kg/min に下げて血圧の低下を予防する．

導入中の低血圧に対しては，エフェドリンやフェニレフリンを早めに投与するのが安全である．下がってからではなく，下がり始めたらすぐ投与する．

3）超音波ガイド下末梢神経ブロック

執刀時の血圧上昇の予防と，術後鎮痛の目的で行っている．下肢のバイパス手術の創に合わせて，末梢神経ブロックを行うが，主に鼠径部，大腿内側，症例によっては膝窩部が術野になる．S 領域を完全にブロックするためには，坐骨神経ブロック[2]が必要になるが，体位のことや，局所

麻酔薬の総量を考えたときに，あまり現実的ではない．また，深部にブロック針を進めなければならず，術中のヘパリンの使用を考えたときに，積極的にはなれない．そこで，われわれは，大腿神経を中心としたL領域のブロック（腸骨筋膜下ブロック[3]）と，鼠径部（T12, L1領域）のブロック（腸骨鼠径・腸骨下腹神経ブロック[4]，腹横筋膜面ブロック[5]）を組み合わせて行っている．

局所麻酔薬は0.375％ロピバカイン単独か，0.375％ロピバカイン20 mLと0.5％リドカイン20 mLを混合したものを用い，総量として40 mLくらいにしている．量を増やしたいときは生理食塩液を加え，局所麻酔薬の広がりを期待している（総量60 mL程度）．

いずれにせよ術中ヘパリンを使用するので，慎重に行う．

4）麻酔維持

プロポフォールはBISが40～60くらいになるように適宜調節する（3～5 mg/kg/hr）．レミフェンタニルは執刀時の反応などを参考にしながら調節する（0.05～0.2 μg/kg/min）．

動脈の遮断時は，特に血圧の上昇に注意する．遮断解除時も低血圧に注意する．

5）麻酔覚醒

抜管時もできるだけ血圧の上昇は避ける．シバリングも避けたい．術後の鎮痛に通じることであるが，これらを避ける意味でも，術中からモルヒネ，フェンタニルを適宜併用しておく．ケタミンも適宜追加投与しておく．

6）術後鎮痛

基本的に，術中からモルヒネないしはフェンタニルを適宜併用する．ケタミンも追加投与しておく（1時間から2時間ごとに0.25～0.5 mg/kg程度）．

創部に局所麻酔を併用してもらうのも効果的である（0.25～0.375％ロピバカイン10～20 mL）．

＜症例1：フェンタニル併用例＞

■ 対　象

59歳，女性，149 cm，40 kg，ASA：PS3E
合併症：冠動脈バイパス術後
診　断：閉塞性動脈硬化症，右足潰瘍
手　術：右大腿膝窩動脈バイパス術（膝上），右足切断術
手術時間：4時間38分，麻酔時間：6時間00分，出血量150 g

■ 麻酔経過

❶ 導　入

　右橈骨動脈に局所麻酔下に 22G のカテーテルを挿入して直接動脈圧をモニターした。レミフェンタニルを 0.1 μg/kg/min で開始した。ケタミンを 30 mg 投与した。プロポフォールは血圧をみながら，20 mg ずつ 60 mg 投与した。その後 3 mg/kg/hr で持続投与した。入眠後，ロクロニウムを 25 mg 投与して，レミフェンタニル開始から約 10 分後に，気管挿管を行った。気管挿管後，血圧が低下したので，レミフェンタニルは 0.025 μg/kg/min にした。低血圧に対し，フェニレフリン 0.1 mg を 2 回投与した。その後，右内頸静脈に中心静脈路を確保した。

❷ 超音波ガイド下末梢神経ブロック

　0.75％ロピバカイン 15 mL と 1％リドカイン 15 mL および生理食塩液 10 mL を合わせ，右腹横筋膜面ブロックと右腸骨筋膜下ブロックを行った。

❸ 維　持

　執刀前に，プロポフォールを 5 mg/kg/hr にし，レミフェンタニルを 0.05 μg/kg/min にした。下肢の血流維持のためにジノプロスト E_1 を 0.01 μg/kg/min で持続投与した。右大腿動脈遮断時，遮断解除時も大きな変動はなかった。術後鎮痛に向けて，手術終了約 30 時間前に，フェンタニルを 1 mL 投与した。

❹ 覚　醒

　レミフェンタニルは漸減して，手術終了の 20 分前に中止した。プロポフォールは手術終了直前に中止した。プロポフォール投与中止から約 25 分後に抜管した。その後創痛もなく，シバリングもみられなかった。

❺ まとめ

　末梢神経ブロックとごく少量のフェンタニルで良好な鎮痛が得られた。

＜症例 2：モルヒネおよび局所麻酔併用例＞

■ 対　象

　39 歳，男性，185 cm，87 kg，ASA：PS2
　合併症：糖尿病
　診　断：閉塞性動脈硬化症
　手　術：左浅大腿膝窩動脈バイパス術
　手術時間：3 時間 29 分，麻酔時間：5 時間 02 分，出血量 120 g

■ 麻酔経過

❶ 導　入

　左橈骨動脈に局所麻酔下に 22G のカテーテルを挿入して直接動脈圧をモニターした。レミフェンタニルを 0.3 μg/kg/min で開始した。ケタミンを 80 mg 分割投与した。プロポフォールは血圧

をみながら，20 mg ずつ 40 mg 投与した。その後 4 mg/kg/hr で持続投与した。入眠後，ロクロニウムを 50 mg 投与して，レミフェンタニル開始から約 15 分後に，気管挿管を行った。気管挿管後，血圧が低下したので，レミフェンタニルは 0.05 μg/kg/min にした。低血圧に対し，エフェドリン 4 mg を投与した。その後，右手に別の末梢静脈路を確保した。

❷ 超音波ガイド下末梢神経ブロック

0.75％ロピバカイン 15 mL と 1％リドカイン 15 mL および生理食塩液 15 mL を合わせ，30 mL で左腹横筋膜面ブロックを，15 mL で左腸骨筋膜下ブロックを行った。

❸ 維　持

執刀前に，プロポフォールを 4 mg/kg/hr にし，レミフェンタニルを 0.15 μg/kg/min にした。左大腿動脈遮断時，遮断解除時も大きな変動はなかった。末梢側の術野には，0.75％ロピバカイン 5 mL と 1％リドカイン 5 mL を合わせて術者が局所麻酔を行った。術後鎮痛に向けて，手術終了約 1 時間前にケタミンを 20 mg，手術終了約 30 時間前にモルヒネを 15 mg 投与した。

❹ 覚　醒

レミフェンタニルは漸減して，手術終了時に中止した。プロポフォールも手術終了時に中止した。プロポフォール投与中止から約 15 分後に抜管した。抜管 25 分後軽度のシバリングがみられたが，保温して約 15 分後に消失した。その後創痛もなく，帰室した。

❺ まとめ

末梢神経ブロックとモルヒネの併用，さらに術創に局所麻酔を併用してもらい，良好な鎮痛が得られた。

2　腹部大動脈瘤 Y-グラフト置換術

1) 麻酔管理の要点

腹部大動脈瘤の成因の 90％ は，動脈硬化といわれている[6]。血管外科の麻酔に共通することであるが，患者は全身に動脈硬化性病変をかかえていることを十分配慮しなければならない[7]。特に，冠動脈疾患に留意する。術前の評価においても，冠動脈の評価を十分に行うとともに，気管挿管時，執刀時，大動脈の遮断，遮断解除時の循環動態の変動に留意する。遮断が腎動脈上になる場合は特に腎保護の戦略を立てる。低体温にならないように管理することも重要である。また，手術創も大きく，術後鎮痛は，術後の心血管系の合併症を防ぐ意味でも重要である。

2) 麻酔導入

できるだけ循環動態の変動を避けたい。特に気管挿管時の血圧上昇，頻脈を避けなければならない。レミフェンタニルを 0.5 μg/kg/min で 3 分間投与し，その後半量にするのが血中濃度的に

は理想であるが，高齢で循環が不安定な患者も多いので，われわれは，0.1～0.3 μg/kg/min で始め，十分待って気管挿管を行い，その後血圧をみながら 0.05 μg/kg/min くらいにしている。気管挿管後一時的に停止せざるをえない患者もいる。レミフェンタニル開始後，ケタミンを 0.5 mg/kg 程度分割投与する。こうすることで血圧の低下を予防する。プロポフォールは患者の反応，BIS をみながら，0.5～1 mg/kg くらいまで分割投与する。入眠後気管挿管前にロクロニウムは 0.6 mg/kg くらい投与する。

導入中の低血圧に対しては，エフェドリンやフェニレフリンを早めに投与するのが安全である。

3）超音波ガイド下末梢神経ブロック

執刀時の血圧上昇の予防と，術後鎮痛の目的で行っている。一般的には，「腹部正中アプローチ」[8] なので，腹直筋鞘ブロック[9] か腹横筋膜面ブロック，あるいは両者を組み合わせて行う。われわれは，0.375％ロピバカイン単独か，0.75％ロピバカイン 20 mL と 1％リドカイン 20 mL を混合したものを用いている（総量 40 mL）。量を増やしたいときは生理食塩液を加え，局所麻酔薬の広がりを期待している（総量として 60 mL）。腹直筋鞘ブロックは，瘤の直上になるときもあるのでブロック針は超音波ガイド下に慎重に進める。

「左後腹膜アプローチ」，「右後腹膜アプローチ」のときは，腹横筋膜面ブロックや傍脊椎神経ブロック[10] が選択されるだろう。

いずれにせよ術中ヘパリンを使用するので，慎重に行う。

4）麻酔維持

プロポフォールは BIS が 40～60 くらいになるように適宜調節する（3～8 mg/kg/hr）。レミフェンタニルは 0.25 μg/kg/min を基本とするが，執刀時の反応などを参考にしながら調節する（0.15～0.25 μg/kg/min）。

大動脈の遮断時は，特に血圧の上昇に注意する。遮断解除時も術者と呼吸を合わせながら，低血圧に注意する。

5）麻酔覚醒

抜管時もできるだけ血圧の上昇は避ける。シバリングも避けたい。術後の鎮痛に通じることであるが，これらを避ける意味でも，術中からモルヒネ，フェンタニルを適宜併用しておく。ケタミンも適宜追加投与しておく。

6）術後鎮痛

基本的に，術中からモルヒネまたはフェンタニルを適宜併用する。ケタミンも追加投与しておく（1 時間から 2 時間ごとに 0.25～0.5 mg/kg 程度）。さらに，術者にお願いして，術野に局所

麻酔薬を散布してもらうのも効果的である（0.375％ロピバカイン 20〜40 mL）。
　弘前大学医学部附属病院ではICU入室後にフェンタニルの持続投与を行っている（intravenous nurse-controlled analgesia：iv-NCA）。

＜症例1：フェンタニル併用例＞

■ 対　象

73歳，男性，162 cm，60 kg，ASA：PS3
合併症：胸部大動脈瘤術後（弓部置換術）
診　断：腹部大動脈瘤
手　術：Y-グラフト置換術
手術時間：4時間03分，麻酔時間：5時間05分，出血量820 g，回収血707 mL

■ 麻酔経過

❶ 導　入
　左橈骨動脈に局所麻酔下に22Gのカテーテルを挿入して直接動脈圧をモニターした。レミフェンタニルを0.1 µg/kg/minで開始した。ケタミンを30 mg投与した。プロポフォールは血圧をみながら，20 mgずつ40 mg投与した。その後4 mg/kg/hrで持続投与した。入眠後，ロクロニウムを40 mg投与して，レミフェンタニル開始から約10分後に，気管挿管を行った。気管挿管後，血圧が低下したので，レミフェンタニルは一時中止した。すぐに，フェニレフリン0.1 mgを投与した。その後，右内頸静脈に中心静脈路を確保した。

❷ 超音波ガイド下末梢神経ブロック
　0.375％ロピバカイン（全量60 mL）で，腹横筋膜面ブロック（30 mL×2）を行った。

❸ 維　持
　執刀前に，プロポフォールを6 mg/kg/hrにし，レミフェンタニルを0.2 µg/kg/minで再開した。冠動脈拡張のためにニコランジルを2 mg/kgで持続投与した。その後はエフェドリン，フェニレフリンを少量ずつ投与して，血圧を調節した。大動脈遮断時も大きな変動はなかった。術後鎮痛に向けて，手術終了約1時間前に，ケタミンを30 mg追加した。また，フェンタニルを手術終了まで6 mL投与した。

❹ 覚　醒
　レミフェンタニルは漸減して，手術終了と同時に中止した。プロポフォールは回復室移動直前に中止した。プロポフォール投与中止から約15分後に抜管した。その後創痛もなく，シバリングもみられなかった。

❺ まとめ
　レミフェンタニルによる循環抑制が，非常に強い症例だった。腹壁の末梢神経ブロックと少量のフェンタニル，およびケタミンで良好な鎮痛が得られた。

<症例2：フェンタニル併用例>

■ 対　象

77歳, 男性, 158 cm, 53 kg, ASA：PS3
合併症：狭心症疑い
診　断：腹部大動脈瘤
手　術：Y-グラフト置換術
手術時間：3時間27分, 麻酔時間：5時間12分, 出血量980 g, 回収血320 mL

■ 麻酔経過

❶ 導　入

左橈骨動脈に局所麻酔下に22Gのカテーテルを挿入して直接動脈圧をモニターした。レミフェンタニルを0.2 μg/kg/minで開始した。ケタミンを20 mg投与した。プロポフォールは血圧をみながら, 20 mgずつ60 mg投与した。その後5 mg/kg/hrで持続投与した。入眠後, ロクロニウムを40 mg投与して, レミフェンタニル開始から約10分後に, 気管挿管を行った。レミフェンタニルは直後に0.05 μg/kg/minに減量した。気管挿管後, 血圧が低下したので, エフェドリン4 mg, フェニレフリン0.1 mgを投与した。その後, 右内頸静脈に中心静脈路を確保した。

❷ 超音波ガイド下末梢神経ブロック

0.75%ロピバカイン20 mL, 1%リドカイン20 mLおよび生理食塩液20 mLを混合して（全量60 mL）, 腹横筋膜面ブロック（15 mL×2）と腹直筋鞘ブロック（15 mL×2）を行った。

❸ 維　持

執刀前に, プロポフォールを6 mg/kg/hrに, レミフェンタニルを0.2 μg/kg/minにした。大動脈遮断時は, ニカルジピンを0.5 mgずつ投与して, 血圧を調節した。術後鎮痛に向けて, 手術終了約1時間前に, ケタミンを30 mg追加した。また, フェンタニルを手術終了まで6 mL投与した。

❹ 覚　醒

レミフェンタニルは漸減して, 手術終了と同時に中止した。プロポフォールは回復室移動直前に中止した。プロポフォール投与中止から約20分後に抜管した。鎮痛のためフェンタニルを2 mLずつ2回, ケタミンを1 mL投与した。軽度のシバリングがみられたが, 保温とフェンタニル投与で消失した。ニカルジピンの持続投与を行いながらICUに入室した。

❺ まとめ

腹壁の末梢神経ブロックにより, 執刀時の血圧の上昇を最小限にできたと考えられる。術中から, もう少しフェンタニルとケタミンを積極的に使用すれば, 抜管後の鎮痛も良くなり, シバリングも抑えられたかもしれない。

＜症例3：モルヒネ併用および局麻薬の術野散布例＞

■ 対　象

78歳，男性，157 cm，50 kg，ASA：PS3
合併症：肺気腫，心房細動
診　断：腹部大動脈瘤
手　術：Y-グラフト置換術
手術時間：4時間00分，麻酔時間：5時間15分，出血量510 g，回収血190 mL

■ 麻酔経過

❶ 導　入

右橈骨動脈に局所麻酔下に22Gのカテーテルを挿入して直接動脈圧をモニターした。レミフェンタニルを0.3 μg/kg/minで開始した。その後ケタミンを30 mg投与した。プロポフォールは血圧をみながら，30 mg投与した。その後4 mg/kg/hrで持続投与した。入眠後，ロクロニウムを30 mg投与して，レミフェンタニル開始から約10分後に，気管挿管を行った。レミフェンタニルは直後に0.08 μg/kg/minに減量した。気管挿管後，血圧が低下したので，エフェドリン4 mgを3回投与した。その後，右内頸静脈に中心静脈路を確保した。

❷ 超音波ガイド下末梢神経ブロック

0.75％ロピバカイン20 mL，1％リドカイン20 mLを混合して（全量40 mL），腹横筋膜面ブロック（10 mL×2）と腹直筋鞘ブロック（10 mL×2）を行った。

❸ 維　持

執刀前に，レミフェンタニルを0.2 μg/kg/minにした。その後0.15 μg/kg/minで投与した。大動脈遮断時は，血圧は軽度上昇しただけであった。

術後鎮痛に向けて，手術終了約1時間前までに，モルヒネを5 mgずつ2回（10 mg）投与した。また，術者に依頼して，閉腹前に術野に0.375％ロピバカイン20 mLを散布した。

❹ 覚　醒

レミフェンタニルは漸減して，手術終了直前に中止した。プロポフォールは回復室移動直前に中止した。プロポフォール投与中止から約25分後に抜管した。痛みの訴えもなく，シバリングもみられなかった。抜管から約30分して，ICU入室となった。

❺ まとめ

経過をとおして，循環動態は安定していた。降圧薬を使用することもなかった。腹壁の末梢神経ブロック，少量のモルヒネおよび局所麻酔薬の術野散布が非常に効果的な症例だった。

3 血管内手術

1）麻酔管理の要点

　大動脈疾患は世界的にも本邦は頻度の多い疾患である。近年大動脈疾患においてステントグラフト療法が急速に普及しており，特に下行大動脈の治療には欠かせなくなってきている。大動脈解離や大動脈瘤に対するステントグラフト内挿入術〔EVAR/TEVAR（経カテーテル）〕は，外科手術と比較し侵襲が少なく，また下行大動脈瘤に対するステント適応例では外科手術による治療と比較し，中間期（4年）における生存率，有害事象も良好なることが示されており[11]，当施設においても2012～2013年には83件（TEVAR 30件，EVAR 53件）の血管内手術が行われた。

　EVARでは硬膜外麻酔や局所麻酔でも管理可能な場合もあり，全身麻酔と比較し合併症などが減少することも示唆されている[12]。しかし高血圧や虚血性心疾患，糖尿病，腎機能障害，脳血管障害などのリスクファクターを有する人が多く，当施設では全例全身麻酔で管理している。

2）麻酔導入

　大動脈瘤破裂や大動脈解離の臨時手術以外はプロポフォール（0.5～1 mg/kg），レミフェンタニル（0.2～0.5 μg/kg/min），ケタミン（0.4～1 mg/kg）を使用し麻酔を行っている。気管挿管時に大きな血圧変動がないように十分な鎮静・鎮痛が必要である。最近ではopen conversionのリスクが低いため（1.6%以下）[13]，気管挿管を避けラリンジアルマスクで手術を行う場合もある。

3）麻酔維持

　プロポフォール（4～8 mg/kg/hr），レミフェンタニル（0.05～0.2 μg/kg/min）で行う。また鼠径部を切開するので，症例によって腸骨鼠径・腸骨下腹神経ブロックや腸骨筋膜下ブロックを併用している。また末梢神経ブロックを併用しない症例でも，局所麻酔や術野に0.375%ロピバカインを散布するといった方法で術後鎮痛を得ている。

4）術中管理

　観血的動脈圧，中心静脈圧の測定を行っている。近年のデバイスの進化により，グラフト展開時の迷入が減少したため，アデノシン誘発による心停止は当施設では行われていない。しかしグラフト展開時に術者より低血圧（収縮期血圧100以下など）を求められることがあり，この場合にはニカルジピンなどで一時的に降圧を行うこともある。

　またTEVARは外科手術と比較し脊髄虚血は起きにくいとされている[11]。しかしTEVAR後の脊髄虚血による神経脱落症状も報告されており，当施設では積極的に運動誘発電位（motor evoked potential：MEP）による脊髄虚血のモニタリングを行っている．MEP により脊髄虚血が示唆された場合，血圧上昇や脊髄ドレナージが必要となることがあり，術者に報告する必要がある．その他血管内手術特有の合併症として endoleak（動脈血流と大動脈瘤を完全に分離できないか，分離が持続できなかった状態）がある．この場合はコイル塞栓や外科手術への移行の可能性もあるため注意が必要である．

5）術後管理

外科的修復と比較し心臓合併症や呼吸器合併症，術後出血の発生率は有意に低い．グラフト閉塞も現在では比較的まれであり，大きな問題となる合併症は少ないと考えられる．

＜症例 1：EVAR＞

■ 対　象

75 歳，男性，168 cm，48 kg，ASA：PS2
合併症：間質性肺炎
診　断：腹部大動脈瘤
手　術：ステントグラフト挿入術
手術時間：2 時間 15 分，麻酔時間：3 時間 42 分，出血量 100 g

■ 麻酔経過

❶ 導　入

左橈骨動脈に局所麻酔下に 22G のカテーテルを挿入して直接動脈圧をモニターした．レミフェンタニルを 0.05 μg/kg/min で開始した．その後血圧をみながら，フェンタニルを 1 mL ずつ，4 mL まで投与した．フェンタニルと交互にケタミンを 50 mg 分割投与した．プロポフォールは血圧をみながら，少しずつ 50 mg 投与した．その後 6 mg/kg/hr で持続投与した．入眠後，ロクロニウムを 30 mg 投与して，レミフェンタニル開始から約 8 分後に，気管挿管を行った．レミフェンタニルは直後に 0.025 μg/kg/min に減量した．気管挿管後，血圧が低下したので，エフェドリン 2 mg を投与した．その後，右内頸静脈に中心静脈路を確保した．

❷ 超音波ガイド下末梢神経ブロック

0.75％ロピバカイン 20 mL，生理食塩液 20 mL を混合して（全量 40 mL），両側の腸骨鼠径・腸骨下腹神経ブロックを行った．

❸ 維　持

執刀前に，プロポフォールを 4 mg/kg/hr に，レミフェンタニルを 0.05 μg/kg/min にした．術中は，ニカルジピンとエフェドリンで血圧を調節した．

❹ 覚　醒

レミフェンタニルは漸減して，手術終了と同時に中止した．プロポフォールも中止した．プロ

ポフォール投与中止から約25分後に抜管した．保温してシバリングの予防をした．ニカルジピンを投与して，血圧を調節した．回復室で約1時間観察して退室となった．

❺ まとめ

腹壁の末梢神経ブロックにより，執刀時の血圧の変動はなく非常に安定していた．また，術後鎮痛も良好であった．結果的に導入時に投与したフェンタニル，ケタミンのみで十分であった．

<症例2：TEVER>

■ 対　象

72歳，女性，156 cm，62 kg，ASA：PS3
合併症：陳旧性心筋梗塞（PCI後）
診　断：胸部大動脈瘤（急性大動脈解離，スタンフォードB型）
手　術：ステントグラフト挿入術
手術時間：2時間47分，麻酔時間：4時間04分，出血量610 g

■ 麻酔経過

❶ 導　入

右橈骨動脈に局所麻酔下に22Gのカテーテルを挿入して直接動脈圧をモニターした．フェンタニル，ケタミン，プロポフォールを交互に分割投与して麻酔を導入した．フェンタニルは気管挿管まで5 mL，ケタミンは30 mg，プロポフォールは60 mgまで投与し，その後6 mg/kg/hrで持続投与した．導入しながらMEPモニタリングの準備を行った．入眠後，ロクロニウムを30 mg投与して，約5分後に，気管挿管を行った．その後，右内頸静脈に中心静脈路を確保し，レミフェンタニルを0.05 µg/kg/minで開始した．その間，フェニレフリンを0.05 mgずつ3回投与して，血圧を維持した．

❷ 維　持

執刀前に，プロポフォールを4 mg/kg/hrに，レミフェンタニルを0.075 µg/kg/minにした．術中は，フェニレフリンとエフェドリンで血圧を調節した．術後鎮痛のため，フェンタニルを1 mL，ケタミンを20 mg追加投与した．

❸ 覚　醒

レミフェンタニルは漸減して，手術終了と同時に中止した．プロポフォールも中止した．プロポフォール投与中止から約15分後に抜管した．抜管前にフェニレフリンを投与して，血圧を調節した．保温してシバリングの予防をした．疼痛の訴えはなく，両下肢の運動機能にも問題はなかった．回復室で約1時間観察して退室となった．

❹ まとめ

末梢神経ブロックは積極的には行わなかったが，フェンタニルとケタミンで十分な鎮痛が得られた．

【文　献】

1) 古森公浩. 血管外科における基本的手技と工夫 閉塞性動脈硬化症. 安田慶秀監. 標準血管外科 日本血管外科学会教育セミナーテキスト（Ⅰ）. 東京：メディカルトリビューン；2006. p.21.
2) 中本達夫, 藤原祥裕. 坐骨神経ブロック. 小松　徹, 佐藤　裕, 瀬尾憲正, 廣田和美編. 超音波ガイド下区域麻酔法. 東京：克誠堂出版；2007. p.111.
3) 柴田康之. 腰神経叢ブロック 腸骨筋膜下ブロック. 小松　徹, 佐藤　裕, 瀬尾憲正, 廣田和美編. 超音波ガイド下区域麻酔法. 東京：克誠堂出版；2007. p.89.
4) 北山眞任. 体幹部ブロック 腸骨鼠径神経ブロック・腸骨下腹神経ブロック. 小松　徹, 佐藤　裕, 瀬尾憲正, 廣田和美編. 超音波ガイド下区域麻酔法. 東京：克誠堂出版；2007. p.143.
5) 柴田康之. 体幹部ブロック 腹横筋膜面ブロック. 小松　徹, 佐藤　裕, 瀬尾憲正, 廣田和美編. 超音波ガイド下区域麻酔法. 東京：克誠堂出版；2007. p.149.
6) 安田慶秀. 腹部大動脈の外科治療 総論. 安田慶秀監. 標準血管外科 日本血管外科学会教育セミナーテキスト（Ⅰ）. 東京：メディカルトリビューン；2006. p.27.
7) Norris EJ. Anesthesia for vascular surgery. In：Miller RD, editor. Miller's Anesthesia. 7th ed. Philadelphia：Churchill Livingstone；2010. p.1985.
8) 安達秀雄. 腹部大動脈瘤の手術. イラストレイテッド大動脈瘤手術. 東京：金原出版；1999. p.139.
9) 北山眞任. 体幹部ブロック 腹直筋鞘ブロック. 小松　徹, 佐藤　裕, 瀬尾憲正, 廣田和美編. 超音波ガイド下区域麻酔法. 東京：克誠堂出版；2007. p.137.
10) 柴田康之. 胸椎と傍胸椎領域 傍脊椎（肋間神経）ブロック. 超音波ガイド下脊柱管・傍脊椎ブロック. 小松　徹, 佐藤　裕, 白神豪太郎, 廣田和美編. 東京：克誠堂出版；2011. p.89.
11) Bavaria JE, Appoo JJ, Makaroun MS, et al. Endovascular stent grafting versus open surgical repair of descending thoracic aortic aneurysms in low-risk patients：a multicenter comparative trial. J Thorac Cardiovasc Surg 2007；133：369-77.
12) Ruppert V, Leurs LJ, Steckmeier B, et al. Influence of anesthesia type on outcome after endovascular aortic aneurysm repair：an analysis based on EUROSTAR data. J Vasc Surg 2006；44：16-21. discussion 21.
13) Schermerhorn ML, O'Malley AJ, Jhaveri A, et al. Endovascular vs. open repair of abdominal aortic aneurysms in the Medicare population. N Engl J Med 2008；358：464-74.

（橋本　浩, 葛西　俊範）

第Ⅱ章 ● 各 論

眼科手術

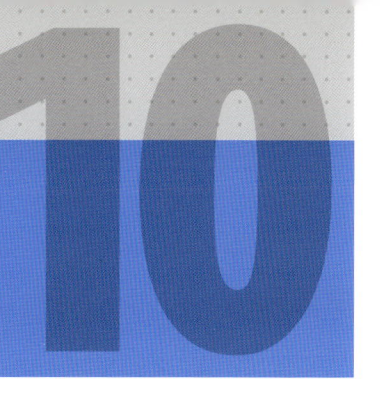

はじめに

　眼科手術は通常局所麻酔下に行われるが，長時間手術，体位維持困難な患者，小児などでは全身麻酔が行われる[1]。気道確保は声門上器具でも可能で，循環や眼圧の変動が少ないとする報告もあるが[2]，術中に喉頭痙攣など呼吸器系の異常が生じた場合，手術を中断しなければ処置できないため，われわれは気管挿管を選択している。緑内障など眼圧上昇を伴う患者では，高二酸化炭素血症，高血圧，バッキングを避ける必要がある[3]。術中の筋弛緩薬はほとんど不要であるが，顕微鏡下の操作中の体動は避けなければならない[4]。手術侵襲は狭い範囲であるが，眼球圧迫，外眼筋牽引などで眼球心臓反射を起こすので，適切な麻酔深度を保ち，閉塞隅角緑内障以外では積極的にアトロピンを使用すべきである[5]。高齢者での心疾患，呼吸器疾患への対処，喫煙者への禁煙指導も重要である。糖尿病患者も多いので，周術期の血糖管理，術前全身状態の評価を十分に行い，リスクに応じた周術期管理を行う必要がある。

1）患者背景

　2013年の弘前大学医学部附属病院における麻酔科管理症例3,830例のうち，眼科手術は124例で3.2％であった。このうち小児を中心とした32例が吸入麻酔，プロポフォール-レミフェンタニルによる全静脈麻酔（TIVA）が7例，プロポフォール-レミフェンタニル-ケタミン（PRK）によるTIVAが85例であった。

2）麻酔管理

　眼科手術では，眼圧上昇を伴う場合，ケタミン併用は推奨されないが，眼圧が正常と考えられる場合，プロポフォール，レミフェンタニルを併用すればケタミンによる眼圧上昇は抑えられる[6]。スキサメトニウムによる眼圧上昇もレミフェンタニルによって抑えられる[7]。プロポフォール，レミフェンタニルは気管挿管時の循環変動，眼圧上昇を抑える[8]。レミフェンタニルによる術中の強い鎮痛作用は，体動，バッキングの回避に有用であり，術後痛に応じたモルヒネまたはフェンタニルを投与しておくことで，レミフェンタニル投与中止後は迅速で穏やかな麻酔覚醒が得られる。術後の悪心嘔吐の頻度を減らすには，局所麻酔併用でモルヒネ，フェンタニルを減量すること，必要に応じてメトクロプラミド，ドロペリドールを使用することが推奨される。

　以下に眼科手術に対するPRK施行症例を提示する。

<症例 1>

■ 対　象

11 歳，女性，身長 152.5 cm，体重 34 kg

現病歴：生後間もなく外斜視を指摘され，保存的に治療してきたが，今回，眼科医より手術を勧められた。

既往歴：気管支喘息の既往があったが，現在は無治療で症状はなく，ASA-PS 1 と評価した。

■ 麻酔経過

静脈確保に協力的であったので，PRK で麻酔を予定した。麻酔前投薬として当日朝にロキサチジン 75 mg とジアゼパム 4 mg を経口投与した。入室時，血圧 100/70 mmHg，心拍数 100/min，SpO_2 99％，Bispectral index（BIS）98 であった。6 L/min の酸素投与下にレミフェンタニルを 0.5 μg/kg/min で開始し，プロポフォール 50 mg，ケタミン 20 mg をボーラス，プロポフォールは 8 mg/kg/hr で持続投与を開始した。就眠後ロクロニウム 20 mg で筋弛緩を得て気管挿管し，レミフェンタニルを 0.2 μg/kg/min に減量した。手術開始時にアトロピン 0.3 mg を予防的に投与し，手術中の心拍数は 70〜80/min，収縮期血圧 90 mmHg 前後で安定していた。術後鎮痛目的にモルヒネ 5 mg を投与，悪心嘔吐予防のため手術終了前にドロペリドール 0.5 mL を投与して回復室入室となった。筋弛緩薬の追加投与は行わなかった。覚醒後，気管チューブを抜去したが，鎮静鎮痛は非常に良好で，酸素投与なしに状態を観察し，病棟帰室となった。

<症例 2>

■ 対　象

85 歳，女性，身長 140.6 cm，体重 48.7 kg

現病歴：13 年前より両眼角膜片雲で移植登録しており，今回手術予定となった。

合併症：高血圧症，高脂血症，骨粗鬆症があり，カルシウム拮抗薬，β遮断薬などを内服しており，ASA-PS は 2 と評価した。

■ 麻酔経過

麻酔前投薬として当日朝にロキサチジン 75 mg を経口投与した。入室時，血圧 140/80 mmHg，心拍数 60/min，SpO_2 98％，BIS 92 であった。酸素 4 L/min 投与下にレミフェンタニルを 0.5 μg/kg/min で開始し，プロポフォール 30 mg，ケタミン 50 mg をボーラス，プロポフォールは 4 mg/kg/hr で持続投与を開始した。就眠後ロクロニウム 30 mg で筋弛緩を得て気管挿管し，レミフェンタニルを 0.05 μg/kg/min に減量した。手術開始前にアトロピン 0.3 mg を予防的に投与し，レミフェンタニルを 0.2 μg/kg/min に増量した。手術開始後もプロポフォール 4 mg/kg/hr で BIS 50 台，レミフェンタニルは 0.1〜0.2 μg/kg/min の範囲で筋弛緩薬の追加投与は行わな

かった。手術中の心拍数は60〜70/min, 収縮期血圧100 mmHg 前後となるように調節し, エフェドリン計12 mg, アトロピンを0.2 mg追加した。術後鎮痛目的にモルヒネ3 mgを投与し, 手術終了後はプロポフォール, レミフェンタニルを中止して回復室入室となった。回復室入室後10分弱で覚醒し, 気管チューブを抜去した。鎮静鎮痛は良好で, 酸素投与なしに病棟帰室となった。

【文　献】

1) Salchow DJ, Marcus I, Golembeski TJ, et al. Accomodative tone in children under general anesthesia. Am J Ophthalmol 2013 ; 156 : 1034-9.
2) Agrawal G, Agarwal M, et al. A randomized comparative study of intraocular pressure and hemodynamic changes on insertion of proseal laryngeal mask airway and conventional tracheal intubation in pediatric patients. J Anaesthesiol Clin Pharmacol 2012 ; 28 : 326-9.
3) Hosking SL, Evans DW, Embleton SJ, et al. Hypercapnia invokes an acute loss of contrast sensitivity in untreated glaucoma patients. Br J Ophthalmol 2001 ; 85 : 1352-6.
4) Sahin A, Tufek A, Cingu AK, et al. The effect of i-gel airway on intraocular pressure in pediatric patients who received sevoflurane or desflurane during strabismus surgery. Pediatr Anesth 2012 ; 22 : 772-5.
5) Oh AY, Yun MJ, Kim HJ, et al. Comparison of desflurane with sevoflurane for the incidence of oculocardiac reflex in children undergoing strabismus surgery. Br J Anaesth 2007 ; 99 : 262-5.
6) Frey K, Sukhani R, Pawlowski J, et al. Propofol versus propofol-ketamine sedation for retrobulbar nerve block : comparison of sedation quality, intraocular pressure changes, and recovery profiles. Anesth Analg 1999 ; 89 : 317-21.
7) Ng HP, Chen FG, Yeong SM, et al. Effect of remifentanil compared with fentanyl on intraocular pressure after succinylcholine and tracheal intubation. Br J Anaesth 2000 ; 85 : 785-7.
8) Hanna SF, Ahmad F, Pappas AL, et al. The effect of propofol/remifentanil rapid-induction technique without muscle relaxants on intraocular pressure. J Clin Anesth 2010 ; 22 : 437-42.

〈木村　太, 和田　盛人〉

第Ⅱ章 ● 各 論

形成外科手術

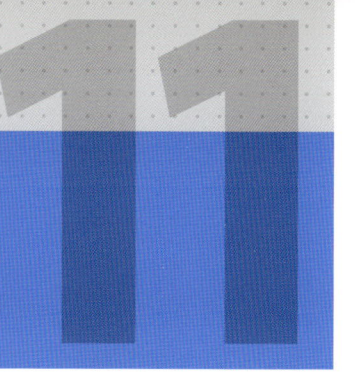

はじめに

　形成外科の手術は多岐にわたり，例えば体表先天異常（頭蓋・顔面，体幹，手・足など），外傷（切創，擦過創，熱傷，顔面骨骨折，切断肢・指など），皮膚・軟部組織腫瘍（悪性腫瘍，良性腫瘍，母斑，血管腫など），腫瘍切除後の再建（顔面・頭頸部，乳房，四肢など），瘢痕・ケロイド，褥瘡・難治性潰瘍（手術後の創感染・創治癒遷延，足の潰瘍など），美容医療などがある。外表面，つまり全身の皮膚や軟部組織の疾患を扱うことが多く，患者に与える侵襲は比較的小さい場合が多い。しかし，熱傷や創感染に伴うデブリードマンを行う際には循環動態・体温管理などに注意する必要がある。

　弘前大学医学部附属病院において形成外科による全身麻酔下での手術は年間250症例前後であり，区域麻酔を併用した症例は約1割程度である。乳房再建術や熱傷・瘢痕部切除に伴う植皮術の際の採皮部位に区域麻酔が併用されることが多い。特に乳房再建術は皮弁の採取部位のほうが術後の疼痛は強く，区域麻酔を併用することで術後24～48時間でのモルヒネ総投与量は有意に少ないとされる[1]。術後のオピオイド投与量が少ないことにより，術後悪心・嘔吐（postoperative nausea and vomiting：PONV）の減少にも関与している[2]。しかし頭頸部の手術や創感染を伴う場合は感染などのリスクがあり併用しづらい面もある。

1）患者背景

　新生児から高齢者まで幅広い。新生児・乳幼児では先天性疾患によるものが多い。特に口唇口蓋裂や多指症など，成長発達において重要な疾患の場合，幼少期に全身麻酔下での手術が行われることが多い。当施設では吸入麻酔により管理されることが多い。高齢者では高濃度のレミフェンタニルの投与により循環虚脱を引き起こすことがある。形成外科手術の場合，就眠後にマーキングなどを施行するため，執刀までにやや時間がかかり，麻酔導入後は適切な濃度への変換，もしくは輸液負荷，昇圧薬の使用などで循環管理を行う必要がある。

2）手術部位

　頭頸部の手術の場合，とりわけ整容的な面が強い手術においては左右対称性が重要視され，麻酔深度を図る Bispectral index（BIS）モニターを装着できない場合が多い。このため，麻酔が浅くならないよう，プロポフォールの維持量を設定し，また，執刀時や侵襲が加わった際の血圧・心拍数の変化などから麻酔深度を推測していく。

表1 疾患別区域麻酔施行症例

ブロック	症例数	疾患名
腹横筋膜面ブロック	8	熱傷，皮膚腫瘍の皮弁採取部
浅頸神経叢ブロック	7	上肢熱傷・瘢痕拘縮，耳介腫瘍
仙骨硬膜外ブロック	5	陰部・足趾腫瘍
腸骨筋膜下ブロック	4	下肢熱傷・瘢痕拘縮
胸部傍脊椎神経ブロック	1	乳頭部皮膚膿瘍
腸骨鼠径・腸骨下腹神経ブロック	1	下腿潰瘍
坐骨神経ブロック	1	下肢熱傷

3）麻酔管理

2013年1月〜2014年2月までの当施設における形成外科の全身麻酔症例は279例あり，そのうちプロポフォール-レミフェンタニル-ケタミン（PRK）による全静脈麻酔（TIVA）に超音波ガイド下神経ブロックによる区域麻酔を併用した症例は20例であった。男女比は1：1，年齢は18〜81（平均55.8）歳であった。使用した区域麻酔，疾患名を表1にまとめた。特に熱傷患者においては熱傷部と比較し，分層植皮に用いた採皮部の疼痛のほうが強いとされており[3]，腹横筋膜面ブロックが施行されることが多い傾向がみられる。導入時のレミフェンタニルは0.25〜0.5 μg/kg/min，プロポフォールは0.40〜1.94 mg/kg，ケタミンは0.35〜1.10 mg/kgで投与され，挿管後のレミフェンタニルは0〜0.1 μg/kg/minで維持し，プロポフォールは4〜7 mg/kg/hrで投与されている。ケタミンは総量としては0.35〜2.54 mg/kgが投与され，最終投与は手術終了前平均68.27分であり，手術終了後から覚醒までの時間は平均13.45分と大きな遅延は認められなかった。術後鎮痛として17例にモルヒネ5〜10（平均7.17）mg，2例にフェンタニル100 μg，6例にフルルビプロフェン50 mgが使用された。病棟帰室後の疼痛に関しては，7例で翌日回診時に疼痛の訴えがあり，鎮痛薬の使用は2例のみであった。PONVの訴えは2例でどちらも軽度であり術当日のみで，翌日から食欲改善が認められていた。

以下に区域麻酔を併用した症例を提示する。

＜症例1＞

■ 対　象

71歳，女性，身長150.2 cm，体重54.7 kg

現病歴・手術：熱湯により両側大腿熱傷を受傷。右側大腿熱傷部のデブリードマン＋分層植皮術が全身麻酔下で施行された。

■ 麻酔経過

前投薬として前日21時にロキサチジン75 mg，当日7時にロキサチジン75 mg，ジアゼパム4 mgが処方された。入室時，血圧145/90 mmHg，心拍数75/min，SpO_2 95%，BIS 90であっ

た．入室後，静脈路を確保し，酸素6L投与下にレミフェンタニル0.3 μg/kg/min，プロポフォール6 mg/kg/hr で持続投与を開始し，プロポフォール80 mg，ケタミン50 mg にて導入し，ロクロニウム40 mg を投与した．十分な筋弛緩を得たのち，内径7.0 mm の挿管チューブにて気道確保し，レミフェンタニル0.05 μg/kg/min，プロポフォール4 mg/kg/hr に投与速度を変更し，血圧80～90/40～50 mmHg で経過した．その後超音波ガイド下に1％リドカイン10 mL＋0.75％ロピバカイン10 mL＋生理食塩液10 mL にて右腸骨筋膜下ブロックを施行した．麻酔導入後25分の時点で執刀に備え，レミフェンタニルを0.1 μg/kg/min に増量したが，収縮期血圧70 mmHg 台に低下したためエフェドリン4 mg にて昇圧し対応した．執刀直前に術者が右大腿部にエピネフリン含有1％リドカイン5.2 mL で局所麻酔を施行し，手術を開始した．執刀後も循環動態に大きな変動はなく血圧90～110/40～50 mmHg，心拍数50/min 台で経過した．手術開始10分後にさらに局所麻酔を14.6 mL 追加した．デブリードマン終了後，術者が1％リドカイン10 mL＋0.75％ロピバカイン10 mL＋生理食塩液10 mL にて左腹部の分層植皮採皮部に局所麻酔を施行した．循環動態に変化はなく，術後鎮痛のためモルヒネ5 mg を投与しレミフェンタニルを0.05 μg/kg/min に減量した．BIS は40台で経過し徐々に低下した．閉創した時点でレミフェンタニルの投与を終了し，プロポフォール2 mg/kg/hr に減量した．創処置終了時点でプロポフォールの投与を終了し，7分後に自発呼吸十分となり抜管し，麻酔終了となった．手術時間は2時間18分，麻酔時間は3時間12分，輸液量は1,000 mL，出血量は40 g であった．術後疼痛の訴えなく循環動態も安定し，嘔気などの訴えもなく経過した．回復室にて1時間の経過観察後，病棟に帰室となった．翌日訪問時には意識清明で，呼吸苦もなく，疼痛は軽度で，神経ブロック刺入部の発赤や麻痺も認められなかった．嘔気も術当日のみで術翌日は食欲もあり，大きな問題は認められなかった．

<症例2>

■ 対　象

18歳，女性，身長154.8 cm，体重51.5 kg
現病歴・手術：1年前より左乳頭部腫脹・排膿を認め，排膿除去＋嵌凹乳頭に対する乳頭形成術が全身麻酔下で施行された．

■ 麻酔経過

前投薬として前日21時にロキサチジン75 mg，トリアゾラム0.25 mg，当日7時にロキサチジン75 mg，ジアゼパム10 mg が処方された．入室時，血圧115/57 mmHg，心拍数75/min，SpO_2 99％，BIS 93 であった．入室後，静脈路を確保し，酸素6L投与下にレミフェンタニル0.5 μg/kg/min，プロポフォール8 mg/kg/hr で持続投与を開始し，プロポフォール100 mg，ケタミン20 mg にて導入し，ロクロニウム20 mg を投与した．ラリンジアルマスク(ProSeal LMA™ No. 3) にて気道確保したのち，レミフェンタニルを0.05 μg/kg/min に減量し，血圧70～90/30～50 mmHg で経過した．第4・5胸椎レベルで0.375％ロピバカイン20 mL を用いて超音波ガイ

ド下に傍脊椎神経ブロックを施行した．その後ケタミン 30 mg を投与し，レミフェンタニル 0.2 µg/kg/min に増量，BIS で麻酔深度をモニターしながら，プロポフォールを 6 mg/kg/hr に減量した．執刀直前に術者により左乳頭部にエピネフリン含有 1％リドカイン 2.6 mL で局所麻酔を施行し，手術を開始した．執刀後も循環動態に大きな変動はなく血圧 80～100/40～50 mmHg，心拍数 50/min 台で経過した．術後鎮痛目的に生理食塩液 100 mL にフルルビプロフェン 50 mg を混注したものを 30 分で投与し，レミフェンタニル，プロポフォールを徐々に減量し，手術終了 20 分前にレミフェンタニルの投与を終了した．手術終了後プロポフォールの投与を終了し，すぐに自発呼吸が十分となり，ラリンジアルマスクを抜去し，麻酔終了となった．手術時間は 1 時間 40 分，麻酔時間は 2 時間 19 分，輸液量は 900 mL，出血量は少量であった．術後疼痛の訴えなく循環動態も安定し，酸素を投与せずに Sp_{O_2} 97～98％で経過した．回復室にて 1 時間の経過観察後，病棟に帰室となった．翌日訪問時には意識清明で，疼痛も自制内であり，神経ブロック刺入部の発赤や疼痛も認められなかった．嘔気などの問題も認められなかった．

【文 献】

1) Hivelin M, Wyniecki A, Plaud B, et al. Ultrasound-guided bilateral transverses abdominis plane block for postoperative analgesia after breast reconstruction by DIEP flap. Plast Reconstr Surg 2011；128：44-55.
2) Youssef T, De QH T, Jeanne B, et al. General anaesthesia versus thoracic paravertebral block for breast surgery：a meta-analysis. Journal of Plastic, Reconstructive & Aesthetic Surgery 2011；64：1261-9.
3) Aleksandr S, Louis H, Laurence T, et al. Ultrasound guided lateral femoral cutaneous nerve (LFCN) block：safe and simple anesthesia for harvesting skin grafts. BURNS 2013；39：146-9.

（木村　太，野口　智子）

第Ⅱ章 各 論

歯科口腔外科手術

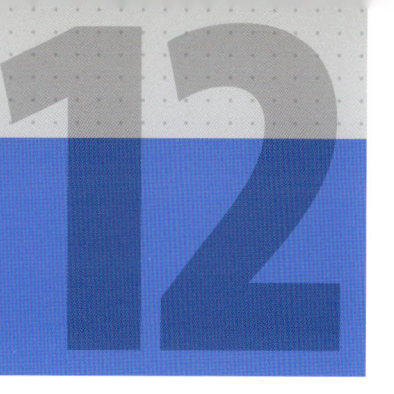

はじめに

歯科口腔外科の手術では，口腔内操作を伴うため経鼻挿管が多いこと，開口障害や口腔内占拠病変に起因する cannot intubate cannot ventilate（CICV）に陥る可能性があることを念頭に置いて麻酔管理を行う必要がある[1]。術後に喉頭浮腫を起こす可能性のある手術では気管チューブ抜管前の喉頭ファイバーによる評価が重要である[2]。口腔外科領域の悪性腫瘍手術では，形成外科や消化器外科と合同で再建を行う長時間手術もあり，術中術後の鎮痛鎮静，体液バランスなどに注意して，手術室からICUへの一貫した全身管理が必要となる。

1）患者背景

2013年の弘前大学医学部附属病院における麻酔科管理症例3,830例のうち，歯科口腔外科手術は131例で3.4%であった。このうち小児1例，精神発達遅滞の成人1例が吸入麻酔であった以外は全静脈麻酔（TIVA）であった。麻酔導入時の気道確保は経口挿管31例，経鼻挿管95例，経気管切開孔5例であった。

2）麻酔管理

歯科口腔外科手術に対するプロポフォール-レミフェンタニル-ケタミン（PRK）の利点として，difficult airwayに対する自発呼吸下ファイバー挿管，局所麻酔下気管切開，術後の喉頭浮腫の有無を確認するための喉頭ファイバー施行時の鎮静として非常に有用である点が挙げられる[3]。レミフェンタニルは，手術中の強い侵襲に対応でき，術後の迅速な覚醒が得られることから，気道トラブルが問題となる歯科口腔外科手術の麻酔に適した薬物である[4]。また，長時間手術ではシリンジポンプを3台でPRKおのおのを持続投与することにより安定した麻酔深度を保ち，手術侵襲の変化にも自在に対応可能となる。手術終了後，プロポフォールはICUでの鎮静に継続して用い，十分量投与されたオピオイドおよびケタミンは術後の鎮静鎮痛にも貢献し，安定した呼吸循環を維持するために有効である[5]。

以下に歯科口腔外科手術に対するPRK施行症例を提示する。

＜症例1＞

■ 対　象

82歳，女性，身長133.9 cm，体重43.3 kg

現病歴・手術：数日前から下顎の腫脹があり，進行してきたため当施設受診，オトガイ膿瘍で切開ドレナージと気管切開が予定された。

合併症：Ⅱ型糖尿病と高血圧症があり，ASA-PSは2Eであった。開口一横指，頸部に腫脹が及んでいて，局所麻酔下の気管切開が難渋し，患者の協力が得られない可能性が高いとして，外科医と相談の結果，自発呼吸下経鼻ファイバー挿管が予定された。

■ 麻酔経過

麻酔前投薬としてファモチジン20 mg静注後，手術室に緊急入室となった。入室時，血圧148/58 mmHg，心拍数88/min，Sp_{O_2} 95％，Bispectral index（BIS）94であった。6 L/minの酸素投与下にレミフェンタニル0.1 μg/kg/min，プロポフォール2 mg/kg/hrで持続投与を開始した。アドレナリン添加2％リドカインを鼻腔から投与して咽喉頭にも局所麻酔を行いつつ，ケタミンを10 mgずつ静注して自発呼吸下の鎮静を行った。アドレナリン添加2％リドカイン8 mL，ケタミン30 mgの時点で，レミフェンタニル0.05 μg/kg/min，プロポフォール1 mg/kg/hrとし，気管支ファイバーを用いての経鼻挿管を試みた。喉頭部に近づくと，反射が残っていたため，ファイバースコープから2％リドカインを7 mL噴霧したのち，自発呼吸下に気管挿管を行った。麻酔導入中にSp_{O_2}の低下はなく，気管挿管時に一時的に収縮期血圧が180 mmHg程度に上昇したが，プロポフォール，レミフェンタニルを増量した後は安定した。術中は，全身状態に異常はなく，手術は，排膿，洗浄ドレナージ後に気管切開し，無事終了した。術中より少量のモルヒネとフルルビプロフェンを投与し，手術終了後にプロポフォール，レミフェンタニルを中止したところ，速やかな覚醒が得られ，自発呼吸下にICU搬送となった。気管挿管時の記憶はなかった。

＜症例2＞

■ 対　象

63歳，男性，身長172.2 cm，体重74.4 kg

現病歴：2ヶ月前より左下顎に痛みがあり，前医で歯肉部を生検したところ歯肉がんの診断で当施設紹介となった。

既往歴・手術：胃がんに対する内視鏡的切除，睡眠時無呼吸症候群があり，ASA-PSは2であった。左下顎骨区域切除，根治的頸部郭清，遊離腓骨皮弁による再建，気管切開が予定された。

■ 麻酔経過

麻酔前投薬として前日21時にロキサチジン75 mg，当日7時にロキサチジン75 mg，ジアゼ

パム 4 mg が処方された．入室時，血圧 174/85 mmHg，心拍数 60/min，Sp$_{O_2}$ 98％，BIS 97 であった．静脈路確保後，酸素 6 L/min 投与下にレミフェンタニル 0.5 μg/kg/min，プロポフォール 6 mg/kg/hr，ケタミン 0.5 mg/kg/hr で持続投与を開始し，プロポフォール 60 mg，ケタミン 30 mg にて就眠させ，ロクロニウム 50 mg を投与した．経口挿管後，レミフェンタニルを 0.1 μg/kg/min に減量して各種ライン確保などを行い，執刀前にはレミフェンタニルを 0.25 μg/kg/min に増量した．アドレナリン添加 1％リドカインと生理食塩液の等量混合液を局所注入したのち，手術開始となり，BIS や循環変動を参考に麻酔深度を調節した．ケタミンは 0.5 mg/kg/hr のまま手術終了まで継続，レミフェンタニルは手術侵襲の強弱に合わせて適宜増減，プロポフォールは BIS に応じて投与量を変化させた．手術中の呼吸，循環をはじめとする全身状態は終始安定しており，手術時間 11 時間 35 分，麻酔時間 12 時間 38 分，輸液量 5,500 mL，出血量 610 g，尿量 3,020 mL であった．術後鎮痛鎮静目的にモルヒネ 40 mg，ドロペリドール 3 mL を術中より投与し，手術終了後はプロポフォール投与量を 3 mg/kg/hr として，ICU に搬送した．ICU ではプロポフォール，オピオイドに加え，人工呼吸器離脱前後にはデクスメデトミジンを投与し，呼吸，循環は安定した状態で手術翌日に覚醒が得られた．

【文 献】

1) Vidya B, Cariappa KM, Kamath T. Current perspectives in intra operative airway management in maxillofacial trauma. J Maxillofac Oral Surg 2012；11：138-43.
2) Anton-Pacheco JL, Paredes CL, Gimeno AM, et al. The role of bronchoscopy in the management of patients with severe craniofacial syndromes. J Pediatr Surg 2012；47：1512-5.
3) 葛西俊範，木村　太，廣田和美．ケタミンを中心とした鎮静による自発呼吸下経鼻ファイバー挿管の検討．J Anesth 2012；26：S67.
4) Kudo T, Kimura F, Kudo T, et al. Quantitative measurement of blood remifentanil concentration：development of a new method and clinical application. J Anesth 2013；27：615-7.
5) Morris C, Perris A, Klein J, et al. Anaesthesia in hemodynamically compromised emergency patients：does ketamine representhe best choice of induction agent? Anaesthesia. 2009；64：532-9.

（木村　太，佐々木　剛範）

索 引

和 文

【あ】
アネスクリーン ·················· v
アルキルフェノール系 ········· 9
アルテーシン ···················· 5

【い】
意識下挿管 ······················ 97
移植肝用量/標準肝用量比
 ································· 49
陰部大腿神経 ················· 104

【う】
うつ病 ···························· 14
運動誘発電位 ········· 143, 169

【え】
エダラボン ···················· 145
エトミデート ···················· 4
エラスターゼ活性 ············ 44
塩酸デクスメデトミジン … 159
塩酸腹膜炎モデル ············ 23
エンドトキセミア ············ 76

【お】
横隔膜収縮 ······················ 71
横隔膜疲労 ······················ 72
横紋筋融解 ······················ 14
オゾン層破壊効果 ·············· v

【か】
海馬 CA1 領域 ·················· 26
覚醒遅延 ························ 147
下行抑制系 ···················· 114
ガスクロマトグラフィ質量分析
 法 ······················ 44, 125
下大静脈内腫瘍塞栓 ········ 109
下腹神経 ························ 104
カリウムイオンチャネル … 38
眼圧 ······························ 117
眼圧上昇 ························ 173

肝
肝機能障害 ······················ 31
眼球心臓反射 ················· 173
環境汚染 ·························· v
肝血流 ···························· 11

【き】
気管支平滑筋 ··················· 12
気道平滑筋 ······················ 71
機能的残気量 ··················· 89
急性耐性 ·················· 32, 149
急性肺障害 ······················ 16
急性肺傷害モデル ············ 24
牛乳アレルギー ··············· 13
胸腔鏡下肺部分 ··············· 85
胸部傍脊椎ブロック… 100, 111
局所麻酔下気管切開 ········ 181
局所麻酔作用 ··················· 20
虚血再灌流傷害 ··············· 24
虚血性視神経症 ············· 128
筋硬直 ··························· 32

【く】
空気塞栓 ······················· 147
クッシング現象 ·············· 146
グリシン ······················· 29
クレモフォア EL ··············· 5

【け】
経皮的心肺補助 ············· 153
ケタミン ·········· 4, 20, 22, 46
ケタミンの気管支拡張作用… 21
ケタミンの抗炎症効果 ······ 21
血管痛 ··························· 14
血漿カテコールアミン ······ 11
血漿偽性コリンエステラーゼ
 ································ 29
健忘作用 ························ 10

【こ】
抗炎症作用 ················ 15, 62
光学異性体 ····················· 37

抗がん作用 ············ 16, 26, 62
抗凝固療法 ······················ 89
抗痙攣作用 ······················ 11
甲状腺機能亢進症 ············ 97
抗侵害受容作用 ··············· 22
高速液体クロマトグラフィ… 43
好中球 ···························· 15
喉頭浮腫 ······················· 117
高度頭低位 ···················· 128
高度皮下気腫 ················· 117
高濃度のケタミン ············ 20
鼓室形成術 ···················· 150
骨盤副交感神経叢 ··········· 115
鼓膜保護 ······················· 150
コリンエステラーゼ阻害薬… 29

【さ】
坐骨神経ブロック ··········· 161

【し】
ジアゼパム ······················· 4
自己調節鎮痛 ····· 22, 121, 136
持続硬膜外鎮痛 ··············· 85
持続大腿神経ブロック ····· 140
死体腎移植 ···················· 108
自発呼吸下ファイバー挿管
 ······························· 181
シバリング ······ 165, 167, 168
重症筋無力症 ··················· 31
重症喘息患者 ··················· 72
手術支援用ロボット ········ 126
術後悪心・嘔吐 ········ 91, 177
術後血栓症 ······················ 89
術後シバリング ··············· 33
術後鎮痛 ························ 40
術中覚醒 ·················· 25, 132
腫瘍塞栓 ······················· 110
受容体内在化現象 ············ 22
上下腹神経叢 ················· 104

上気道狭窄音……………………97
小児尿路奇形………………… 103
助燃性……………………… 150
視力障害 ……………………… 117
腎機能 ………………………… 12
腎機能障害 …………………… 31
神経因性肺水腫 …………… 147
神経筋接合部異常疾患 ……… 31
神経保護作用………………… 28
腎障害 ………………………… 76
【す】
ステントグラフト内挿入術
 …………………………… 169
ストレス反応………………… 31
【せ】
精製卵黄レシチン ………… 12
生体腎移植 ………………… 108
声門上器具 ………………… 173
脊髄虚血 ……………… 28, 169
遷延性術後痛………………… 139
浅頸神経叢ブロック………… 98
仙骨硬膜外ブロック… 94, 115
全静脈麻酔…………………… 5
全身性炎症反応症候群 ………24
全脳虚血 …………………… 145
全般性強直間代発作………… 14
せん妄……………………… 25, 28
【た】
代謝性アシドーシス………… 14
大豆アレルギー……………… 12
大豆油 ………………………… 12
体性感覚誘発電位 ………… 143
大動脈腎動脈神経節 ……… 103
大動脈内バルーンパンピング
 …………………………… 153
卵アレルギー………………… 12
【ち】
チオペンタール ……………… 4
チトクローム P450 ………… 38
中耳内圧 …………………… 149
中脳水道灰白質 ……………… 23
長期増強 ……………………… 10

腸骨下腹神経ブロック ………94
腸骨筋膜下ブロック……… 140
腸骨鼠径 ……………………… 94
腸骨鼠径神経 ……………… 104
長時間手術 ………………… 181
聴性誘発電位 ………………… 10
鎮痛作用が増強 ……………… 22
【つ】
痛覚過敏 ……………………… 32
【て】
低コリンエステラーゼ値 …… 50
低酸素性肺血管収縮…… 73, 84
低酸素誘導因子 ……………… vi
電位依存性 Ca チャネル …… 21
電気痙攣療法 ………………… 14
【と】
頭蓋内圧 ……………… 30, 146
【な】
内分泌系 ……………………… 11
ナトリウムチャネル………… 38
難治性がん性疼痛患者 ……… 22
【に】
乳房再建術 ………………… 177
尿道刺激症状 ………………… 94
認知機能低下 ………………… 28
【の】
脳灌流圧 …………… 117, 145
脳酸素消費量 ……………… 145
脳卒中 ……………………… 117
脳内局所酸素飽和度 ……… 154
脳波 …………………………… 9
脳保護 ……………………… 145
ノルケタミン ………………… 46
【は】
肺血管抵抗 …………………… 73
敗血症 ………………………… 16
肺血流 ………………………… 71
肺水腫 ……………………… 128
肺保護作用 …………………… 16
半閉鎖腔 …………………… 149
【ひ】
ヒスタミン気道収縮モデル…72

非特異的エステラーゼ ……… 29
鼻内視鏡下副鼻腔手術 …… 152
標的濃度調節持続静注 ……… 5
【ふ】
腹横筋膜面 ………………… 166
腹横筋膜面ブロック
 ……………… 54,93,165,178
腹腔神経叢 ………………… 103
腹直筋鞘ブロック
 ……………… 54,89,93,94,165
フルマゼニル ………………… 4
プレコンディショニング効果
 …………………………… 66
プロスタサイクリンの合成阻害
 …………………………… 65
プロポフォール ……………5, 9
プロポフォール注入症候群… 14
【へ】
平滑筋収縮 …………………… 72
【ほ】
膀胱全摘出術 ……………… 114
傍脊椎神経ブロック… 165, 180
【ま】
マルチモーダル鎮痛法
 ………………………115, 124
慢性閉塞性肺疾患 ………… 83
【み】
ミダゾラム …………………… 4
ミニマム創内視鏡下前立腺全摘
 出術 …………………… 105
耳栓 ………………………… 151
【む】
ムスカリン受容体 …………… 21
【め】
メチシリン耐性黄色ブドウ球菌
 …………………………… 23
【や】
薬物性肝障害………………… 76
【ゆ】
誘発喘息モデル ……………… 24
【よ】
腰仙髄分節 ………………… 104

【ら】
卵白アルブミン ……………… 24
卵白アレルギー ……………… 9

【り】
リクルートメント …………… 84
両側横隔神経麻痺 …………… 98
両側反回神経麻痺 …………… 98
緑内障 ………………………… 173

【れ】
レバロルファン ……………… 46
レミフェンタニル ……… 5, 29
レミフェンタニル血中濃度測定法 ……………………………… 51

【ろ】
肋間神経ブロック …………… 85
肋骨弓下腹横筋膜面ブロック
 ……………………………… 90
ロピバカイン ………………… 37
ロピバカインの脊髄くも膜下投与 ………………………………… 39
ロボット支援下腹腔鏡下前立腺全摘出術 ………………… 105

【わ】
腕神経叢ブロック …………… 39

欧 文

【A】
ACTH-コルチゾール系 ……… 11

【B】
Bispectral index ……… 10, 154

【C】
cannot intubate cannot ventilate …………………… 181
cerebral tissue oxygen saturation …………………… 105
CHO cell ……………………… 23
CICV ………………………… 181
Compound A ………………… 76
CPB 誘発性全身炎症反応 …… 25

【D】
da Vinci surgical system
 ……………………………… 126
DFK …………………………… 61
difficult airway …………… 181

【E】
Enhanced Recovery After Surgery …………………… 121
ERAS ………………………… 121
EVAR ………………………… 169

【G】
GABA$_A$ 受容体-Cl チャネル複合体 ……………………… 9, 10

【H】
HIF …………………………… vi
HPV …………………… 73, 84
Hugh-Jones 分類 …………… 83

【I】
IKK …………………………… 23
inhibitor κB kinase ………… 23
iv-PCA …… 86, 110, 121, 136

【J】
Johann Sigismund Elsholtz
 ………………………………… 3

【L】
LTP …………………………… 10
lung sliding sign ………… 137

【M】
MAC ……………………… 9, 135
MEP ………………… 143, 170
monitored anesthesia care
 …………………………… 9, 135
motor evoked potential … 143

【N】
NF-κB ………………………… 23
NK 細胞活性 ………………… 26
NMDA 受容体 ………… 26, 114

【P】
patient control regional analgesia ………………… 136
patient-controlled analgesia
 ……………………………… 136
PCRA ………………………… 136
PFK …………………………… 61
PONV ………………………… 91

【Q】
QTc 延長症例 ……………… 116

【S】
Santorini 静脈叢 …………… 106
short-latency somatosensory evoked potentials ……… 143
SIRS …………………………… 24
SSEP ………………………… 143

【T】
target controlled infusion … 5
TCI …………………………… 5
TEVAR ……………………… 169
TIVA ………………………… 5
Tivatrainer ………………… 67
toll-like receptor-4 ………… 23

【U】
UV 検出器 …………………… 46

全静脈麻酔プロポフォール-レミフェンタニル-ケタミン(PRK)の実際
―超音波ガイド下末梢神経ブロックとの組み合わせ―　　　　　　＜検印省略＞

2015年4月1日　第1版第1刷発行

定価（本体6,000円＋税）

　　　　　　　　　編集者　廣　田　和　美
　　　　　　　　　発行者　今　井　　　良
　　　　　　　　　発行所　克誠堂出版株式会社
　　　　　　　　　〒113-0033　東京都文京区本郷 3-23-5-202
　　　　　　　　　電話（03)3811-0995　振替 00180-0-196804
　　　　　　　　　URL　http://www.kokuseido.co.jp

ISBN 978-4-7719-0440-8 C 3047　￥6,000E　　印刷　三報社印刷株式会社
Printed in Japan ©Kazuyoshi Hirota, 2015

・本書の複製権・翻訳権・上映権・譲渡権・公衆送信権（送信可能化権を含む）は克誠堂出版株式会社が保有します。
・本書を無断で複製する行為（複写，スキャン，デジタルデータ化など）は，「私的使用のための複製」など著作権法上の限られた例外を除き禁じられています．大学，病院，診療所，企業などにおいて，業務上使用する目的（診療，研究活動を含む）で上記の行為を行うことは，その使用範囲が内部的であっても，私的使用には該当せず，違法です．また私的使用に該当する場合であっても，代行業者等の第三者に依頼して上記の行為を行うことは違法となります．
・ JCOPY ＜（社）出版者著作権管理機構　委託出版物＞
　本書の無断複写は著作権法上での例外を除き禁じられています。複写される場合は，そのつど事前に（社）出版者著作権管理機構（電話 03-3513-6969, Fax 03-3513-6979, e-mail：info@jcopy.or.jp）の許諾を得てください。